Volker Fintelmann

Die spirituelle Seite des Immunsystems

aethera®

die heilenden Kräfte im Menschen stärken,
die Bildung des eigenständigen Urteils unterstützen,
die Initiativbereitschaft von Patienten und Verbrauchern fördern.

Über dieses Buch: Unser Immunsystem umfasst viel mehr als die Bildung von Antikörpern gegen verschiedene Krankheitserreger. Es hat über den körperlichen Bereich hinaus auch seelische und geistige Dimensionen. Volker Fintelmann erläutert in diesem Buch die Hintergründe dieser oft vernachlässigten Seiten des Immunsystems und zeigt auf, wie wir unsere Abwehrkräfte auf allen diesen Ebenen und damit umso wirksamer pflegen und stärken können.

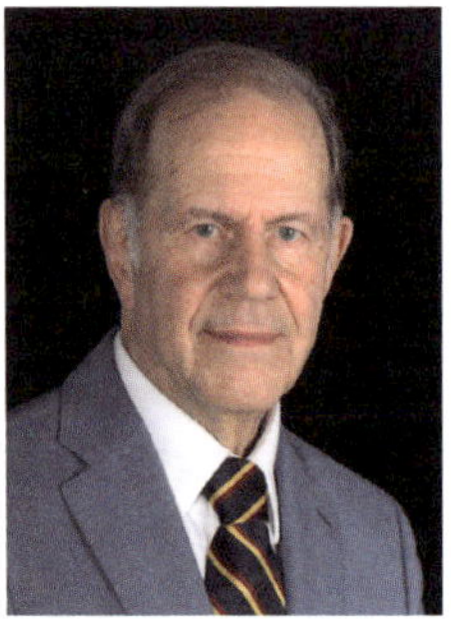

Der Autor: **Professor Dr. med. Volker Fintelmann** (geboren 1935) studierte Medizin, promovierte 1961 in Hamburg und spezialisierte sich in Gastroenterologie. Im Krankenhaus Hamburg-Rissen war er bis 1996 als Leitender Arzt tätig und für zehn Jahre dessen Ärztlicher Direktor. 1997 gründete er die Carl Gustav Carus Akademie als Fortbildungsstätte für alle medizinischen Berufe. Sein Anliegen ist die praktische und wissenschaftliche Ausarbeitung der Anthroposophischen Medizin als einer Intuitiven Medizin. Er ist Autor zahlreicher Bücher und Vortragsredner zu medizinischen und menschenkundlichen Themen.

Volker Fintelmann

Die spirituelle Seite des Immunsystems

Praktische Hilfen zur Stärkung unserer Abwehrkräfte

aethera®

Wichtiger Hinweis:
Sämtliche Angaben und Empfehlungen in diesem Buch wurden sorgfältig überprüft und in Übereinstimmung mit dem neuesten Wissensstand erarbeitet. Bei Heilmittel- oder Therapie-Empfehlungen handelt es sich um eine subjektive Auswahl ohne Anspruch auf Vollständigkeit, in der sich die Verordnungspraxis des Autors spiegelt.
Die Nennung von Handelsnamen oder Warenbezeichnungen geschieht im Rahmen der allgemeinen Pressefreiheit ohne Rücksicht auf Erzeugerinteressen; eine Werbeabsicht ist damit keinesfalls verbunden.
Angaben zu Medikamenten und therapeutischen Maßnahmen erfolgen mit der Einschränkung, dass Dosierungs- und Anwendungshinweise durch neue Erkenntnisse in der Forschung, klinische Erfahrungen und das sich verändernde Angebot an Präparaten dem Wandel der Zeit unterworfen sein können. Da auch menschliche Irrtümer und Druckfehler nie ganz auszuschließen sind, wird für Anwendungs- und Dosierungshinweise sowie für die Wirkung der Präparate keine Gewähr übernommen.
Jede Benutzerin bzw. jeder Benutzer wird dringend aufgefordert, die Angaben in diesem Buch anhand der Herstellerinformationen auf dem Beipackzettel auf ihre Richtigkeit zu überprüfen und die dort gegebenen Empfehlungen für die Dosierung und Kontraindikationen zu beachten. In Zweifelsfällen sollte immer ein Arzt bzw. eine Ärztin oder ein Angehöriger der Heilberufe aufgesucht werden, insbesondere wenn die Beschwerden über mehrere Tage andauern. Die Angaben in diesem Buch sind weder dazu bestimmt noch geeignet, einen notwendigen Arztbesuch zu ersetzen. Eine Haftung vonseiten des Autors oder des Verlages für Personen-, Sach- und Vermögensschäden ist ausgeschlossen.
Trotz sorgfältiger inhaltlicher Kontrolle übernehmen wir keine Haftung für die Inhalte externer Links. Für den Inhalt der genannten Seiten sind ausschließlich deren Betreiber verantwortlich.

ISBN 978-3-8251-8021-8

ⓔ Auch als eBook erhältlich

3. Auflage 2025

aethera® ist ein Imprint des Verlags Urachhaus, Stuttgart
Landhausstraße 82, 70190 Stuttgart
www.urachhaus.de

Bei Fragen zur Produktsicherheit wenden Sie sich bitte an
info@urachhaus.com

Umschlagabbildung: © Shutterstock (Svetlana Lukienko)
Layout und Einbandgestaltung: Manfred Christ
Druck: GPS Group
Printed in Europe

FSC
www.fsc.org
MIX
Papier | Fördert gute Waldnutzung
FSC® C118234

Inhalt

Einleitung

In unserer Zeit wissen die meisten, dass jeder Mensch ein Immunsystem hat. Aber kennen sie es auch? Wissen sie von seiner Komplexität, seinen leibgebundenen und von der Seele vermittelten Funktionen, seiner geistigen Steuerung? Ist es für sie nur eine begriffliche Abstraktion oder lebendige Anschauung?

Es ist eine Forderung unserer Zeit, beginnend mit dem 15. Jahrhundert und bis in das 3. Jahrtausend andauernd, ein wirkliches Bewusstsein von allen Dingen, mit denen wir umgehen, zu entwickeln. Das gilt im besonderen Maße für uns selbst, für unseren Leib, für unsere Seele und die geistige Instanz in uns, die uns unverwechselbar und einzigartig macht. Diese nennt die Wissenschaft des Immunsystems, die Immunologie, ein Selbst. Und dieses Selbst, das wir auch Ich nennen können, ist ein erkennendes. Konsequent lautet daher das Grundgesetz der Immunologie: »Das Selbst erkennt alles Nicht-Selbst.« Wobei Letzteres alles umfasst, was ich nicht selber bin. Wir können es vereinfacht auch alles Fremde nennen. Über das Immunsystem wollen wir dieses uns Fremde in seinen Eigenschaften, seinen Besonderheiten erkennen und aus Freiheit entscheiden, ob wir es uns aneignen oder – wenn es uns bedrängt – abwehren bzw. eliminieren wollen. Und das betrifft nicht nur die stofflichen Dinge, sondern auch alle seelischen Elemente, denen wir in der Welt begegnen.

Selbst und Nicht-Selbst

Das Ergebnis dieser jeden Tag, jeden Augenblick ablaufenden Geschehnisse und der erkennend-urteilenden Ich-Tätigkeit nennen wir Immunität. Sie ist Ausdruck unserer Individualität, die bis in die einzelne Zelle reicht und diese so prägt, dass sie »selbst« und nicht fremd ist.

Immunität als Ausdruck der Individualität

Die Transplantationsmedizin musste diese Tatsache schmerzlich erfahren. Ein kunstvoll verpflanztes Organ wird sofort vom Immunsystem des Empfängers als fremd wahrgenommen, aggressiv bekämpft und wieder abgestoßen. Erst durch die massive Unterdrückung des Immunsystems durch Medikamente, sogenannte Immunsuppressiva, konnte die Organtransplantation zu dem Erfolg geführt werden, den wir heute kennen. Aber auch jede aufgenommene Nahrung, die eingeatmete Luft, das einstrahlende Licht, letztlich auch alle Arzneimittel werden vom Immunsystem gleichermaßen infrage gestellt und beantwortet.

Es ist von größter Bedeutung für unser Gesundsein, dass das Immunsystem uneingeschränkt und mit voller Kraft arbeiten kann. Und da kann, ja sollte uns begeistern, dass wir dafür selber verantwortlich sind oder sein könnten.

Neben den Darstellungen der wichtigen Immunfunktionen wird in diesem Buch auch beschrieben, was sie fördert, wie wir sie pflegen, und auch, wie und wodurch sie geschwächt und gehemmt werden können. Das gilt für die leiblichen wie für die seelischen Anteile des Immunsystems gleichermaßen. Der Blick auf beispielhafte Erkrankungen, ihre Ursachen und Möglichkeiten ihrer Therapie rundet die Inhalte dieses Buches ab.

Förderung und Hemmung der Immunfunktionen

Für Leser, die bisher der Menschenkunde der Anthroposophie kaum oder gar nicht begegnet sind, erscheinen viele Darstellungen im grundlegenden Teil des Buches vielleicht schwer verständlich, obwohl ich in meinen vielen Vorträgen und Seminaren für Laien oder auch auf Fachveranstaltungen immer wieder hörte, wie allgemein verständlich ich die Inhalte vermittle. Dennoch: Wo die Ausführungen im Grundlegenden als zu schwierig erlebt werden, kann mit dem praktischen Teil begonnen werden, von dessen Inhalten dann der Blick möglicherweise zu den grundlegenden Texten zurückgelenkt wird.

Möge dieses Buch viele und aufgeschlossene Leser finden.

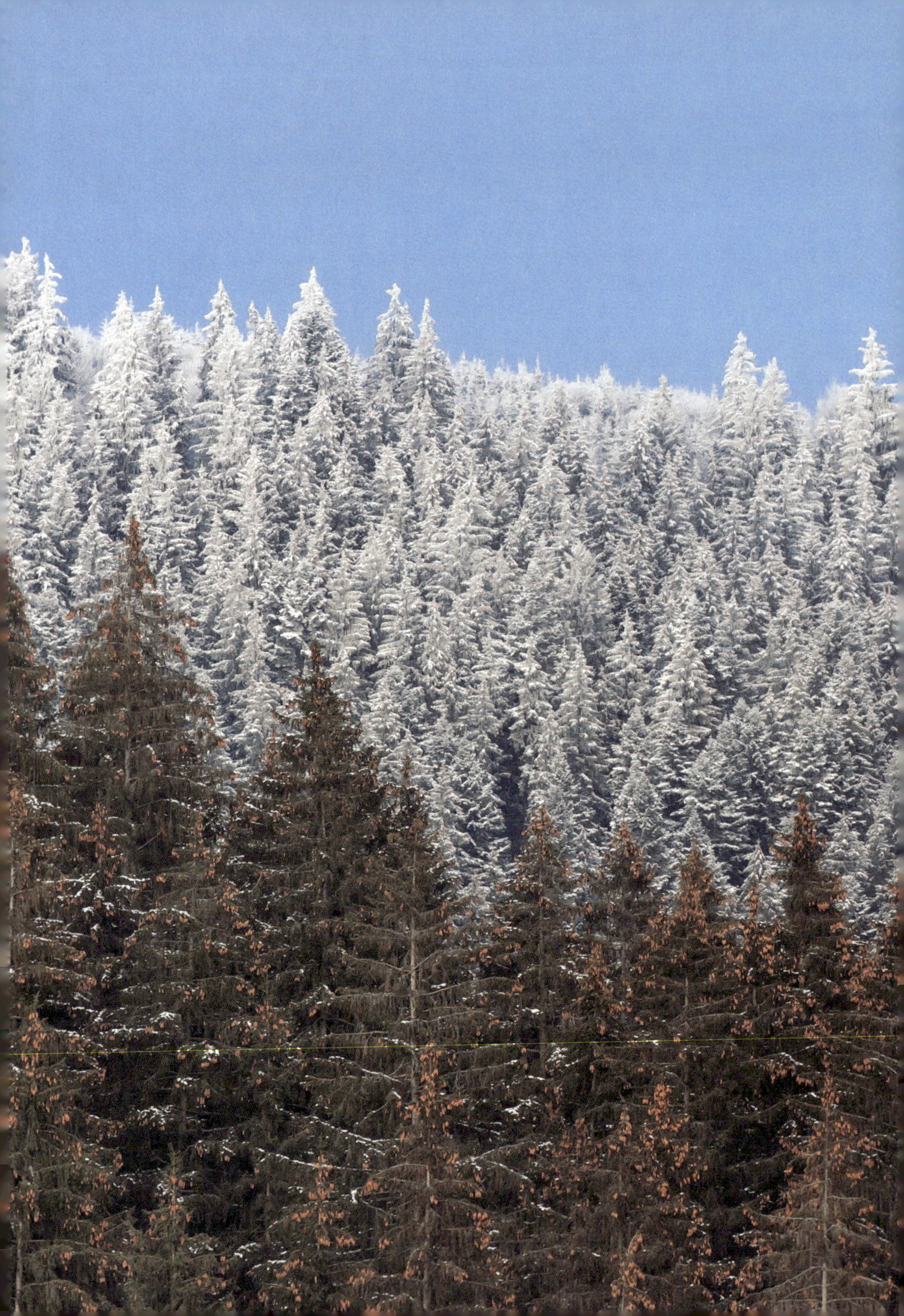

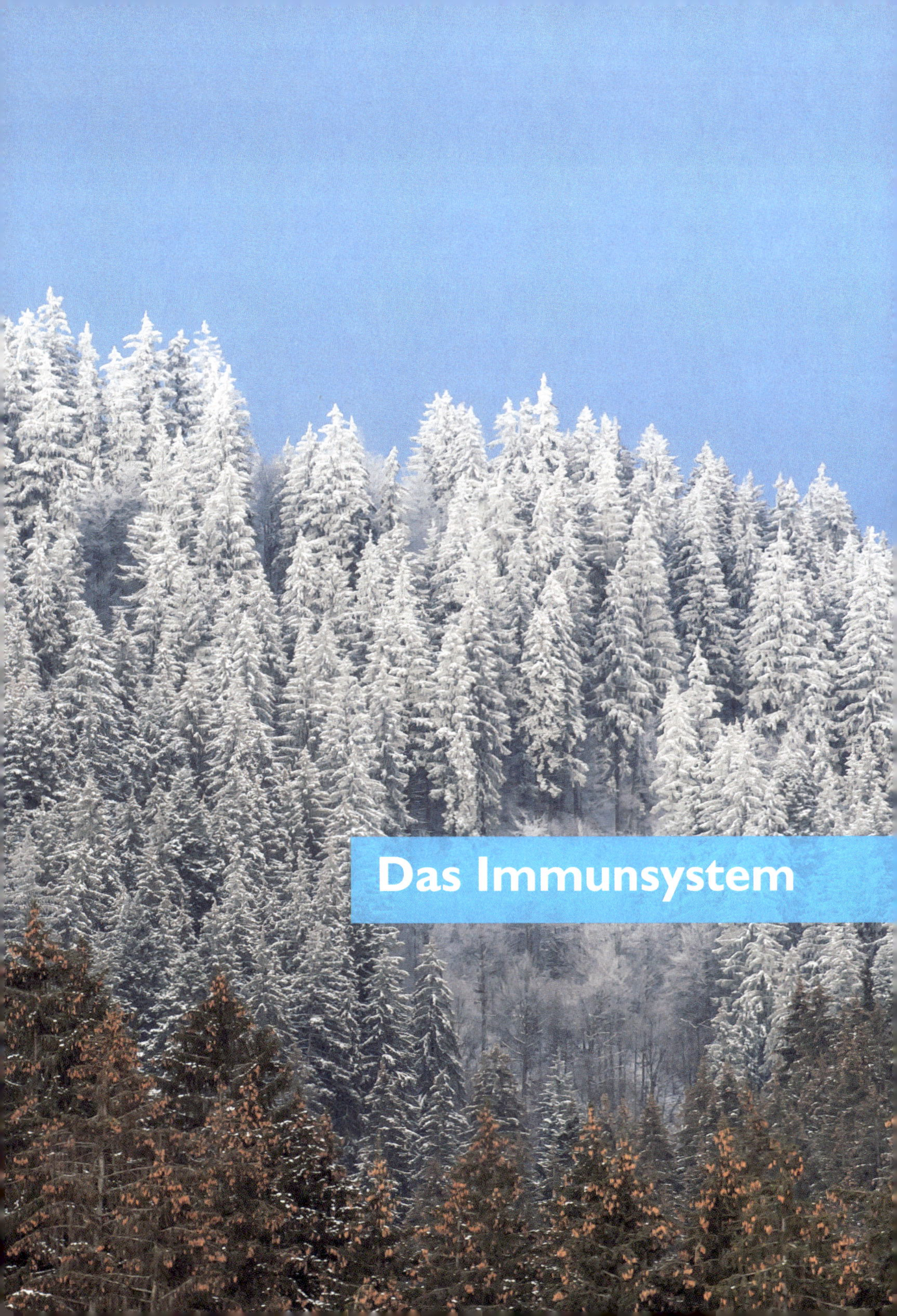

Das Immunsystem

Zunächst soll die Auffassung der Immunität des menschlichen Körpers aus dem Verständnis der naturwissenschaftlich begründeten Medizin in kürzestmöglicher Form dargestellt werden. Diese unsere Zeit prägende medizinische Wissenschaft wird auch Schulmedizin genannt – ein Begriff, der ursprünglich eher abwertend formuliert war, denn der zu seiner Zeit in den Dreißigerjahren des vorigen Jahrhunderts bedeutende Chirurg August Bier (1861–1949) wollte damit zum Ausdruck bringen, dass statt einer für alle Fragen offenen Wissenschaftlichkeit sich eine Schulmeinung gebildet hatte, die dogmatisch festlegte, was wissenschaftlich sei und was nicht. Bier selber hatte sich der Homöopathie zugewandt, die schon damals als unwissenschaftlich gewertet wurde und keinen Platz in der Lehre und Forschung an den Universitäten fand.

der Begriff »Schulmedizin«

An dieser Problematik hat sich grundsätzlich bis in unsere Zeit nichts wesentlich geändert. Trotz eines pluralistischen Arzneimittelgesetzes in Deutschland, das drei besondere Therapierichtungen (Phytotherapie, Homöopathie, Anthroposophische Medizin) der Schulmedizin gleichwertig an die Seite stellte, trotz der gegenwärtig beschworenen Integrativen Medizin dominiert die schulmedizinische Auffassung einseitig und fordert unverändert, ihre Wissenschaftsmethode zum allein gültigen Maßstab zu machen und sie auf alle sich von ihr unterscheidenden Medizinsysteme verbindlich anzuwenden.

Gerade am Beispiel des Immunsystems wird sich zeigen, dass diese dogmatische Einengung wirklichen Fortschritt und wahres Verständnis der hochkomplexen Vorgänge unmöglich macht und damit sowohl Diagnostik als auch Therapie von Störungen oder Krankheiten des Immunsystems beeinträchtigt. Die faktischen Forschungsergebnisse bilden durchaus eine unverzichtbare Grundlage der Immunologie als spezifischer Wissenschaft der Vorgänge zur Bildung und Erhaltung einer gesunden Immunität. Die Interpretationen derselben allerdings als Ausdruck mechanistischer Automatismen und einer nicht näher erklärbaren Selbstregulation und Selbststeuerung können gegenüber der Wirklichkeit Mensch überhaupt nicht zufriedenstellen und fordern eine Erweiterung des Menschenbilds, in welchem der Mensch als Individualität in seiner Einmaligkeit und Unverwechselbarkeit erkannt wird.

Erweiterung des Menschenbilds

Selbst und Nicht-Selbst

Der Stockholmer Immunologe Hans Wigzell formulierte 1994 auf einem Kongress in Järna (Schweden) zum Abschluss seines Vortrags »Unser phantastisches Imunsystem«, in welchem er die naturwissenschaftlichen Forschungsergebnisse zusammenfassend darstellte: »Alle Fakten moderner Immunologie zeigen, dass jeder Mensch sein ganz eigenes Immunsystem hat, von dem es keine Kopie gibt.«[1] Er brachte als Universitätslehrer und -forscher damit am Beispiel des Immunsystems zum Ausdruck, dass zweifelsfrei, nach seiner Darstellung wissenschaftlich belegt, jeder Mensch einzigartig ist und sich als Individualität oder Persönlichkeit zeigt.

Rudolf Steiner hatte bereits etwa neunzig Jahre zuvor in seinem grundlegenden Buch zum Verständnis des Menschen als einheitliche Dreiheit von Leib, Seele und Geist ebenso eindeutig ausgesprochen, dass unter Akzeptanz der Idee von Arten der Naturgestalten von Pflanzen und Tieren mit Blick auf den Menschen keine andere Erkenntnis folgen könne, als dass jeder Mensch eine Art für sich sei.[2]

jeder Mensch eine Art für sich

Als die Immunologie sich als eigenständige Wissenschaft Anfang der Achtzigerjahre des vorigen Jahrhunderts immer mehr zu Wort meldete und rasch ein integraler Bestandteil der medizinischen Wissenschaft wurde, sprach sie von einer Zweiheit von Selbst als allem, was zum Menschen gerechnet wird, und von Nicht-Selbst als allem, was außerhalb des Menschen als Welt im weitesten Sinne existiert und mit dem sich der Mensch lebenslang auseinandersetzt. Die Funktion des Immunsystems wurde mit dem eindrücklichen Satz beschrieben: *Das Selbst erkennt alles Nicht-Selbst.* Womit ein Ideal eines durch und durch gesunden und jederzeit präsenten Selbstes bezeichnet wurde. Denn es war klar, dass ein nicht erkanntes Nicht-Selbst im menschlichen Organismus zu Krankheiten führen konnte, zum Beispiel als Erreger oder Allergene.

das Selbst erkennt alles Nicht-Selbst

In dem grundlegenden Gedanken von Selbst und Nicht-Selbst taucht die Besonderheit jedes einzelnen Menschen unmittelbar auf, denn selbstverständlich ist jeder andere Mensch für den einzelnen, konkreten Menschen auch ein Nicht-Selbst. Das hat die Transplantationsmedizin eindrucksvoll bewiesen. Jedes noch so kunstvoll implantierte Organ wird, wie bereits erwähnt, vom Empfängerorganismus sofort als »fremd« (Nicht-Selbst) erkannt und mit aller Intensität des Immunsystems ab- oder ausgestoßen. Nur eine gezielte Unterdrückung dieser Abstoßungsreaktion durch Immunsuppressiva genannte Medikamente schafft die Voraussetzung, dass das implantierte Organ akzeptiert wird, richtiger formuliert, »werden muss«.

Was ist nun dieses Selbst, das im Immunsystem agiert und alle komplexen Immunvorgänge steuert? Auf der physiologisch-körperlichen Ebene ist es nicht zu finden, da scheint ein Immunsystem wie alle anderen zu sein. Was macht dieses so einzigartig und nicht kopierbar? Die Antwort darauf wird später folgen (siehe Seite 29). Zunächst soll das Immunsystem in seiner Komplexität beschrieben werden, wie es sich der Schulmedizin aus vielfachen und immer wieder erneuerten Forschungsergebnissen heraus darstellt.

Immunität

Komplexität der immunologischen Vorgänge

In dem *Kurzen Lehrbuch der Immunologie,* das im englischen Original bereits 1985 erschien und auf dem die folgenden Darstellungen des Immunsystems aus der Sicht der Schulmedizin aufbauen, wird die Immunologie als eine noch junge Wissenschaft bezeichnet.[3] Bei all ihrer Ursprünglichkeit wird in diesem Buch aber auf gut 300 großformatigen Seiten schon eine hohe Komplexität mit erlebbarer Abstraktion aufgezeigt. Diese und die Diversifikation aller immunologischen Vorgänge haben seither enorm zugenommen und sind für den praktizierenden Arzt oder Kliniker kaum noch in ihrer Gänze nachvollziehbar. Wie viel weniger dann erst für einen medizinischen Laien.

Dass der Körper auf Fremdstoffe reagiert und diese abwehrt, war schon im 19. Jahrhundert wissenschaftlich untersucht und bekannt. Man formulierte den Begriff »Allergie« als Ausdruck von Antigen-Antikörper-Reaktionen und sprach von Abwehrkräften. Man unterschied einzelne Reaktionstypen und sah die Abwehr im Zusammenhang verschiedener Organe wie Thymus und Milz und mit ihnen verbundener Zellsysteme, vor allem den weißen Blutzellen. Die Gesamtheit der im Körper ausgebreiteten Abwehrgewebe wurde auch als lymphatisches System bezeichnet, wozu beispielsweise die Tonsillen (»Mandeln«) im Nasen-Rachen-Raum, die Lymphknoten und auch der sogenannte Blinddarm gerechnet werden. Doch erst in der bereits angesprochenen Zeit des letzten Drittels des vorigen Jahrhunderts wurden die unterschiedlichen Funktionen der Zellsysteme definiert und das feinstoffliche Konstrukt des

detaillierte Forschung

Antikörpersystems immer detaillierter erforscht und beschrieben. Das hat sich dann bis in unsere Zeit mit großer Dynamik fortgesetzt.

Die wichtigste Grundstruktur bildet die Unterscheidung einer *angeborenen* Immunität von einer *erworbenen*. Erstere hat archaische Züge, dürfte also schon lange Zeiten in ihrer grundsätzlichen Funktion existieren; letztere muss immer wieder aktualisiert werden, denn sie bewirkt eine spezifische Immunantwort auf ein Nicht-Selbst. Bedenkt man die Zunahme synthetischer Stoffe in den letzten 150 Jahren, aber auch möglicher humanpathogener, das heißt beim Menschen Krankheiten auslösender Erreger, so ist verständlich, dass das Erkennen und eine gezielte Reaktion ständig neu hinzugelernt werden müssen.

angeborene und erworbene Immunität

Angeborene Immunität

Die angeborene Immunität und ihre Art der Abwehr des Fremden folgen einfachen Prinzipien. Das Hauptprinzip wird Phagozytose genannt, was vereinfacht »Auffressen« bedeutet. Dafür verantwortlich sind Zellen, die zusammenfassend Fresszellen genannt werden können. Besonders typisch sind die Makrophagen, was als »Viel-« oder »Großfresser« frei übersetzt werden kann. Dazu rechnen auch einige Arten von weißen Blutkörperchen (Leukozyten), die durch körnige Einschlüsse, Granula genannt, gekennzeichnet sind und deshalb Granulozyten genannt werden, ebenso die sogenannten Monozyten. Diese Zellen sind in der Lage, Krankheitserreger oder als fremd erkannte Stoffe in sich aufzunehmen und zu zerstören. Auffällig an ihnen ist ihre Kurzlebigkeit, die einzelne Zelle wird nur wenige Tage alt. Denkt man an die unglaubliche Produktivität, immer frische Zellen zu erzeugen, und das ein Leben lang, stößt man auf die hohe Vitalität dieses Zellsystems, die große Lebenskraft. Ein wenig militärisch ausgedrückt: Es werden immer neue Krieger geschaffen, der Gegner hat eigentlich kaum eine Chance.

Aufnahme und Zerstörung fremder Stoffe

Interessanterweise wird eine besondere Zellsorte auch *killer cells* genannt und wie »Tötungsmaschinen« angesehen (der Fachausdruck lautet »Natürliche Killerzellen«, oder abgekürzt NK-Zellen). Bei der Vermittlung ihrer gegen das fremde Agens gerichteten Tätigkeit sind Eiweiße beteiligt, deren Gesamtheit als Komplement bezeichnet wird. Ein sehr typisches Eiweiß heißt C-reaktives Protein (CRP), das in der Entzündungsdiagnostik eine Rolle spielt. Ein über seine Norm erhöhtes CRP verweist immer auf entzündliche Vorgänge im Körper, zum Beispiel eine Organ- oder auch diffuse Gewebsentzündung wie Lungenentzündung oder Wundrose (»Erysipel«). Die Entzündung dient

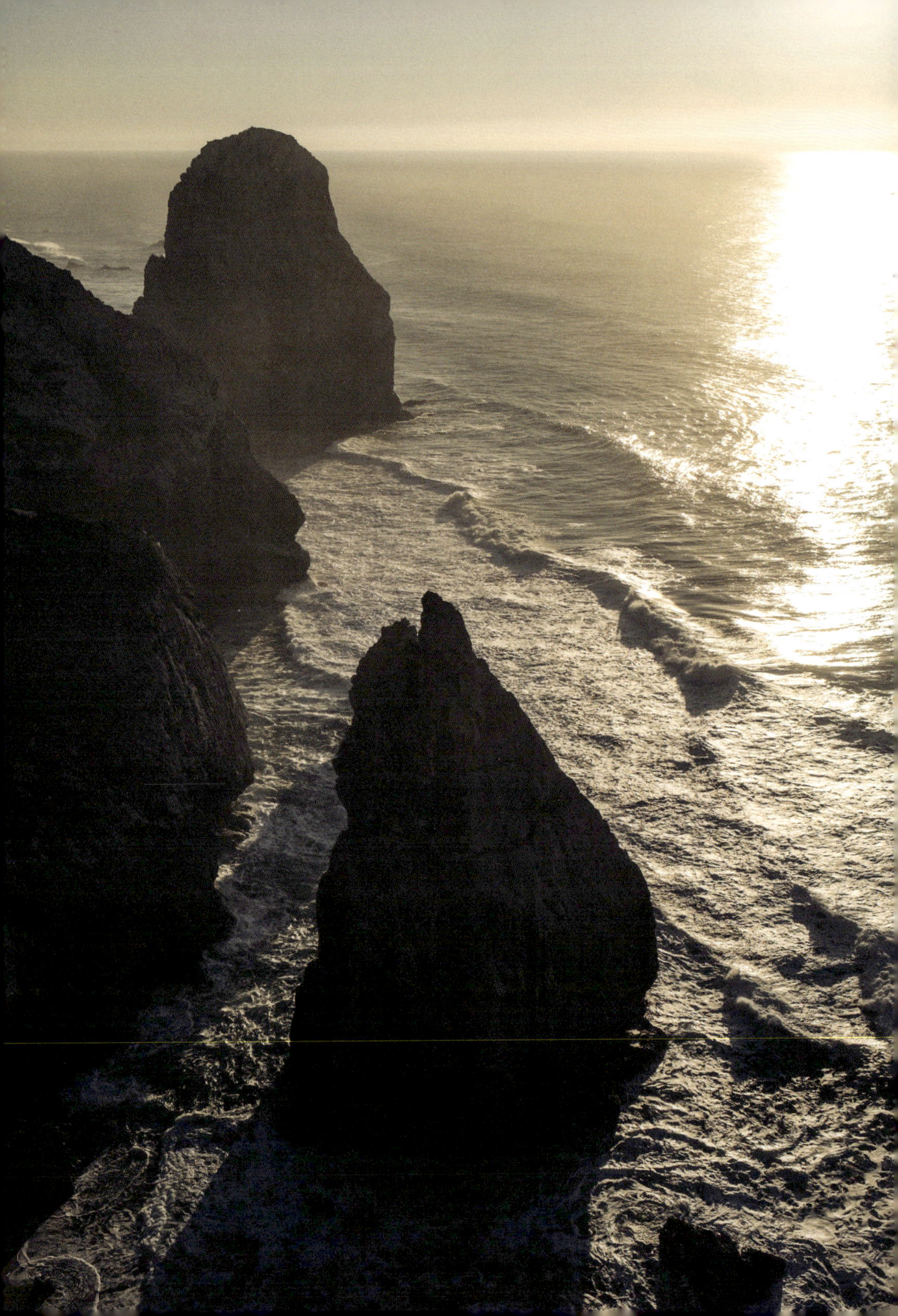

also der (natürlichen) Abwehr eingedrungener Fremdlinge; sie ist ein primär nützlicher Vorgang, der nicht unterdrückt, sondern sinnvoll gelenkt werden sollte, damit er seine Hilfe bei der Überwindung eines Fremden und der Wiederherstellung der Immunität auch wirklich ausüben kann. Erst wenn sich Entzündungsvorgänge verselbstständigen und chronifizieren, bekommen sie im eigentlichen Sinne Krankheitswert.

Entzündung als Abwehrfunktion

Diese beiden Grundfähigkeiten von Phagozytose und Entzündung als Elemente der angeborenen Immunität werden später wieder aufgegriffen.

Erworbene Immunität

Die erworbene Immunität ist nicht so einfach darzustellen, vor allem in der angestrebten Kurzversion. Ihre Grundlage bildet das schon erwähnte lymphatische System und vor allem seine Zellen, die Lymphozyten. 2 % des normalen Körpergewichts eines Menschen soll das lymphatische Gewebe ausmachen, was auch Ausdruck seiner Wichtigkeit für ein gesundes Menschsein ist. Grob unterteilt wird von T-Lymphozyten und B-Lymphozyten gesprochen. Im Gegensatz zu den Immunzellen des angeborenen Abwehrsystems sind die Lymphozyten längerlebig. Sie können als sogenannte Gedächtniszellen viele Jahre existieren.

Immunglobuline

Auch hier spielen Eiweiße eine wesentliche Rolle, die als Immunglobuline bezeichnet werden und in verschiedene Klassen mit unterschiedlichen Aufgaben eingeteilt werden können. Sie werden von bestimmten Immunzellen gebildet und zirkulieren ständig im Blut, sind aber auch in den Geweben anwesend. Mit ihnen verbinden sich die Antikörperstoffe. Ihre Aufgabe ist es, die fremden Stoffe oder Agentien zu binden und sie dann den Zellen der angeborenen Immunität zu präsentieren. Dazu sind Erkenntnisfähigkeit und eine hohe Intelligenz Voraussetzung. Die Immunglobuline der Klasse M sind hierfür primär verantwortlich, sie agieren sofort, wenn sich etwas Fremdes eingeschlichen hat, sind quasi die Wachmannschaft an den Toren. Sie sollen etwa 10 % aller Immunglobuline ausmachen. Ein Großteil der Immunglobuline, etwa 70 %, wird als Klasse G bezeichnet. In ihnen birgt sich das Gedächtnis und die Erinnerungsfähigkeit an früher schon einmal erkanntes Fremdes. Sie können dieses, wenn es erneut auftaucht, sofort binden und unschädlich machen. Daraus ergibt sich beispielsweise eine langfristige, eventuell lebenslange Immunität, wie man sie von den Masernviren kennt. Sie bilden

Grundlage für Impfungen

auch die Grundlage für alle Impfungen, wobei interessant ist, gegen welche Erreger eine länger- oder auch nur kurzfristige Erinnerung erzielt wird, was bei letzteren dann häufigere Auffrischungsimpfungen notwendig macht. Die Immunglobuline der Klasse A, die 15 bis 20 % aller Immunglobuline ausmachen, sind stark an die Schleimhäute und die dazugehörigen sekretorischen Drüsen gebunden, sie finden sich im Speichel, in Bronchialsekreten und dem Darmschleim. Wir können sie als Grenzschutz benennen, der die großen Oberflächen bewacht, die Haut und Schleimhäute als Außengrenzen gegenüber der Welt als umfassendstes Nicht-Selbst darstellen.

Diese komplexe Welt des lymphatischen Systems wird einerseits von der Thymusdrüse im Brustkorb zwischen den Lungenflügeln (im Mediastinum) gebildet (sogenannte T-Lymphozyten), andererseits schon in der fetalen (vorgeburtlichen) Entwicklungsphase in Leber und Milz, nach der Geburt dann zunehmend vom Knochenmark (B-Lymphozyten).

Eine besondere Kategorie stellen die sogenannten Plasmazellen dar, die von hoher Intelligenz und spezifisch an der Antikörperbildung mit tätig sind. Bei bestimmten Erkrankungen des Knochenmarks im Erwachsenenalter kann man erleben, dass Leber und Milz wieder die Zellbildungsfunktion übernehmen, die sie physiologisch nur in der Zeit der Fetusbildung bis zur Geburt haben. Die schulmedizinische Forschung geht davon aus, dass jede einzelne Immunzelle nur für ein bestimmtes Antigen (»Fremd«) zuständig ist. Daher erstaunt es auch kaum, dass eine Gesamtzahl von 10^{12} (eine Billion) solcher Zellen als ständig vorhanden angenommen wird. Schließlich ist die Zahl möglicher Fremdstoffe (Antigene) auch extrem hoch, vielleicht in einem noch größeren Ausmaß.

Spezialisierung der Immunzellen

Diese Zahl ist natürlich geschätzt, niemand hat die Möglichkeit, die vorhandenen Immunzellen in einem menschlichen Körper real zu zählen. Auch die extreme Spezialisierung jeder Immunzelle auf ein bestimmtes Antigen ist eine bloße Annahme. Wahrscheinlicher ist eine Universalität solcher Zellen, da ja nie vorauszusehen ist, mit welchem Antigen sich aktuell auseinandergesetzt werden muss.

Diese Beispiele als zwei unter Tausenden zeigen etwas von der eigentümlichen Art medizinischer Wissenschaftlichkeit: Vieles in ihr ist Spekulation, aus Ergebnissen von Experimenten abgeleitetes Denken, das so sein kann, aber keinesfalls so sein muss. Das Tragische ist nur, dass dieses – zumeist vorübergehend – zu einer unumstößlichen Wirklichkeit gemacht wird (Paradigma), die ein Andersdenken ausschließt. Da spiegelt sich der dogmatische Charakter der medizinischen Wissenschaft, den der Jesuitenpater und Soziologe Ivan Illich mit einer dogmatisierenden Kirche verglich.[4] So findet sich auch in dem hier zugrunde gelegten Lehrbuch der Immunologie mit Blick auf die unfassbare Vielfalt der Immunzellen und -stoffe der Satz: »Das Problem der Vielfalt (Diversität) der Antikörper ist damit nicht geklärt.«[5] Das gilt auch heute noch.

Wenig später heißt es dann zum Abschluss des Kapitels »Steuerung der Immunantwort«: »Auf welche Weise das System so viele Informationen unterscheiden und in den richtigen zeitlichen Ablauf integrieren kann, ist schwer zu durchblicken und erfordert noch viel Detailwissen über die Wirkungsweise der immunologischen Regelmechanismen.« Da taucht dann das Prinzip Hoffnung auf, dass immer mehr Detailwissen ein besseres Verständnis ermöglicht. Doch wird sich dieses nicht einstellen, solange in diesem Wunderwerk Immunsystem nur ein Zusammenspiel von Mechanismen gesehen wird, dazu Selbststeuerung und -regulierung als Automatismen. Da findet sich ein passender Gedanke in Goethes *Faust:* »Dann hat er die Teile in seiner Hand, fehlt leider! nur das geistige Band.«[6] Das möchte ich im Folgenden aufgreifen und darzustellen versuchen.

mechanistische Anschauung

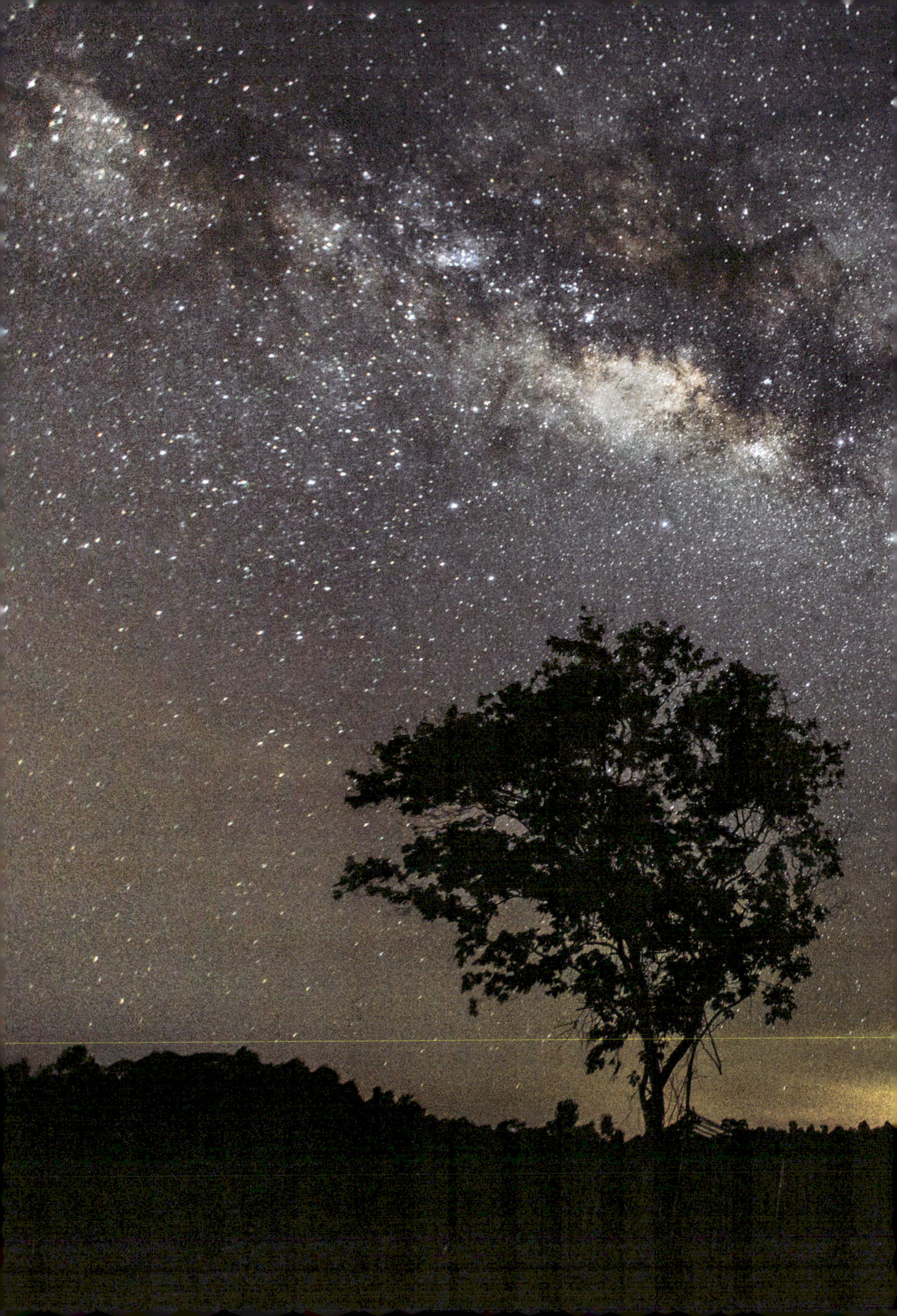

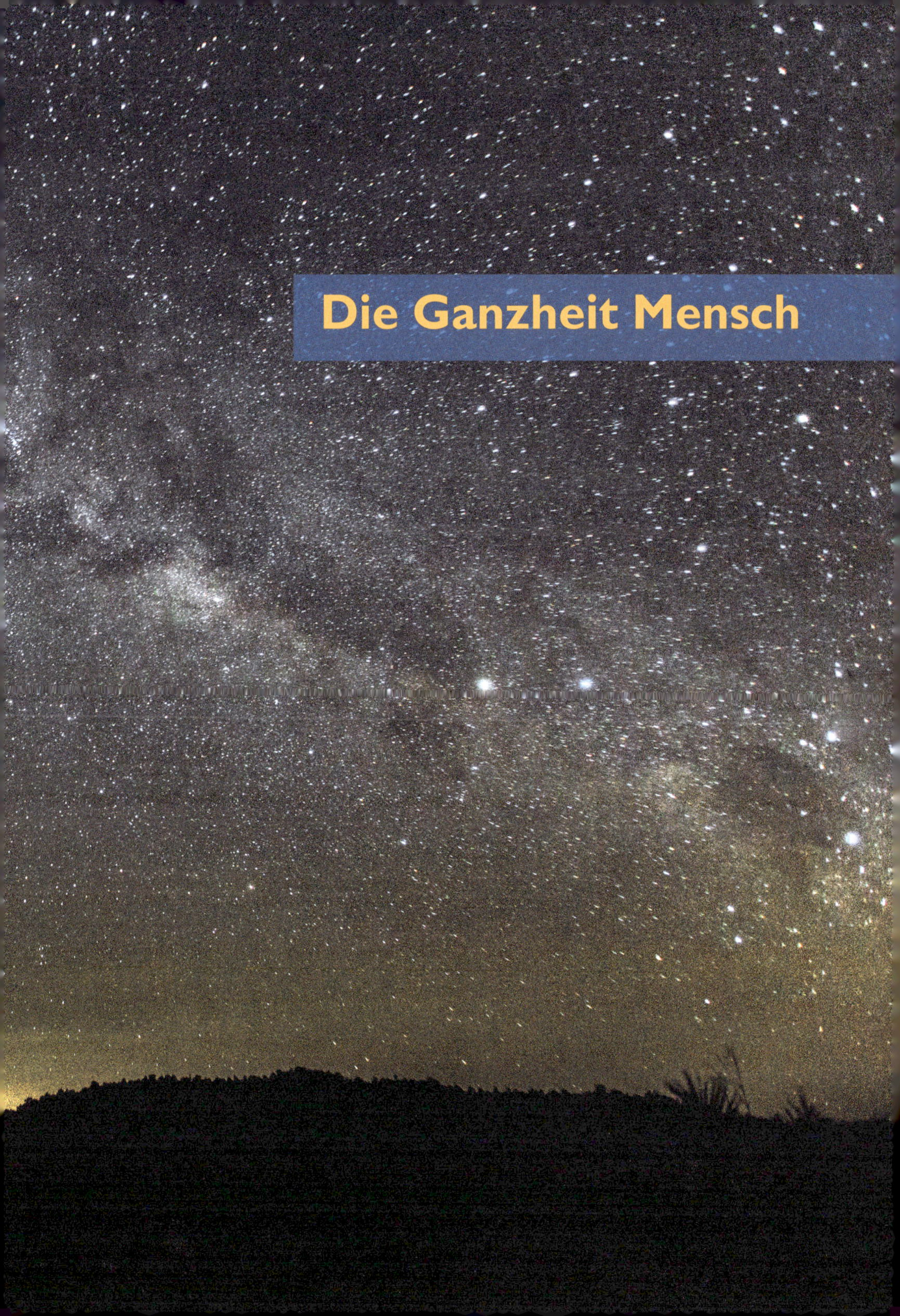

Die Ganzheit Mensch

Dieses Kapitel soll die Voraussetzung schaffen, alle folgenden Darstellungen zum Immunsystem und der Immunität des menschlichen Körpers zu verstehen. Es soll das geistige Band aufsuchen, das die vielen Teile verbindet.

Blick auf das Ganze

Alle Naturwissenschaften sind Wissenschaften der Teile. Die heute vernachlässigten, ja eher geschmähten Geisteswissenschaften blicken grundsätzlich auf ein Ganzes. Denn der Geist ist unteilbar. Er kann sich in vielerlei Aspekten zeigen, die dann Teilansichten schaffen, doch ist er selber immer ein Ganzes. Das gilt für die uns zugängige große Schöpfung ebenso wie für die einzelnen Menschen.

Trichotomie von Leib, Seele und Geist

Bis in das 9. Jahrhundert der neuen Zeitrechnung wurde der Mensch als eine Einheit von Leib, Seele und Geist gesehen. Diese sogenannte Trichotomie, die ein Spiegelbild der christlich göttlichen Trinität des Vaters, Sohnes und Heiligen Geistes ist, wurde auf einem Konzil in Konstantinopel im Jahr 869 von der von Rom geprägten christlichen Kirche für nicht gültig oder existent erklärt. Ab sofort galt eine Zweiheit von Leib und Seele, welcher einige geistige Anteile zugeschrieben wurden. Diese zum Dogma erhobene neue Anschauung führte zur Zergliederung der christlichen Kirchen, im Großen der römisch-katholischen und den verschiedenen national geprägten orthodoxen Kirchen. Denn letztere hielten an der Trichotomie des Menschen in Verbindung zur Trinität fest, auch wenn eine solche Auffassung von Stund an als Ketzertum galt und verfolgt wurde. Im Grunde genommen hat die römisch-katholische Kirche mit diesem Konzil einen selbstständigen Geist im Menschen »abgeschafft« und geradezu verboten, einen solchen zu denken.

Zwei Aspekte dazu sind erhellend für die weitere Entwicklung bis in unsere Zeit: die zunehmende Geistlosigkeit und das duale oder auch binäre Denken, welches die Wurzel des Entweder-Oder und auch der gesamten elektronisch-virtuellen Welt ist. Es wird sich zeigen – hier am Beispiel der Immunologie –, dass die Wirklichkeit im Sowohl-als-Auch lebt und auch die Intelligenz nicht Ausdruck von elektrischem Ein- und Ausschalten einer Maschine ist, irreführend künstliche Intelligenz genannt.

Hier entsteht nun die Aufgabe, die Ganzheit Mensch oder den Menschen als Ganzes in aller Kürze so zu beschreiben, dass die komplexen Zusammenhänge der leiblichen Immunität nachvollziehbar werden. Grundlage hierfür bildet die von Rudolf Steiner zu Beginn des 20. Jahrhunderts erarbeitete und umfassend dargestellte Geisteswissenschaft, die er Anthroposophie nannte. In ihr findet die naturwissenschaftliche Anthropologie ihre notwendige Ergänzung. Denn die Ganzheit einer Wissenschaft vom Menschen braucht sowohl die Anschauung der Ganzheit als auch diejenige von ihren Teilen, die richtiger als ihre Glieder bezeichnet werden. Denn ein Ganzes teilt sich nicht, doch kann es sich gliedern. Die einfachste und zugleich für das gewohnte Denken unglaublich schwer zu erfassende Gliederung eines Ganzen ist die göttliche Trinität: Ein Gott zeigt sich als drei oder in dreifacher Gestalt. Man bemerkt sofort: Das lässt sich durch Mathematik, die Königin der Naturwissenschaften, nicht fassen, denn in ihr kann Drei nicht Eins sein. Im Geistigen ist dieses Phänomen jedoch Wirklichkeit.

Anthroposophie als notwendige Ergänzung der naturwissenschaftlichen Anthropologie

Für den Menschen als Ganzheit entspricht die Gliederung in Leib, Seele und Geist dem göttlichen Beispiel. Und jedes der drei Glieder ist in sich untergliedert, grob angeschaut wieder dreifach, sodass wir schon auf neun Glieder blicken. Dann aber gliedern sich Leib und Seele weiter, sodass eine Vielheit von Gliedern entsteht, die ihre Wirklichkeit aber nur in der Ganzheit haben.

Trenne ich einen Finger von der lebendigen Hand ab, so ist er – wirklichkeitsgemäß betrachtet – kein Finger mehr. Er hat zum Beispiel seine Funktion, sein Leben, auch seine Empfindungs- oder Wahrnehmungstätigkeit verloren. Nur in der abstrahierenden Anschauung einer Anatomie des Leichnams scheint er auch getrennt von der Hand noch ein Finger zu sein. Ganz anders eine Zündkerze. Aus dem Motor herausgeschraubt, büßt sie zwar ihre Funktion ein, die sie jedoch sofort wieder übernimmt, wenn sie wieder hineingeschraubt wird. Das ist bei dem einmal abgetrennten Finger so nicht möglich. Selbst wenn er handchirurgisch kunstvoll wieder angepasst wird, dauert es lange, bis er seine ursprüngliche Funktion wieder erfüllen kann, wenn das überhaupt gelingt. Warte ich zu lange mit dem Annähen, ist der Finger dafür untauglich geworden, er ist dann abgestorben. Das ist bei der Zündkerze erneut ganz anders: Sie kann lange vom Motor getrennt sein, ohne ihre Funktionsfähigkeit zu verlieren. Sie hat eben kein *Leben* und schon gar keine Empfindungsfähigkeit, wie zum Beispiel den Schmerz.

Besonderheit alles Lebendigen

Physikalische Gestalt oder Architektur, *Funktion* als Ausdruck von Leben und *Empfindungsfähigkeit* sind Hauptgliederungen des Körpers oder Leibs. Sie werden wir bei der geistig orientierten Beschreibung der Immunvorgänge wiedertreffen (siehe Seite 31).

In dem Leibesglied, das empfindend ist, begegnen wir dem Ort, wo Leib und Seele sich verbinden. Ihr leibzugewandtes Glied nannte Rudolf Steiner *Empfindungsseele*. In ihr leben Schmerz, Freude, Trauer, Zuversicht, die ganze Fülle unserer emotionalen Welt oder auch von Gefühlen. Der *Empfindungsleib* macht sie uns jeweils bewusst.

die Glieder der Ganzheit Mensch

Ein weiteres (mittleres) Seelenglied birgt eine *Verstandes-* und eine *Gemütsseite*. In Ersterer lebt die Intelligenz, die sich – am Leib spiegelnd und bewusstmachend – als Intellekt zeigt. Orientiert sie sich zum Geist, trägt sie in sich Vernunft. Eine Kostbarkeit ist die Gemütsseele, ohne sie gäbe es keine Empathie oder Nächstenliebe, sie ist der Quell der Seelenwärme. Aus ihr spricht das Gewissen, sie schafft die Fähigkeit zur Verantwortlichkeit.

Ein drittes Seelenglied nannte Steiner *Bewusstseins-* oder auch *Selbstbewusstseinsseele*. Sie ist ganz dem Geist zugewandt, der als geistig Individualität und Einzigartigkeit bildend beim Menschen schlicht *Ich* heißt. Dieses Ich durchpulst alle Leibes- und Seelenglieder, wärmt sie mit seinem Geistesfeuer, das frühere Zeitalter auch als Flamme erlebten, man denke an das Pfingstereignis der Apostel. Das Ich ist der eigentliche Mensch, unser Ewiges, alle Zeiten Überdauerndes. Es ist noch sehr jung und wird in weiten zukünftigen Zeiträumen auch Glieder ausbilden, die in der anthroposophischen Geisteswissenschaft *Geistselbst, Lebensgeist* und *Geistesmensch* heißen. Sie sind in uns veranlagt, werden aber erst ganz allmählich in Erscheinung treten.

So haben wir die neun Hauptglieder der Ganzheit Mensch charakterisiert, um sie im Verständnis der Immunität wiederzufinden und einordnen zu können. Es existiert eine umfassende Literatur zu ihrer ausführlichen und differenzierten Darstellung, die für die hier folgenden Kapitel umfassendere Begründungen liefert.[7] Hier kann die Kurzfassung ausreichen, um zumindest als Nomenklatur für das Folgende zu dienen.

Die Ganzheit Mensch ist somit unser individualitätsschaffender Geist, das Ich, mit seinen Instrumenten und Werkzeugen Seele und Leib. Letzterer ist vergänglich, in ihm wechseln ständig Abbau- und Aufbauvorgänge. Mit der Kurzlebigkeit von Leukozyten wurde dieses »Stirb und Werde« bereits angesprochen. Man denke nur einmal die unfassbare Produktivität in einem gesamten Lebensalter von vielleicht siebzig Jahren oder mehr! Andere Gewebe tauschen sich viel langsamer aus, extrem langsam das Nervengewebe. Der Zahnschmelz ist eines der ganz wenigen Gewebe oder besser Stofflichkeiten, die – einmal geschaffen – keinen Austausch mehr kennen. Die Gliederung des

»Stirb und Werde«

Leibes ist so vielfältig, dass sie kaum wirklich vorstellbar ist. Ein wichtiger Anteil sind die Organe, die schon immer als Werkzeuge gesehen wurden, denn das griechische Wort *organon* heißt übersetzt »Werkzeug«.

Unsterblichkeit der Seele

Die Seele gilt als unsterblich, weil sie über den physisch-leiblichen Tod hinaus andauert. Anders als der ewig andauernde Geist aber verändern sich ihre Glieder durch ihre Tätigkeiten während des Erdenlebens, die wir Denken, Fühlen und Wollen oder Handeln nennen. In unserer Zeit treten jedoch immer stärker geistige Kräfte an den Menschen heran, die die Unsterblichkeit der Seele infrage stellen. Sie sind Ausdruck von Wesen, die sich dem Schöpfungsplan und seinen Zielen – zum Beispiel der Entwicklung eines freiheitlichen Menschen – entgegenstellen und eigene Ziele verfolgen. Sie werden deshalb auch als Widersacher bezeichnet. Ihren äußeren Ausdruck finden sie im Materialismus, in der Verneinung eines eigenständigen Geistes, in der Vorstellung, eine Welt ohne Gott denken zu können (Atheismus). Ein richtiges Zusammenführen von Natur- und Geisteswissenschaft, von Anthropologie und Anthroposophie wird diese Gefahr im Fortschreiten des Menschen verhindern können.[8]

Bedeutung des menschlichen Denkens

Diese gegensätzlichen Vorgehensweisen von einer Wissenschaft der Teile und einer solchen von Ganzheiten brauchen allerdings ein drittes Element zur Brückenbildung wegen großer methodischer Unterschiede. Dieses Dritte ist das menschliche Denken, in welchem sich auch Freiheit gestalten kann. Denken kann alle Ketten, die Dogmen schnüren, sprengen (»Die Gedanken sind frei«). Steiner nannte das auch gesunden Menschenverstand.

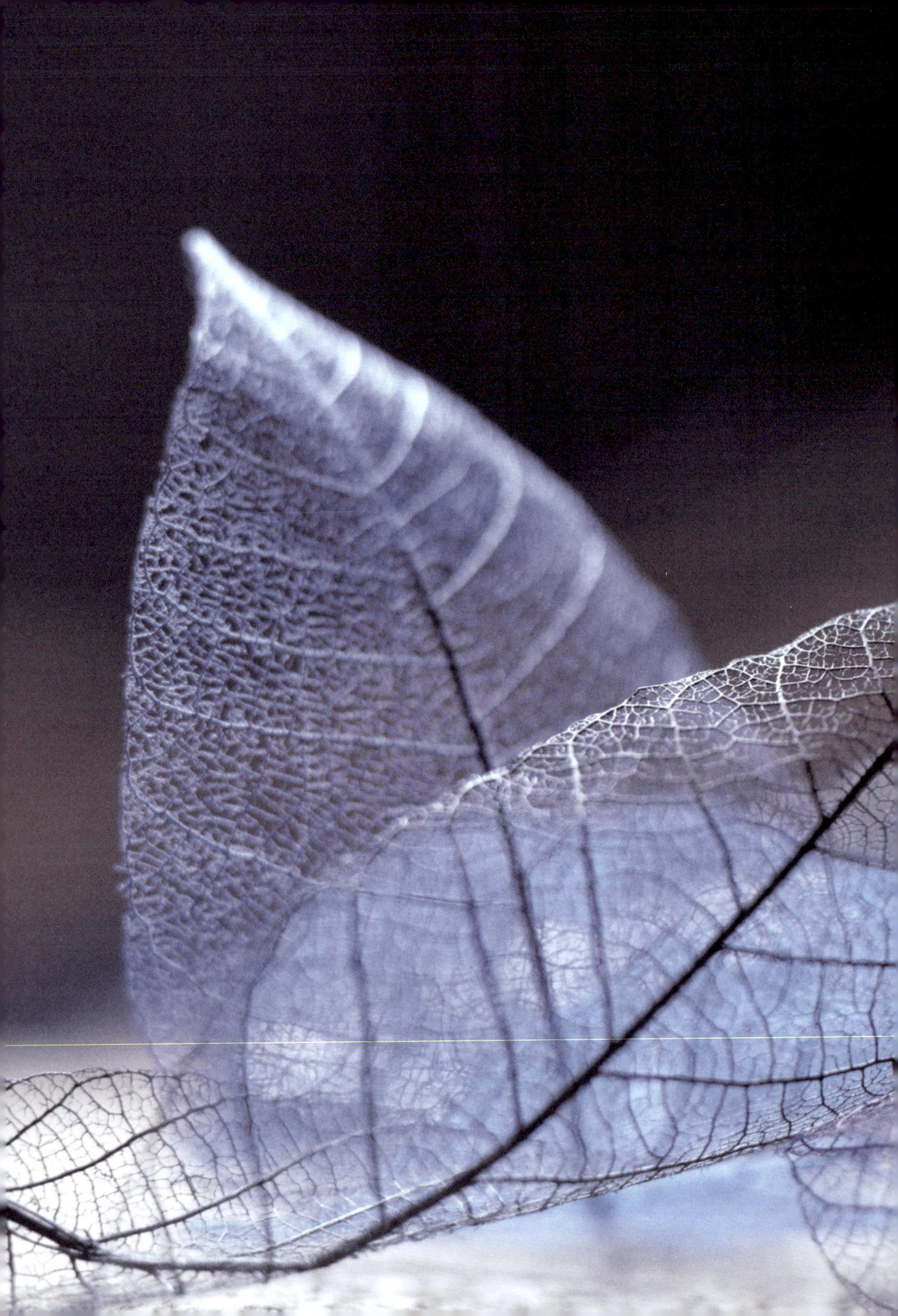

Spirituelle Immunologie

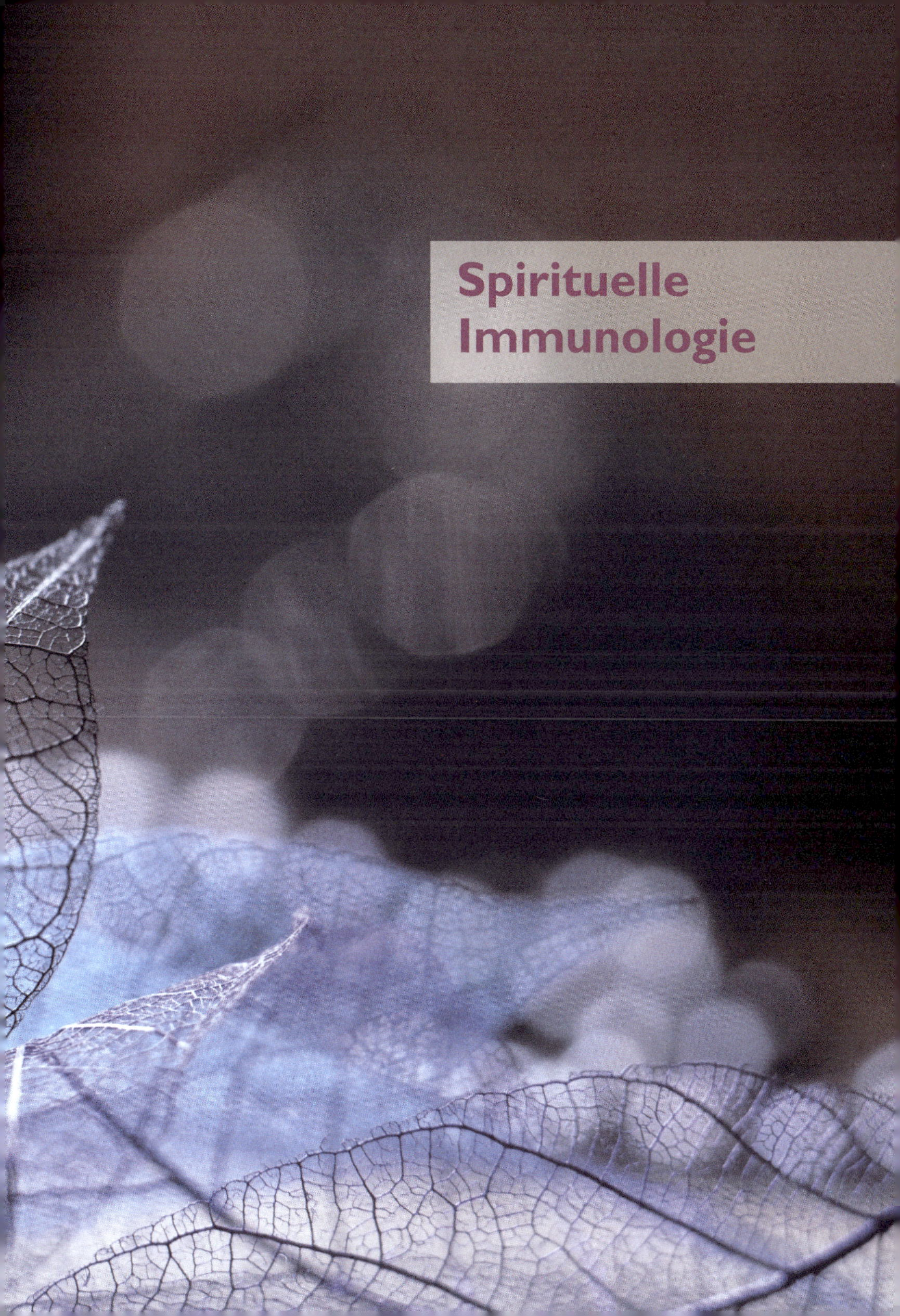

Phänomene vom Geistigen aus erfassen

Der Begriff »spirituell« will deutlich machen, alle überhaupt auftauchenden Phänomene, seien sie sinnlich-sichtbar oder seelisch-erlebbar, das heißt unsichtbar oder den Sinnen nicht zugänglich, vom Geistigen aus zu erfassen. Denn alles Seiende und auch Erscheinende ist aus dem Geist geworden. Er ist das Ursprüngliche. So beschreibt es auch der Anfang (Prolog) des Johannes-Evangeliums. Dort wird der Schöpfergeist »das Wort« genannt. In der Sprache offenbart sich unser Denken, das nicht sinnlich fassbar, das Ausdruck des Geistigen in uns ist, das – wie angesprochen – Mittler sinnlich erscheinender und geistig seiender Welten ist.

Eine ganzheitliche (Leib, Seele und Geist einbeziehende) Anschauung des Menschen erfordert eine Methodenerweiterung des analytisch-beweisenden Vorgehens der Schulmedizin. Ursprünglich waren es drei sich einander folgende Schritte des Erkennens, welche die Begründer der ausschließlich naturwissenschaftlich fundierten Medizin Mitte des 19. Jahrhunderts formulierten: Alles Erkennen sollte von einer den Sinnen zugänglichen *Beobachtung* ausgehen. Aus dem Beobachtungsergebnis resultiert eine gedankliche *Hypothesenbildung* der Bedeutung des Beobachteten. Dann folgt ein *Experiment,* eine experimentelle Versuchsanordnung, um die Hypothese zu bestätigen (verifizieren) oder zu verwerfen (falsifizieren). Das geschieht heute durch die Wahrscheinlichkeitsrechnung der Statistik. Auf dieser Erkenntnisstufe ist die Medizin heute eine experimentell-statistische. Sie kann damit jedoch weder die Lebensvorgänge noch die seelische Empfindungswelt erfassen und schon gar nicht die biografische Dimension des individuellen Lebenslaufs eines Menschen.

anschauend-vergleichende und physiognomisch-beschreibende Methode

Nur auf den Leib bezogen braucht es mindestens zwei weitere methodische Schritte: eine anschauend-vergleichende Methode und eine physiognomisch-beschreibende. Sie sind an anderer Stelle ausführlich dargestellt[9] und sollen hier nur deshalb erwähnt werden, um nachvollziehbar zu machen, dass die folgenden Darstellungen Ergebnis dieser drei Erkenntnismethoden sind und umfänglich nachprüfbar, wenn man sich diese weiteren methodischen Schritte zu eigen macht. Die medizinische Erkenntniswissenschaft wird so auf die Ganzheiten von Leib und Seele gerichtet[10] und damit menschengerechter.

Integrität des Leibes

Der Leib muss den Intentionen des Ich als dessen Werkzeug so entsprechen, dass die persönliche Lebensmelodie, wie sie der amerikanische Psychoonkologe Lawrence LeShan als Ausdruck der Biografie formulierte,[11] ungestört und rein erklingen kann. Deshalb durchdringt das Ich den gesamten Leib bis zur einzelnen Zelle und macht aus dem genetisch bestimmten, von Eltern zubereiteten Modell seinen Individualleib. Das dauert ungefähr zwanzig Jahre. Deshalb ist der Mensch im Vergleich mit der Tierwelt ein so extremer Langsamentwickler! Die vollkommene (»ideale«) Leiblichkeit ist erst um das 28. Lebensjahr fertig.

Bildung des Individualleibs

Dieser Ich-Vorgang macht absolute Integrität oder Identität des Leibes notwendig. Das ist nicht nur ein langer, sondern auch ein schwieriger Weg, der kaum ungestört verlaufen kann, zu abhängig ist der Mensch als Kind und Jugendlicher von anderen Menschen und Institutionen und natürlich von Einflüssen der Welt wie Klima, Ernährung, Lärm oder Rhythmik. So kann kaum davon ausgegangen werden, dass die leibliche Immunität bei jedem Menschen eine optimale ist. Im Gegenteil, eher muss doch mit deutlichen Einschränkungen gerechnet werden, welche Eintrittspforten für Krankheiten bilden. Hier spielt die Seele eine wichtige Rolle, weil in ihr kein vergleichbares Integritätsbestreben ist. Sie ist weltoffen und stets bereit, Eindrücke von Welt und Mensch aufzunehmen und in sich gestaltend wirksam sein zu lassen. Wir nennen das »Lernen«.

Bei der innigen Verbindung von Seele und Leib vermittelt sich dieses vielfältige »Fremde« der Seelenregion selbstverständlich dem Leib. Er ist immer von außen und innen beeinflusst und muss in beide Richtungen begrenzend oder überwindend tätig sein. Dabei – das wird später wieder aufgegriffen (siehe Seite 159 ff.) – hilft ihm bzw. dem Ich die Weltensubstanz des Kiesels (Quarz).

Beeinflussung von außen und innen

Wir haben die Hauptglieder des Leibes genannt, die an der Immunitätsbildung beteiligt sind oder sein müssen: die gestaltbildende *physische Leiblichkeit,* in die sich die Stoffe einlagern, in der auch die Sinnesorgane gebildet werden und die uns als Mensch sichtbar sein lässt. Die meisten Anteile des Menschen sind unsichtbar, auch vom Mikroskop oder Elektronenmikroskop nicht ins Sichtbare zu bringen. Wir können das Leben nicht unmittelbar sehen, nur mittelbar in seinen Auswirkungen, zum Beispiel den Funktionen oder Wachstum und Regeneration. Deshalb ist auch das zweite Leibesglied, der Lebensträger oder *Lebensleib,* nur in seinen Tätigkeiten zu erfassen. Er bleibt als solcher unsichtbar. Ein Tätigkeitsfeld ist beispielsweise alles Strömen von Flüssigkeiten, vom Blut bis zu den Drüsensekreten. Denn sein Element ist das Wasser, womit alte Zeiten alle Art von Flüssigem symbolisierten.

Tätigkeitsfelder des Lebensleibs

Ein weiteres Tätigkeitsfeld ist »Leichten«, ein sicher sehr ungewohnter Ausdruck. Doch wird die Schwere der Physis ständig von Lebensvorgängen weitgehend aufgehoben. Das ist in der Physik als Archimedisches Prinzip bekannt, aber nur von außen betrachtet. Denn es ist ein ständiges Wunder, wie wir zum Beispiel beim Gehen oder gar Treppensteigen überhaupt nicht bemerken, welche Last nach den Gesetzen der Schwerkraft wir als Körpergewicht den ganzen Tag lang transportieren.

Wachstum, aber auch Absterben, Regeneration wurden schon genannt. Schließlich die *Empfindungswelt* des Leibes, für die am markantesten der Schmerz steht – wieder als Ausdruck am Leib erfassbar, aber weder in Gewicht, Zahl oder Maß exakt zu benennen noch unmittelbar zu sehen. Den Leib als Träger von Immunität müssen wir entsprechend in allen drei Ebenen aufsuchen.

Die weltoffene Seele

Während der Leib strenge Grenzen gegen außen und innen bildet, ist die Seele ihrer Natur entsprechend gegen alle Welt offen. Es ist ihr Wesen, zu kommunizieren und in den Begegnungen mit aller Welt immer Neues zu erfahren und sich anzueignen. Sie ist die Region im Menschen, in welche Fremdes oder Nicht-Selbst ganz einfach eindringen können. Man kann daher verstehen, dass die Seele als eigentlicher Ort des Erkrankens angesehen wird, sei es im Sinne einer psychosomatischen Medizin,[12] sei es in der Formulierung Rudolf Steiners, dass alle leiblich-organischen Erkrankungen ihre Ursachen im Seelischen haben, die seelischen oder Gemütskrankheiten dagegen auf Veränderungen im Organleben beruhen.[13]

Seele als eigentlicher Ort des Erkrankens

Das Ich lebt zwar in der Seele, seine Hauptwirkung richtet sich jedoch in unserer Epoche auf den Leib, aus dem es im Laufe der Evolution die Seelenglieder herausschuf, in der alten ägyptisch-babylonischen Kultur die Empfindungsseele, in der griechisch-römischen die Verstandes- und Gemütsseele und jetzt – etwa seit Beginn des 15. Jahrhunderts – die Bewusstseinsseele.

Leiblicher Ort hierfür ist das stofflich-physische Leibesglied, was auch verständlich macht, dass diese Zeit stark von der Weltanschauung des Materialismus geprägt wird. Denn es bedeutet schon eine Faszination, zuinnerst in die Struktur der mineralischen Substanzen, der Stoffe, einzutauchen und die Kraft zu behalten, sich nicht an ihre Schönheit und Genialität zu verlieren. Vielmehr entsteht die Forderung, das ihnen zugrunde liegende schöpferische Prinzip zu enträtseln und damit auf das Geistige zu stoßen, das aller Schöpfung Wurzel ist. Im Sinne der Schöpfungsgeschichte von Mose im Alten Testament (Genesis) können wir von der göttlichen Vaterwelt sprechen, dem Urgrund allen Seins. Ziel der Entwicklung der Bewusstseinsseele, die weitgehend tief im Unbewussten verläuft, ist die freie Entdeckung und neue Verbindung mit der Welt des Geistes, nachdem das Ich durch lange Zeiträume immer ausschließlicher in der Welt der Sinne gelebt und gewirkt hat. Man kann das Ziel auch so formulieren, wie es Rudolf Steiner als Schlusssatz seiner Dissertation schrieb: »Das wichtigste Problem alles menschlichen Denkens ist das: den Menschen als auf sich selbst gegründete, freie Persönlichkeit zu begreifen.«[14]

neue Verbindung mit der Welt des Geistes

Hat der Leib seine angeborene Fähigkeit, sich abzugrenzen (Immunität), die durch ständige Lernprozesse immer mehr ausgebildet und differenziert wird (erworbene Immunität), muss die Seele unter Führung des Ich lebenslang lernen, die eigenen Grenzen zu entwickeln und auszubilden. Sie kann sich darin frei fühlen, sie enger oder weiter zu ziehen. Diese Tätigkeit nennen wir Erziehung, die zum Lebensbeginn von außen erfolgt, spätestens ab dem 20. Lebensjahr immer mehr in die eigene Hand genommen zur Selbsterziehung wird. Die Seele bildet also im Leben eine »erzogene« oder auch geschulte Immunität.

Sind die Grundelemente des Leibes *Gestalt, Leben* und *Empfindung,* repräsentiert in der altgriechischen Elementenlehre als Erde, Wasser und Luft, so sind entsprechende Elemente der Seele *Wärme, Licht* und *Bewegung.* Ihr tiefstes Wesen ist das Licht. Es ist der eigentliche »Stoff« der Seele, dessen Offenbarungen wir als Positivität oder Zuversicht kennen, um zwei Beispiele zu nennen. Der Quell der Seelenwärme ist die Liebe, die heute etwas verborgener auch Empathie genannt wird und als Nächstenliebe oder Barmherzigkeit Anteil christlichen Lebens ist. Begeisterung oder gar Enthusiasmus (»in Gott sein«) sind Seelenregungen, die aus ihrer Wärme stammen. Bewegung schließlich bedeutet Entwicklung, unterbindet allen Stillstand. In ihr lebt der Spieltrieb, alle Freude, der Antrieb zum Handeln, den wir Initiative nennen.

Wärme, Licht und Bewegung

Diese drei Seelenelemente werden dem Leib vermittelt: Die Seele wärmt den Leib, sie bewegt ihn und durchleuchtet ihn, was anders ausgesprochen heißt, sie gibt ihm Bewusstsein von sich. Dass dieses alles für das gebraucht wird, was wir Immunität und Immunsystem nennen, werden die folgenden Kapitel erweisen.

Leiblich-seelische Immunorganisation

Organigramm leiblicher und seelischer Immunvorgänge

Wir kommen nun zu einem ersten Hauptteil einer spirituellen Immunologie: der Darstellung eines Organigramms aller leiblichen und seelischen Immunvorgänge, deren Gesamtheit richtiger als Immunorganisation angesprochen wird. Das Wort »System« entspricht einer vorwiegend mechanischen Auffassung; es ist nicht falsch, wird aber der Vielfalt und vor allem Kreativität aller Immunprozesse nicht gerecht. Im Grunde stehen wir vor einem Wunder, das wir eigentlich nicht fassen können. Was ist das für eine lebenslange Leistung, gegen alle Angriffe und Versuchungen von anderen Menschen und aller Welt ganz bei sich zu sein, ganz »Ich Selbst« zu sein! Sich Grenzen zu bilden gegen alles, was ich nicht bin und auch nicht sein will, und dennoch nicht Einsiedlerkrebs, sondern ein kommunikatives Wesen zu sein. Ist doch die Vielfalt der Welt und aller Menschen scheinbar grenzenlos. Wie soll ich da erkennen, wo meine Grenzen sind? Deshalb mag »Organisation« als aktiver Begriff richtiger sein als System, wobei hier kein Spiel mit Worten gemeint ist.

Steuerung durch das Ich

Regulation durch die Seele

Dem Ich obliegt alle Steuerung, aus ihm geht hervor, wo und welche Grenzen gesetzt werden. Denn diese sind nicht allgemein, sondern individualspezifisch. Ich erinnere an den eingangs zitierten Satz des Stockholmer Immunologen Hans Wigzell von der Einzigartigkeit jedes einzelnen menschlichen Immunsystems (siehe Seite 13). Aus der Seele kommt alle Regulation des hochkomplexen Geschehens, die Abstimmung der ineinandergreifenden Vorgänge, das rechtzeitige Zur-Verfügung-Stellen der notwendigen Immunstoffe oder -zellen, ebenso – ganz wichtig – die Bevorratung. Auch die Gedächtnisfähigkeit, die von der Schulmedizin bestimmten Zellen zugeordnet wird, ist eine Leistung der Seele, die in der Zelle ihr leibliches Korrelat hat.

Leib als Tätigkeitsfeld

Der Leib schließlich ist das eigentliche Tätigkeitsfeld, hier verwirklichen sich die aus Ich und Seele veranlagten Prozesse, die wir Grenzbildung und Abwehr nennen. Im Leib ist das eigentliche Kampffeld von Selbst und Nicht-Selbst, doch alles Unterscheidungsvermögen, alle Strategie, alle Ordnung der

»Truppen« (man denke an den Begriff Killerzellen), ihre Zuordnung zu unterschiedlichen »Wehrtürmen« oder »Burgtoren« stehen in der Verantwortung von Seele und Ich.

Es sind drei Glieder, die vornehmlich an der Erstellung und Erhaltung von Immunität tätig sind, auch wenn der ganze »neungliedrige« Mensch beteiligt ist. Es sind dies die *Empfindungsseele,* der *Empfindungsleib* und der *Lebensleib.*

Grundkräfte der Sympathie und Antipathie

Die Empfindungsseele arbeitet aus ihren Grundkräften der Sympathie und der Antipathie. Diese registrieren alle leiblichen Vorgänge der angeborenen und der erworbenen Immunität: Sympathie die angeborene, auch archaische genannt, der der Lebenskräftebereich (Lebensleib) zugrunde liegt; Antipathie die erworbene Immunität, die dem Empfindungsleib angehört.

Sympathie und angeborene Immunität

Sympathie als Seelenkraft trägt in sich den Drang nach Nähe, Einswerden, Verschmelzen. Sie ist der Antrieb zu aller Wahrnehmung, in der wir Einssein mit dem wahrgenommenen Objekt, dem »Ding« anstreben. Steiner spricht von einem Hineinschlafen in die Dinge. Bewusst wird uns das Wahrgenommene erst, wenn wir es wieder verlassen, uns vor es hinstellen (»Vorstellung«). Bleibe ich ganz bei dem Ding, kann ich es nicht erkennen, ich »sehe den Wald vor Bäumen nicht«.

Gesunde Sympathie ist also eine doppelte Bewegung: auf ein anderes zuzugehen, ihm wieder gegenüberzutreten. Will ich die gewonnene Erkenntnis bewahren, mir zu eigen machen, muss ich den damit verbundenen Eindruck »verdauen«. Der allgemeine Begriff der Verdauung meint eigentlich, »sich etwas anzueignen«. Verdauung ist also Aneignung, kann aber auch Ausscheidung oder gar Vernichtung bedeuten. Hier treffen wir auf das Element der Phagozytose, mit dem die angeborene Immunität hauptsächlich arbeitet (siehe Seite 15).

Verdauung als Aneignung

Diese Aneignung des Fremden kann ein friedvoll-einvernehmliches Geschehen sein, zum Beispiel in der Wahrnehmung, es kann jedoch auch ein aggressiv-zerstörerisches sein, beispielsweise in der Ernährung. Beides gilt auch für die Immunprozesse der angeborenen Immunität. Im Volksmund symbolisiert sich das in dem Ausspruch: »Ich habe dich zum Fressen gern.«

Die hier wirksamen, durchaus aggressiven Kräfte kommen auch in der an sich nicht adäquaten Bezeichnung der Killer- oder auch Mörderzellen zum Ausdruck. Dieser Kräfteherd ist Anteil der Lebensorganisation unseres Leibes und zeigt sich am deutlichsten in den Verdauungsprozessen der Nahrungsstoffe. Sie sind organisch von Verdauungsenzymen wie Pepsin, Trypsin, Lipasen und Amylasen geprägt und haben ihr Zentrum in der geheimnisvollen Bauchspeicheldrüse (Pankreas). Für diese können wir das Bild eines Drachenwesens nutzen: Sie hat Kopf, Körper und Schwanz, aber keine Gliedmaßen und ist auf Zerstörung, ja Vernichtung gepolt.

die Bauchspeicheldrüse als Zentrum

Diese Kräfte können sogar gegen sich selbst gerichtet werden. Dann sprechen wir von einer akuten Pankreatitis, die lebensbedrohlich und mit heftigen Schmerzen verbunden ist. Diese Erkrankung wird fälschlich als Entzündung gesehen. Sie ist eine extreme Form von Selbstverdauung, Selbstzerstörung. Lesen Sie das Märchen vom Rumpelstilzchen und seinem Ende, dann werden Sie viel von dem Wesen angeborener Immunität verstehen.

Verdauung ist ein Anteil des übergeordneten Stoffwechsels, in dem der Wille sein Tätigkeitsfeld hat. So hat es Rudolf Steiner nach langer Forschungsarbeit beschrieben.[15] In dem Begriff »Stoff-Wechsel« ist sein Aufgabengebiet exakt beschrieben. Jeder fremde Stoff muss etwas anderes werden, er kann im Menschen nicht der bleiben, der er in der Natur ist. Er muss sich ändern.

»Stoff-Wechsel« als Aufgabengebiet des Willens

Das wirft sofort eine Frage zu Kunststoffen (Mikroplastik) oder der Vielfalt von synthetischen Stoffen auf, die der Mensch nicht verdauen kann. Dioxin oder DDT sind sehr bekannte Vertreter solcher Stoffe, aber nur Beispiele einer kaum noch benennbaren Vielzahl. Gehören nicht auch manche der modernen Arzneistoffe dazu? Und natürlich alle radioaktiven Stoffe. Es wundert nicht, dass im Stoffwechsel unser Wille (unbewusster Wille) sich nicht nur manifestiert, sondern auch intensiv tätig ist. Er benötigt dabei die Hilfe des Denkens und dessen Tätigkeit der Wahrnehmung. Denn die Besonderheit jedes Stoffes, sein Bauplan, seine Eigenschaften müssen ja erkannt und identifiziert werden, ehe der Wille mit seiner Tätigkeit darangehen kann, ihn so umzugestalten, dass er zu etwas eigenem genutzt werden kann (wie zum Beispiel die gegessene Karotte, die letztlich zu den notwendigen Bausteinen für die Leibgestaltung umgewandelt wird). Diese spezifische Wahrnehmungs- und Sinnestätigkeit leistet das Schmecken bzw. der Geschmackssinn, der sein Organ in der Leber hat, die damit zum Zentralorgan des Stoffwechsels, aber auch der Willenstätigkeit wird, die wir Initiative nennen.[16]

die Leber als Zentralorgan der Willenstätigkeit

Alles Schmecken ist Ausdruck der Lebertätigkeit, auch wenn dieser Gedanke zunächst ungewohnt ist. Schmecken bewirkt chemische Vorgänge an den leiblich aufgenommenen Stoffen; ich kann nur etwas schmecken, wenn ich es zuvor auflöse. Diese Lebenstätigkeit bezeichnete Steiner als Chemismus, vollzogen durch die Kräfte des chemischen Äthers. Er verwendete die alte Bezeichnung »Äther« für Kräfte des Lebensleibs und nannte neben dem chemischen Äther noch den Wärme-, Licht- und den eigentlichen Lebensäther. Den chemischen Äther bezeichnete er in einer Doppelheit auch als Klangäther, was uns auf eine Gedankenspur führt, die noch auf ihre Ausarbeitung wartet: Die Lebensvorgänge des Stoffwechsels und auch der Immunität folgen musikalischen Gesetzen. Die Leber nannte Steiner auch einmal das musikalischste aller Organe. Hier werden Arzt, Immunologe und komponierender Musiker eng miteinander forschen können, um den Zusammenhang zu enträtseln. Und noch eine Komponente ist wichtig für eine kräftige Funktion der angeborenen Immunorganisation: Das ist die Wärme, die sich – wie angeführt – von der (Empfindungs-)Seele dem Leib vermittelt.

musikalische Gesetze von Stoffwechsel und Immunität

Eigenartigerweise wird in der Medizin behauptet, die Leber sei das wärmste aller Organe, obwohl das messtechnisch widerlegt werden konnte. Ist aus einem alten Wissen heraus eine Wärme gemeint, die man nicht mit einem Thermometer messen kann? Wir hatten ja beschrieben, dass die Entzündung ein wichtiger Anteil der angeborenen Immunität ist. Zur Entzündung gehört die Wärme, was der griechisch-römische Arzt Galen bereits im 2. Jahrhundert als Calor neben Rubor (Rötung) und Tumor (Schwellung) beschrieben hat. Die stärkste Form von Entzündungswärme nennen wir Fieber. Fieber ist eine intensive Anregung und Förderung von Immun- oder Abwehrprozessen. Es gibt zum Beispiel nur wenige humanpathogene Viren, die eine Wärme von über 39 bis 40 °C überleben. In Kälte, auch in extremer Form, können sie dagegen lange überdauern.

Fieber

Lässt sich unmittelbar nachvollziehen, wie falsch, ja schädigend die Antifieberwirkung synthetischer Arzneimittel wie Paracetamol, Ibuprofen oder Diclofenac, auch Aspirin® ist, wenn eine Erreger-induzierte Erkrankung geheilt werden soll? Bis zu jedem einzelnen Menschen, ob Fachmann/-frau oder Laie, muss sich endlich herumsprechen, dass Fieber eine positive Funktion hat, die es durchaus zu lenken gilt, damit es sich nicht verselbstständigt, die man aber nicht unterbinden oder gar vertreiben sollte. Paracelsus soll gesagt haben: Gebt mir ein Mittel, das Fieber macht, und ich heile euch alle Krankheiten.

Antipathie und erworbene Immunität

Ohne wirklich nachzudenken, wird Sympathie gerne als das Gute und Schöne und Antipathie als etwas Schlechtes bezeichnet. Wir hatten doch gesehen, wie Sympathie durchaus extrem einvernehmende, ja aggressive Züge in sich birgt. Antipathie ist gleichfalls vielschichtig, hat gute und nicht so schöne Anteile. Steigert sie sich beispielsweise zur Abneigung oder gar zum Hass, verrät sie eher böse Züge. Doch sie birgt auch die Fähigkeit zur Distanz in sich, die im menschlichen Miteinander, im sozialen Leben von großer Bedeutung ist. Das wird gut verständlich, wenn ich die Frage stelle: Mögen Sie distanzlose Menschen, wollen Sie selber distanzlos sein? Die Nähe braucht als Ausgleich, als Gegenüber die gesunde Distanz. Wir brauchen sie in der Wahrnehmung, um von ihr zur Vorstellung weiterzuschreiten. Und diese wiederum führt zum Urteil, zum Begriff. Beides brauchen wir, wenn unsere erworbene, eigentlich ständig neu zu erwerbende Immunität funktionieren soll. Für sie brauchen wir eine spezifische Antwort auf alles Nicht-Selbst, da reicht das einfache Drauflos-Schlagen nicht aus.

Fähigkeit zur Distanz

Steiner sagte, dass wir mit den Kräften der Antipathie denken. Das ist nicht leicht zu verstehen, doch in der Verbindung mit der Fähigkeit zum Distanzieren kommt man einem Verständnis vielleicht näher.

So wie der Wille in der angeborenen Immunität, so ist das Denken vorzugsweise in der erworbenen Immunität tätig. Und das mit hoher Intelligenz. Wir bemerken dies nur nicht, weil es ein Denken ist, das nicht im Wachbewusstsein verläuft, das aber dennoch Ich-geführt ist.

Hatten wir für die Sympathie die volksmündliche Aussage »Ich habe dich zum Fressen gern«, gibt es eine solche auch für die Antipathie: »Ich kann dich nicht riechen.« Und ist der Geschmackssinn mit seinem Organ Leber für die Sympathie zentral wichtig, sind es für die Antipathie der Geruchssinn und die Nieren, die wir richtiger als Nierenorganisation bezeichnen müssen, weil zu den paarigen Nieren das ableitende Harnsystem (Harnleiter), die Harnblase und die Harnröhre hinzugehören, im erweiterten Sinne auch die Nebennieren.[17]

Geruchssinn und Nierenorganisation

Eine wesentliche Aufgabe und Funktion der Nierenorganisation ist alle Ausscheidung, am unmittelbarsten in der Harn- und Schweißbildung. Doch auch die Drüsensekretion der Schleimhäute oder Speichelbildung sind Ausdruck der Nierentätigkeit, die nicht auf die Anatomie der Organgebilde beschränkt ist, sondern sich in den ganzen Organismus ausbreitet, was grundsätzlich für alle Organtätigkeiten gilt. So ist beispielsweise auch die Ausscheidung des Darms mit der Nierentätigkeit verbunden.

Dass die Nieren das Organ des Geruchssinns sind, ist nicht leicht zu vermitteln. Eine Verständnisbrücke bildet vielleicht die Tatsache, wie intensiv und auch persönlich gefärbt der Geruch von Harn und Schweiß ist. Beide wurden in einer früheren Medizin durchaus diagnostisch bewertet. Riechen geschieht im Gegensatz zum Schmecken immer an der Oberfläche der Stoffe, es ist mit dem Element Luft verbunden und oft extrem feinstofflich vermittelt. Im Schmecken muss der Stoff im Flüssigen (Element Wasser) erst gelöst werden. Gewinnt das Ich im Schmecken einen Eindruck der Qualität des Geschmeckten, hat es im Riechen eine Wesensbegegnung, allerdings als Grenzerlebnis.

Riechen als Wesensbegegnung und Grenzerlebnis

Es ist interessant, dass die *Anti*pathie, dieses Gegen-etwas-gestimmt-Sein, sich in dem Begriff der für die erworbene Immunität so wichtigen *Anti*körperbildung widerspiegelt. Ist Aneignung für die angeborene Immunität ein zentraler Verständnisbegriff, ist es Begrenzung für die erworbene. Die Grenzbildung ist für Leib und Seele ganz wichtig. Sie wird vom Ich mittels der Seele vollzogen. Der Leib hat von der Schöpfung vorgebildete Grenzen, die wir hauptsächlich als Haut- und Schleimhäute kennen. Beide sind wichtige Organe der Immunität, wobei die Haut mit der Deckschicht, der Epidermis, eine fast physische »Grenzmauer« bildet, die Schleimhäute als viel feingeweblicher massiv mit Immunzellen bestückt sind. Der Dünndarm gilt von der Menge dieser Zellen aus gesehen als größtes Immunorgan. Beide, Haut und Schleimhäute, sind grundsätzlich durchlässig, denn sie sind ja wichtige Aufnahme- und Ausscheidungsorgane. Beide Funktionen sind aktive und selektive Vorgänge, das heißt, das Ich bestimmt, was aufgenommen werden darf und was ausgeschieden werden soll, wieder als tief unbewusste Tätigkeiten.

Haut und Schleimhäute als Immunorgane

Während der Leib also natürliche Grenzen hat, die bewacht werden, muss die Seele ihre Grenzen selber errichten, sie ständig erhalten und überwachen. Es ist eine Entscheidung des Ich, wie weit oder eng es diese Grenzen setzt, sie sind nicht vorgegeben, sondern werden individuell gezogen. In einer alten Wortbildung kann von Weitherzigkeit oder Engherzigkeit gesprochen werden, wobei das Herz als zentrales Seelenorgan gesehen wurde und ja auch heute noch von manchen Menschen als Sitz der Seele bezeichnet wird. Doch zeigt die hier zugrunde gelegte Anschauung des Menschen, dass der ganze Mensch beseelt ist, also jedes Organ oder Organgewebe einen eigenen Seelenanteil hat, der in der Intensität sehr differenziert ist.[18]

In der Begegnung mit allem Nicht-Selbst sind die Seelengrenzen für eine seelische Gestimmtheit und Identität eminent wichtig. Sie sind deutlich verletzlicher als die Grenzen des Leibes. Wie viel schwerer kann eine Verletzung durch Worte sein als durch einen Stich oder Schlag, wie oft brauchen sie viel länger, um zu heilen.

Im selbstverständlichen Miteinander von Seele und Leib haben Grenzverletzungen der Seele Auswirkungen im Leib. Das hat auch die Schulmedizin entdeckt und spricht deshalb von einer Psycho-Neuro-Immunologie. Eine schwere depressive Verstimmtheit beispielsweise zeigt sich auch in einer verschlechterten Funktion der leiblichen Immunität, Angst hemmt sie, um nur zwei Beispiele zu nennen.

Psycho-Neuro-Immunologie

Wir sprachen von der hohen Intelligenz, die notwendig ist, um die jeweils richtige Immunantwort auf ein Nicht-Selbst zu geben. Dieses muss in seinem ganzen Aufbau, seiner Struktur und auch seinem Wesen als Ausdruck des Schöpferwillens umfänglich erkannt werden, um Gegenmaßnahmen, auf der feinstofflichen Ebene also Antikörper, zu bilden, die das Fremde bildlich gesprochen fesseln und so den Abwehrzellen der angeborenen Immunität für ihre Verdauungsarbeit präsentieren.

Die hierfür eingesetzte Intelligenz ist keine menscheneigene, sondern eine kosmische Weltenintelligenz. Wir denken Gedanken, indem das Ich sich mit dieser Weltenintelligenz verbindet, sich von ihr belehren lässt und diese Ideen dann in den Leib trägt, der dem Ich als Spiegel dient, an dem ihm das Mitgebrachte anschaubar, wir sagen »bewusst« wird. Dieser ständige Vorgang ist durchaus dem vergleichbar, wenn der Mensch sich vor einen Spiegel stellt, um sich zu sehen. Gedanken sind Spiegelbilder, wenn sie uns bewusst werden, und damit wird auch verstehbar, warum Steiner davon spricht, dass im Geistigen alles aus Sicht der Sinne oder des Irdischen genau seitenverkehrt ist. Was hier oben ist, ist dort unten, was innen dort außen usw.

Gedanken als Spiegelbilder

Die heute als Wissenschaft gekennzeichnete Aussage, dass Gedanken elektrischen Potenzialen des Gehirns entstammen, sie also ähnlich organische Produkte sind wie die Sekrete der Drüsen, entspricht der materialistischen Vorstellungsart und spiegelt eine Intelligenz, die seit Jahrzehnten immer intensiver an Maschinen gebunden wird und die man irreführend als »künstliche Intelligenz« bezeichnet. Sie ist durchaus wesenhaft, entstammt jedoch solchen Kräften, die als Gegner einer gottgewollten Entwicklung in die Zeit gekommen sind. Sie werden richtig als Widersacher bezeichnet, ältere Zeiten hatten andere Namen für sie. Goethe nannte sie zusammenfassend in seinem Drama *Faust* Mephistopheles (was übersetzt »Lügner« und »Täuscher« heißt). Es kann hier nicht das für unsere Zeit so zentrale Thema der Widersacherkräfte dargestellt werden. Wesentlich ist jedoch, dass sie sich immer mehr der menschlichen Intelligenz bemächtigen und sie in »Maschinen« einspeisen, die den Menschen das Denken abzunehmen anbieten. Der Begriff »künstliche Intelligenz« ist deshalb irreführend, weil in Wahrheit menschliche Intelligenz auf diesem Weg missbraucht und mehr und mehr gegen den Menschen verwendet werden wird. Das spielt durchaus in alle Fragen gesunder menschlicher Immunität hinein.

»künstliche Intelligenz«

Mit dem gesunden Denken schließt sich der Mensch an die Weltenintelligenz, die Schöpferkräfte an, vorausgesetzt, es ist sein eigenes freies Denken und nicht das, welches ohne sein Wollen ständig wie aus den Organen kommend in ihm entsteht. Für Letzteres sagt der orientalische Mensch: »Es denkt in mir.«

Das eigene Denken ist, so wie der Wille für die angeborene Immunität, intentional wichtig für die Funktion der erworbenen Immunität. Und wie für Erstere das Seelenelement Wärme als wesentlich vermittelnd genannt wurde, ist es für Letztere das Licht. Die Seele denkt mit Lichtkräften, sie bildet so Gedankenklarheit. Deren Wesen ist im Gegensatz zur Wärme des Willens kühl. Deshalb soll der Mensch einen kühlen Kopf bewahren, soll er klar denken, lichte Gedanken haben.

Diese Wahrheitsbilder sind alle in unserem Sprachgenius, wir müssen sie nur ernst nehmen und entdecken, dass in ihnen oft mehr physiologisches Wissen zu finden ist als in wissenschaftlichen Lehrbüchern.

Ein verbindendes Drittes

Sympathie und Antipathie sind Gegensätze, Pole im Seelenleben, bis in den Leib hinein wirksam. Sie haben trotz der Gegensätzlichkeit etwas Gemeinsames, sie bedingen sich, können ohne das Gegenüber nicht sein. Diese Dynamik nannte Goethe Polarität. Er ahnte, ohne es bereits exakt zu formulieren, dass in der Polarität ein Drittes existieren muss, das die Pole verbindet, sie ständig zum Ausgleich bringt, Gleichgewicht schafft. Für die Pflanze entwickelte

Polarität von Sympathie und Antipathie

er das Ideenbild einer Ur-Pflanze, die er letztlich vergeblich in der Wirklichkeit suchte. Die Urpflanze ist die allen Pflanzen gemeinsame göttliche Idee, die sich in der Vielheit aller Pflanzengestalten immer neue Wirklichkeit verschafft. Sie ist das höhere Prinzip. Gleiches finden wir auch für Sympathie und Antipathie. Beide entstammen dem Glied der Seele, das die Vielfalt der Empfindungen in sich birgt (Empfindungsseele), und bilden eine Polarität, die vom Ich verbunden und gehalten wird. Die solcherart vom Ich ausgeübte Tätigkeit nennen wir *Interesse.*

Interesse

Dieses Wort aus der lateinischen Sprache, für das es kein deutsches Äquivalent zu geben scheint, bedeutet wörtlich »Dazwischen-Sein« (inter esse). Wie genial ist dieses Wort! Denn es ist genau dieses Dazwischen-Sein, was das Ich in den Empfindungen von Sympathie und Antipathie tut. Naiv menschlich betrachtet keine einfache Arbeit! Man denke nur an den Volksmund: »Himmelhoch jauchzend (Sympathie) – zu Tode betrübt (Antipathie).« Welche Ausschläge sind hier möglich, wie sehr suchen beide Dominanz, die Einseitigkeit schafft. Da braucht das Ich »Contenance«, frei übersetzt Gleichmut und Gelassenheit, auch Objektivität. Und es bittet eine weitere Seelenkraft um Unterstützung, die aus dem mittleren Seelenglied stammt: das Gemüt.

In diesem Begriff versammelt sich die gesamte Welt des Fühlens, alle möglichen Gefühle. Sind Empfindungen, die wir heute auch Emotionen nennen, von großer Spontaneität geprägt, durchwirkt die Welt der Gefühle eine große Ruhe und auch Dauer. Wir können nicht spontan treu sein oder andächtig. Empfindungen und Gefühle sind unterschiedlicher seelischer Herkunft, eben von Empfindungs- und Gemütsseele. In Letzterer wirkt – das sei als persönliches Erleben ganz freilassend hinzugestellt – unmittelbar das Christuswesen. Und ebenso freilassend mag das Bild einer Holzskulptur hinzugezogen werden, die Rudolf Steiner zusammen mit der englischen Bildhauerin Edith Maryon schuf, die durch den frühen Tod beider Menschen unvollendet blieb und *Der Menschheitsrepräsentant* heißt. Ich könnte auch mit dem Römer Pontius Pilatus sagen: »Ecce homo – siehe, das ist der Mensch.«

Empfindungen und Gefühle

Diese Skulptur zeigt den Ur-Menschen zwischen zwei Weltenkräften, die seit Jahrtausenden der Menschheit in ihren vorangeschrittenen Persönlichkeiten (von Steiner stammt der Begriff Vorzügler) bewusst waren und aus dieser Tradition Luzifer und Ahriman heißen. Ihre Kräftepolarität, die geistig-kosmisch gedacht werden muss, ist auch im Menschen wirksam und spiegelt sich in Sympathie und Antipathie, die in ihnen selbst allerdings extrem gesteigert und vereinseitigt Selbstliebe und Hass sind. Ihr Wirken ist dann für Mensch und Welt sinnvoll und nützlich, wenn es in den Dienst des Menschseins oder der Weltenevolution gestellt wird. Das ist eine Aufgabe unserer Zeit bis in eine ferne Zukunft hinein: nicht nur das Böse zu erkennen und vom Guten zu unterscheiden, sondern diese hohen Weltenkräfte zu Helfern des Weltgeschehens zu machen. Eine übermenschliche Aufgabe, weshalb der Mensch sich mit geistigen Helferwesen innig verbinden muss, die in gleicher Richtung wirken. In einer aufsteigenden Linie können Widar, Michael und Christus angesprochen werden.[19]

Aufgabe unserer Zeit

Dieses Sich-Verbinden mit Kräften, die primär gegen mich wirken wollen, sie in den Dienst einer gemeinsamen Sache zu nehmen und ihnen eine positive Richtung ihres Wirkens zu geben, bedeutet zugleich, in Richtung ihrer Erlösung aus dem Verwurzeltsein im Bösen zu wirken. Denn das heutige Böse war auch einmal Gutes, stammt aus der gemeinsamen Schöpfung und ist in seinem Weg einer Oppositionsbildung auch einen Opferweg gegangen. Der französische Schriftsteller Antoine de Saint-Exupéry hat in seinem Buch *Der kleine Prinz* dafür ein berührendes Bild in der Begegnung des kleinen Prinzen von einem fernen Stern und dem Fuchs als Erdenbewohner geschaffen. Der Fuchs bittet den Prinzen: »Zähme

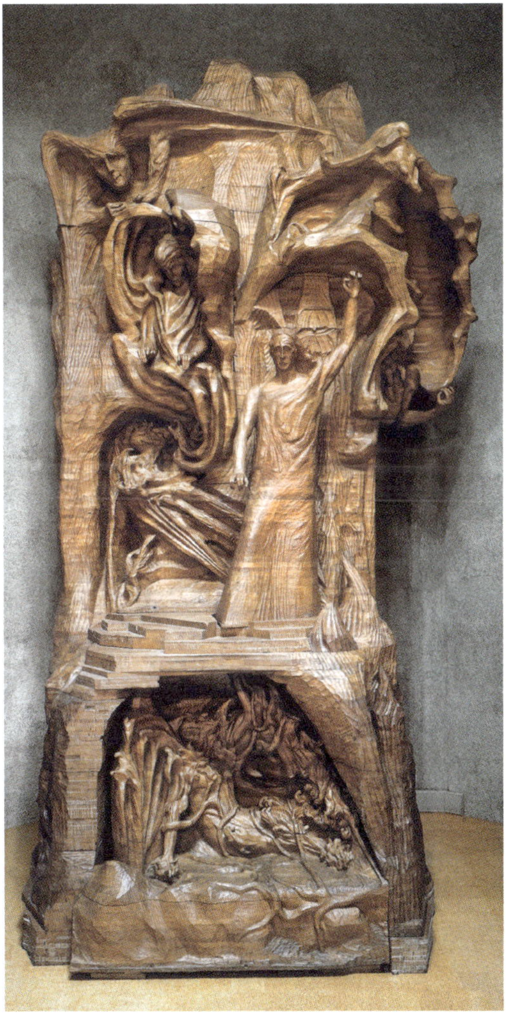

Der Menschheitsrepräsentant von Rudolf Steiner und Edith Maryon.

mich«, und der kleine Prinz muss nachfragen: »Was ist zähmen?« Die schlichte Antwort lautet: »Zähmen heißt, sich vertraut zu machen.«

Das mag als Abirrung von dem Anliegen erscheinen, die geistige Dimension der Immunorganisation des Menschen verstehbar zu machen. Doch das gesamte Kräftespiel der Immunität und aller dazu notwendigen Vorgänge leiblicher und seelischer Natur ist exakt Ausdruck dieser geistigen Auseinandersetzungen unterschiedlicher Kräftewesen. Nicht zufällig betritt die Immunologie die öffentliche Bühne der Aufmerksamkeit zu Beginn der Achtzigerjahre des vorigen Jahrhunderts, für die gleichnishaft George Orwell sein Buch *1984* schrieb.

Immunität als Ausdruck geistiger Auseinandersetzungen von Kräftewesen

In jedem Menschen ist die Immunorganisation oder auch das Immunsystem ein wirklicher Schauplatz von andauernden Auseinandersetzungen der Kräfte des Guten und des Bösen, verbunden mit der existenziellen Frage, wie dieses Kräftemessen ausgeht. Wobei das Böse nicht die Polarität mit dem Guten bildet, sondern mit einem polaren Bösen, im Bilde Luzifer und Ahriman. Das Gute, der Ur-Mensch oder das Menschenideal, bildet die Mitte, ausgleichend, gleichgewichtend.

Da taugt auch das Bild der Lemniskate, dynamisch-schwingend gedacht, richtungswechselnd, Innen wird zum Außen und umgekehrt. Und so groß die Bögen des Ausschwingens auch gedacht werden, sie kommen immer zurück und durchlaufen den Kreuzungspunkt der Mitte, in dem das Gute steht als Harmonie, als Gleichgewicht.

Das Kreuz ist auch geistiges Symbol einer Zeitenwende, die das Getrennte, Gesonderte wieder zusammenführen, einen möchte, fußend auf einem Element, das neu in der Schöpfung ist. Aus Urzeiten veranlagt, drängt es jetzt zur Verwirklichung, von Einzelnen erreicht, für die meisten von uns in weiter Zukunft erreichbar: die Freiheit. Eine Freiheit, die sich mit der Wahrheit verbündet, denn »die Wahrheit wird euch frei machen« (Johannes 8,31–32). Deshalb muss die moderne Medizin sich von ihrer Dogmatik in der Wissenschaft lösen, sie muss zur Freiheitswissenschaft werden.[20]

Freiheit

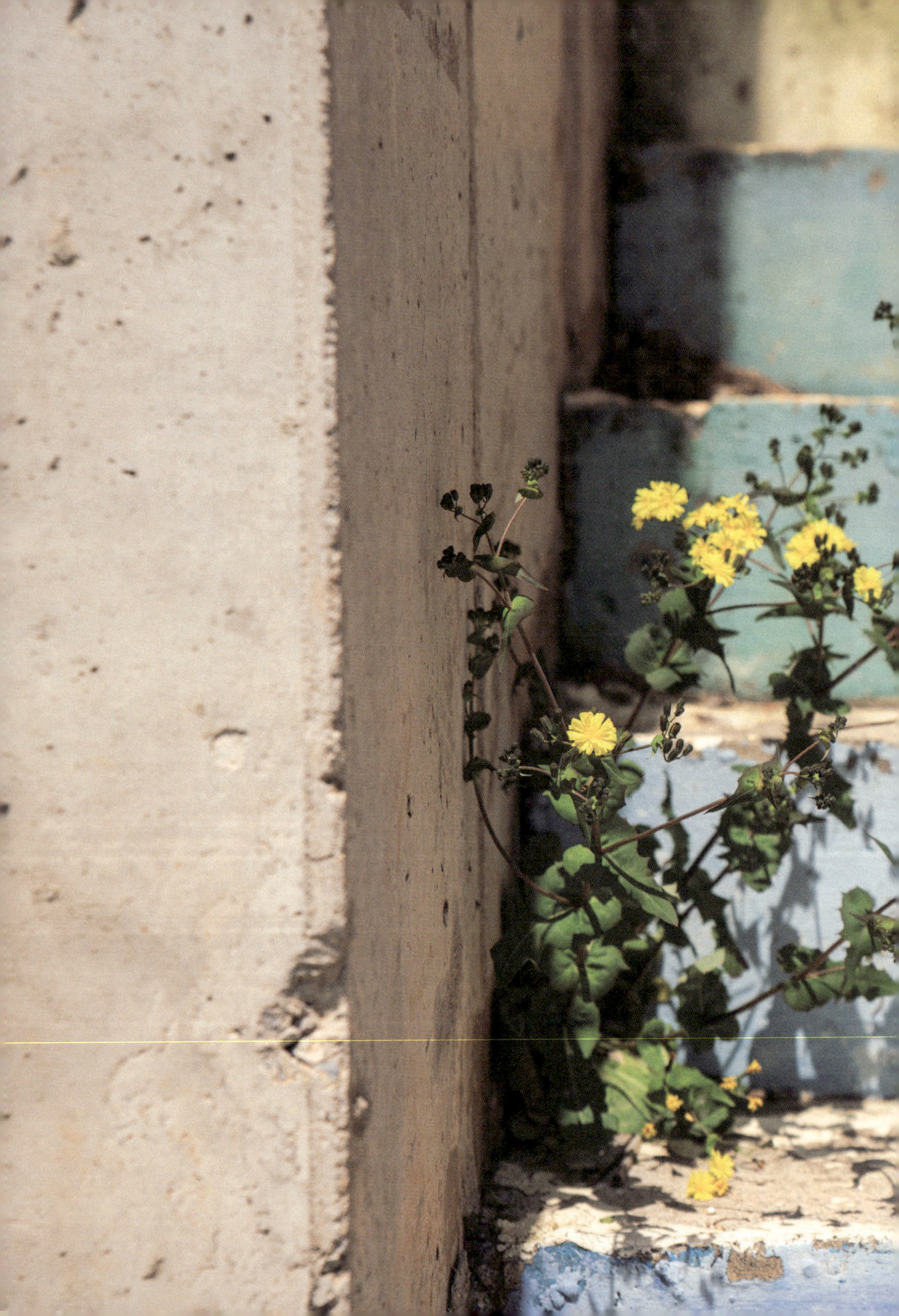

Was beeinflusst die Immunität?

das Ich auf dem Weg der Individuation

Die leiblich-seelische Immunität erweist sich als ein vielschichtiges Zusammenwirken von Ich, Seele und Leib. Das Ich jedes einzelnen Menschen, das in Vorzeiten noch im Verbund mit vielen anderen Ichen als Stammes- oder Volks-Ich lebte, ist seit etwa 500 Jahren auf dem Entwicklungsweg der Individuation, schafft Individualität. Den Zeitraum hierfür benennt Rudolf Steiner mit gut 2000 Jahren und spricht von der Entwicklung der Bewusstseinsseele (1413–3573 n.Chr.).[21] Das Ich dringt tief in die Stoffeswelt (»Materie«) des physischen Leibes, des eigentlichen Körpers des Menschen, und schafft aus der Erkenntnis seiner uralten Schöpfungsidee ein Seelenglied, das ihm zur Selbsterkenntnis verhilft. Es spricht zu sich: Ich Bin! Diese existenzielle Erfahrung, nicht *nur* Anteil eines allgemeinen Geistigen zu sein, sondern als Tropfen eigene Grenzen zu bilden, findet im 20. Jahrhundert Denker einer existenziellen Philosophie. Das Ich entdeckt, dass es Werkzeuge braucht, um sich in der Welt zwischen Geburt und Tod so fortzubilden, dass die Schritte zum Selbstsein erfolgreich sind. Diese Helfer sind der Leib und die Seele, die über unfassbar lange Zeiträume hin auf diese Aufgabe vorbereitet wurden.

Der Leib bildet als Organismus, als lebendig-empfindende Einheit hochdifferenzierter Gewebe und Organe eine Fülle von Werkzeugen, wie sie einem tüchtigen Handwerker zur Verfügung stehen müssen, will er seinen Beruf zur Zufriedenheit anderer ausüben. »Der Menschenleib hat einen dem Denken entsprechenden Bau.«[22] Diesen Satz Rudolf Steiners können wir durchaus ergänzen: auch für das Fühlen und Handeln. Das schafft die individuelle Subjektivität, welche eine mechanische Medizin so verabscheut, dass sie nur einer Objektivität, die messbar, wägbar und zählbar ist, Realität oder – wie sie es nennt – Evidenz beimisst. Würde sie die Auffassung zu Ende denken, stünde vor ihr eine genormte Uniformität Mensch als ein grauenvoller Anblick, dessen Abbilder wir in den Diktaturen des 20. Jahrhunderts vor Augen hatten, die sich auch heute noch finden. Die Wirklichkeit ist: Jeder Menschenleib ist Ich-geprägt, ein Unikat, eine Art für sich. Noch einmal sei daran erinnert, dass die moderne Transplantationsmedizin das längst bewiesen hat. Und dass dies auch für das Immunsystem gilt, man bedenke den Satz des Immunologen Hans Wigzell (siehe Seite 13).

jeder Menschenleib ist Ich-geprägt

Die Seele und ihre Glieder möchte ich mehr als Instrumente ansprechen, nicht als Werkzeuge. Denn das Verhältnis von Ich und Seele erlebe ich als ein musikalisches. Man denke nur an Dur- und Mollstimmung, an Stimmung und Gestimmtheit überhaupt. In ihrer Vielfalt ist die Seele ein ganzes Orchester, und das Ich ist nicht nur der Dirigent, sondern zugleich spielt es alle Instrumente selbst. Ein Vorgang, der nur im Immateriellen, in der seelisch-geistigen Welt denkbar ist. Auch die Seele ist durch das Ich, welches sie sich in großen Entwicklungsschritten als Menschheitsgeschehen, dann jedoch immer neu im einzelnen Menschen im Leben zwischen Geburt und Tod selber geschaffen hat, restlos subjektiv. Und doch findet sich ein Gleichklang unter den verschiedenen Menschen, weil die Gesetzmäßigkeiten für alle die gleichen sind. Es ist doch ein Wunder, welche nicht endende Fülle an Musik mit einer begrenzten Zahl von Tönen, Tonarten und Rhythmen denkbar und erlebbar ist. Diese Fülle wird vermehrt durch die Lebensklänge jedes Menschen, die Lebensmelodien, die als Biografie zur Lebenssymphonie werden können.

auch die Seele ist durch das Ich subjektiv

Werden solche Bilder ernst genommen und in Denken übertragen, dann ist klar, dass – wieder auf die Immunität geschaut – auch Dissonanzen zur Musik gehören, ein Instrument verstimmt, der Spieler unpässlich sein kann. Auch von außen können Störungen oder Unterbrechungen kommen. Und wir blicken auf »Unpässlichkeiten« des Immunsystems, die sich auch zu Krankheiten steigern können.

Zuvorderst soll die jederzeit nötige Präsenz genannt werden. Fehlt sie, kommt der Einsatz des Spielers in der Symphonie zu früh oder zu spät, trifft der Tischler den Daumen statt den Nagelkopf. *Für eine gesund funktionierende Immunorganisation sind wichtige Eigenschaften Aufmerksamkeit, ein waches Interesse, Lernfähigkeit, innere und äußere Beweglichkeit und vieles mehr,* was im Folgenden dargestellt werden soll, ohne letztlich Vollständigkeit erreichen zu wollen oder auch zu können.

Aufmerksamkeit, Interesse, Lernfähigkeit und Beweglichkeit

Was wird heute nicht alles zur Stärkung des Immunsystems empfohlen und teuer verkauft. Ist die Wirksamkeit der vielen Nahrungsergänzungsmittel, Tees oder pflanzlichen Arzneimittel so evident oder durch Erfahrung geprüft, dass die mit ihnen verbundenen Versprechungen sicher erfüllt werden? Und wenn schon so viel über die Stärkung des Immunsystems gesprochen und geschrieben wird, warum geschieht Gleiches nicht mit den Faktoren, die es schwächen?

Beides soll hier angeschaut und befragt werden, und nach allem bisher hier Dargestellten kann man kaum überrascht sein, dass man es selbst ist, der über die Gesundheit und die rechte Funktion seiner Immunorganisation entscheidet, entscheiden kann. Ist sie doch Ausdruck von uns selbst, unserem Ich. So steht wie ein Motiv über allen folgenden Inhalten ein altes Mysterienwort des Sonnengottes Apollo: *Mensch, erkenne dich selbst.*

»Mensch, erkenne dich selbst«

Wir werden hier die leibliche und die seelische Immunität getrennt anschauen, obwohl sie im Leben eng verbunden sind und auch jeweils aufeinander Einfluss nehmen. Als Erstes soll alles Fördernde angesprochen werden, dann alles Hemmende.

Die leibliche Immunität fördern

Die leibliche Immunität verwirklicht das Ich im Wesentlichen im Lebens- und Empfindungsbereich des Leibs, verkürzt Lebens- und Empfindungsleib genannt. Der Lebensleib ist das Arbeitsfeld der angeborenen Immunität, der Empfindungsleib das der erworbenen Immunität. Um verständlich zu machen, wie hier die Immunität gefördert werden kann, und später auch was sie hemmt, müssen beide Leibesglieder kurz charakterisiert werden.

Der Lebensleib

Der Lebensleib (Steiner nannte ihn auch Ätherleib oder Bildekräfteleib) ist beschreibbar durch für ihn und seine Funktion typische Elemente. Seine besondere Gliederung zeigt sich in sieben sogenannten Lebensstufen, die im Rahmen dieses Buches ebenso wenig dargestellt werden können wie weitere sieben Lebensprozesse (Atmung, Wärmung, Ernährung, Absonderung, Erhaltung, Wachstum und Hervorbringung bzw. Reproduktion), die seine Verbindung mit dem Empfindungsleib schaffen, aus dem ihm regulative Elemente, ich kann auch sagen, ordnende Elemente vermittelt werden.[23] Denn im Lebensleib ist ein Element das Chaos, das allerdings ein schöpferisches ist. Etwas abstrakter kann auch von Undifferenziertheit, Ursprünglichkeit gesprochen werden. Beispiele seien das Albumin als noch undifferenziertes Eiweiß, eine Art Stammeiweiß, aus welchem sich alle hochdifferenzierten Körpereiweiße bilden, oder die Gewebestammzellen, aus denen sich dann ganz unterschiedliche Zellen gebären, beispielsweise im Knochenmark für das Blut, auch die Immunzellen. Im Ursprung der leiblichen Gestaltung steht als Urzelle die

Element des Chaos

mütterliche Eizelle, deren Struktur tendenziell chaotisch ist. Die spätere Differenzierung bewirkt der Befruchtungsvorgang durch die väterliche Samenzelle.

Zu den zwei Untergliederungen, die der Lebensleib in sich birgt, gehören die vier Ätherarten, durch die eine Verbindung zu den vier Elementen des physischen Leibes hergestellt wird: Sie heißen Wärme-, Licht-, chemischer oder Klang- und Lebensäther. Den chemischen oder Klangäther hatten wir schon kurz berührt (siehe Seite 35).

die vier Ätherarten

Als Weiteres birgt der Lebensleib eine funktionelle Dreigliederung, deren Polarität von Sinnes-Nerven-System und Stoffwechsel-Gliedmaßen- oder Bewegungssystem von einer geordneten Vielfalt leibeigener Rhythmen im Gleichgewicht gehalten wird, dem Rhythmischen System, das am eindrücklichsten in Atmung und Zirkulation erlebbar ist. Alle Elemente oder Untergliederungen, die schon beschrieben wurden oder noch folgen werden, sind – und das ist von großer Erkenntniswichtigkeit – Ausdruck von Tätigkeiten. Um es mit einem einprägsamen Satz Rudolf Steiners zu sagen: »Nun ist das Wesen des Ätherleibs das des Tätigseins, des Hervorbringens, des Wachstumförderns.«[24] Das bedeutet auch, dass er der leibliche Quell unserer Gesundheit ist. Ihn nicht zu kennen ist ein großes Lebenshandicap.

funktionelle Dreigliederung

Ehe zu einzelnen Elementen des Lebensleibs mit Blick auf eine bewusste, aktive Förderung eingegangen wird, seien die wesentlichen zur Übersicht genannt:

Elemente des Lebensleibs

Zirkulierende Flüssigkeiten als Kreisläufe	*STRÖMEN*
Peripherisch-zentrifugale Kräfte, Atmen	*SAUGEN / LEICHTE*
Aggressiv-zerstörende Verdauung	*STÄRKE*
Plastizierende Aufbautätigkeiten	*REGENERATION*
Zeitliche Ordnung	*FUNKTION*
Bewahren / Bevorraten / Speichern	*GEDÄCHTNIS*
Träger des Lebenssinns	*BEFINDEN*

Alle Elemente zusammen ergeben unsere Lebenskräfte, ein Ausdruck, der in der modernen, Evidenz-basierten Medizin ungeliebt ist, sah doch die alte, zum Beispiel paracelsische Medizin diesen Begriff als einen Mittelpunkt ihrer Menschenbetrachtung. Er wurde durch die Begründer der naturwissenschaftlichen Medizin, Rudolf Virchow, Emil du Bois-Reymond und andere, radikal ausgemerzt, letztlich weil Leben für sie nicht sinnlich fassbar oder messbar, in Zahlen auszudrücken war. Es erschließt sich naturwissenschaftlicher Methode auch nicht, es sei denn, man erweitert sie um die Naturwissenschaft Goethes.

Kommen wir nun zu Beispielen, wie diese Elemente aktiv gefördert werden können. Wie notwendig ein Wissen davon ist, wird sich erweisen, wenn auf die schwächenden und hemmenden Einwirkungen eingegangen wird.

Strömen

Aufnahme von Flüssigkeit

Die Zirkulation aller Flüssigkeiten wird aufrechterhalten und gefördert, wenn der Mensch trinkt. Das Signal hierzu ist der Durst. Es wird auch durch die Atmung Flüssigkeit aufgenommen, denn gesunde Luft ist immer feucht. Wird sie in Innenräumen, besonders in Heizperioden, zu trocken, ist Sorge zu tragen, dass ihr Wasser zugefügt wird. Sonst trocknen die Schleimhäute aus, deren Funktion von guter Durchfeuchtung abhängig ist. Wir haben ja gesehen, wie wichtig ihre Funktion für die Grenzbildung ist, der Dünndarm ist eines der wichtigsten Immunorgane (siehe Seite 37). Heute treten häufig sogenannte Sicca-Syndrome auf, ein Sammelbegriff für die Dürre der Schleimhäute.

Doch der gesamte Organismus ist »durchsaftet«, ca. 80% des Körpergewichts macht die Flüssigkeit aus. Ganz wichtig ist das Gewebewasser der Organe, oder auch die Lymphe, die in den Gewebsspalten entsteht, und schließlich als ein Mittelpunktsorgan des Flüssigkeitsmenschen die Blutflüssigkeit.

Wie durchaus flüssig ist ein gesundes Sprechen oder auch die Gedankenbildung. Mit der Flüssigkeit verbindet sich auch die Geschmeidigkeit, die wir am intensivsten an den Muskelbewegungen erfassen können, nicht nur der Gliedmaßen, sondern beispielsweise auch von Magen und Darm.

mangelndes Durstgefühl

Es ist für den Arzt ein erschreckendes Phänomen, dass auf seine Frage nach dem Durstgefühl viele Menschen antworten, dass sie ein solches nicht kennen. Sie tränken permanent über den Tag verteilt, sodass Durst erst gar nicht auftrete. Die Vorstellung veranlasst das Trinken, nicht das Leibgefühl, das als Gesamtheit »Befinden« ist. Man hat gelesen, der Mensch solle viel trinken, wobei die vermittelten Mengen stark schwanken, also trinkt man. Das ist ein typisches Ergebnis von Uniformität statt Individualität. Man sollte schon eine Achtsamkeit entwickeln, wann und wie viel Flüssigkeit der Organismus braucht und fordert.

Das beste Getränk für den Lebensleib ist Wasser, wobei ich schreiben müsste, »natürliches Wasser«, zum Beispiel Quell- oder Brunnenwasser. Leitungswasser ist heute überwiegend von guter Qualität, aber doch von Stoffen belastet, die überhaupt nicht in es hineingehören. Es wird zwar betont, es seien nur winzige Mengen, die unschädlich seien. Doch ist das nur eine Behauptung und durch keine Wissenschaft bewiesen. Reines, pures, naturbelassenes Wasser ist heute für die meisten Menschen kaum zugänglich.

Trinktemperatur und Rhythmus

Eine sinnvolle Gestaltung des Trinkwassers ist die Zubereitung eines Tees, wobei das Wasser einmal aufgekocht und meistens dann auch warm getrunken wird, was dem Lebensleib deutlich mehr behagt als die moderne Art eiskalter Getränke. Ideal ist es, dem Trinken einen Rhythmus zu geben, weil damit das der gesunden Flüssigkeitsbewegung eigene ruhige Strömen gefördert wird. Die Gegenbewegung wäre dann Stauung oder Stockung, was immer in Richtung Erkranken führt.

Kreisläufe

Ein besonderes Geheimnis der Flüssigkeitsorganisation im Lebensleib sind seine Kreisläufe. Der moderne Mensch denkt dabei an den Blutkreislauf, was nicht falsch, jedoch zu eng gefasst ist. Alle spezialisierten Flüssigkeiten wie Blut, Lymphe, Speichel, Galle sind dem Organismus so wertvoll, dass er sie nach Gebrauch erfrischt oder reinigt und wiederverwendet. Deshalb ist das häufige Ausspucken von Mundspeichel, wie man es oft bei Sportlern sieht, falsch, denn es schwächt die Lebenskräfte und damit auch die Immunität. Auch die Gewebeflüssigkeit und das so wertvolle Zwischengewebewasser zirkuliert in Kreisläufen, selbst wenn das nicht so offenkundig ist. Ein altes Symbol der Kreisläufe ist die Schlange, deren Maul den eigenen Schwanz fasst. Faszinierend ist die Tatsache, dass kleine (potenzierte) Dosen von Schlangengift erschöpfte Lebenskräfte stärkend anregen können (zum Beispiel *Lachesis*).

Was im Märchen Lebenswasser oder Wasser des Lebens heißt, ist Bild für den Flüssigkeitsorganismus im Lebensleib. Es ist für die Gesundheit und die Immunität von großer Bedeutung, ihn nie austrocknen zu lassen und ihn durch möglichst rhythmisch geordnetes Trinken zu pflegen.

Saugen und Leichte

Leichtekraft und Schwerkraft

Ganz unbekannt ist der Schulmedizin die der physischen (irdischen) Schwerkraft gegenübergestellte Leichtekraft. Auch diesen Begriff gibt es im eigentlichen Sinne nicht. Stößt man auf das Phänomen des Leichtens, so wird meistens das Archimedische Prinzip des Auftriebs im Wasser zitiert.

Die Leichtekräfte sind etwas ganz Eigenständiges und dem Leben Verbundenes. Rudolf Steiner beschrieb sie als peripherische und zentrifugale Kräfte. Sie verbinden uns mit den Gesetzen des Kosmos und auch der Sterne, besonders den Planeten. Zwei Beispiele sollen verdeutlichen, wie jeder auf diese Kräfte aufmerksam werden kann. Ein erstes wurde schon erwähnt: Man nehme einmal das eigene Körpergewicht und überlege nun eine vergleichbare Last. Wie leicht steigt man viele Treppen hoch oder wie anders mit einem Koffer oder Paket von vielleicht *nur* 20 oder 30 Kilogramm. Wie ist das möglich? Mancher wird schon erlebt haben, dass er aus dem Schlaf aufgewacht ist mit dem Gefühl, sein Arm gehöre ihm nicht mehr, er ist wie gelähmt, taub. Und er ist, wenn wir ihn mit dem anderen Arm anheben, richtig schwer. Er »wacht« ja dann schnell wieder auf, und es kann uns staunend klar werden, mit welcher Leichtigkeit wir ihn heben können, obwohl er doch einige Kilogramm wiegt.

Beispiele

Noch staunenswerter ist das Beispiel des Leberorgans, das etwa anderthalb Kilogramm schwer ist und mit dem größten Anteil in der rechten Zwerchfellkuppel mit ganz feinen Bindegewebsbändern befestigt ist. Es soll ja nicht ins Becken fallen! Mit jedem Atemzug macht die Leber die Zwerchfellbewegung mit, wovon wir im Gesunden überhaupt nichts merken. Wir würden verrückt werden, wenn statt der Leber ein gleich schweres Eisengewicht von einem Gemüsemarkt an unser Zwerchfell gehängt würde. Das wäre nicht zum Aushalten. Die Leber ist voll von Leichtekräften und schwebt unter dem Zwerchfell, ohne eine Last zu sein.

Leichtekräfte und Licht

Diese Kräfte stammen aus dem Lichtäther, der auch Ursache allen Pflanzenwachstums ist. Bei den Pflanzen kann das Überwinden von Schwerkräften anschaulich beobachtet werden. Licht leichtet, vielleicht deshalb auch die so ähnliche Lautform beider Wörter. Jeder wird erlebt haben, wie helles Morgenlicht das Eintreten in den Tag leichter macht als ein grau verhangener Wolkenhimmel. Und Licht »peripherisiert«, es saugt, wo Schwerkraft Druck ausübt. Genau beobachtet entdeckt man, dass das Licht die Pflanzen aus ihren Samen, die in der Erde ruhen, heraussaugt. Saugende Kräfte bewegen das venöse System des Blutkreislaufs oder auch die Lymphe. Rudolf Steiner machte darauf aufmerksam, dass auch der Harn aus den Nieren von der Harnblase angesaugt wird. Und während die Atmung mechanisch mit Druckvorgängen gedacht und intensivmedizinisch auch mit entsprechenden Beatmungsmaschinen ersetzt wird, ist die Ein- und Ausatmung in Wirklichkeit ein saugender Vorgang. Deshalb auch der feine Unterdruck in den Zwischenräumen von

Rippen- und Lungenfell (dem sogenannten Pleuraraum). Wie können wir nun das Licht in uns fördern?

Die unmittelbarste Förderung aller Lichtprozesse, leiblich und seelisch, ist *Positivität*. Diese Feststellung mag überraschen, sollte aber zunehmend einleuchten, wenn man darüber nachdenkt. Es muss doch auffallen, wie sehr das moderne Leben westlicher Prägung von Negativität, Skepsis und Pessimismus durchdrungen ist. Ein besonderes Anschauungsbeispiel liefern die modernen (Tages-)Medien. Bei ihnen ist ein halb volles Glas immer so gut wie leer. Schon als junger Mensch lernte ich eine US-amerikanische Grundregel des Journalismus: » God news are no news«, ich könnte ergänzen: »Only bad news are good news.« Führen Sie einmal eine Strichliste mit schönen, positiv stimmenden, ermutigenden Nachrichten und entsprechend hässlichen, negativen, angstauslösenden, ob es eine Tageszeitung oder Fernsehnachrichten sind oder gar die Welt virtueller Social media. Das Resultat wird sehr einseitig ausfallen.

Positivität

Es kann beeindrucken, dass Rudolf Steiner vor mehr als hundert Jahren bei den von ihm aufgestellten fünf Grundübungen zur Förderung der Selbsterkenntnis und auf dem Weg zur realen Begegnung mit dem Geistigen in allen Dingen als Viertes »Erüben von Positivität« nannte.[25] Es kann so einfach sein: das ruhige, vielleicht andächtige Miterleben eines Sonnenaufgangs; der Blick in den klaren Sternenhimmel; Dankbarkeit für regelmäßige Nahrung, genug Luft zum Atmen, Wasser zum Trinken. Hier können Sie ansetzen und Ihre eigenen Beispiele oder Erfahrungen anschließen. Die Welt ist voller Positivität, wir müssen nur darauf aufmerksam sein.

Der polare Gegensatz von Licht ist Finsternis (Dunkelheit ist nur abgeschwächtes Licht). Und die Finsternis hat die Eigenschaft, sich in den Vordergrund zu drängen, das Licht zu übertönen. Der Mensch trägt Licht und Finsternis in sich, beide gehören zur Welt, ebenso wie Leichte und Schwere. Nur ein Beispiel: Lasse ich mich ganz von der Finsternis beherrschen, verliert die Seele den Bezug zum Licht, wir nennen diesen kranken Zustand Depression. Sie wurde früher auch als Schwermut bezeichnet! Und es gibt viele solcher Finsterniskrankheiten, die nur nicht so genannt werden.[26]

Licht und Finsternis

Für die Depression gibt es eine Heilpflanze, deren pharmazeutische, phytotherapeutische Zubereitungen zur Behandlung der Depression offiziell zugelassen sind: das *Johanniskraut, Hypericum perforatum*. Sie bildet ein kostbares »purpurfarbenes« ätherisches Öl, das aus der Kondensation des Sonnenlichts und Sonnenwärme gebildet wird. Es ist eine Lichtpflanze. An ihrem Licht können wir unser »herabgedimmtes« wieder zum Leuchten bringen. Denn auch diese Tatsache entstammt einer Forschungsaussage Rudolf Steiners: Jeder Mensch bildet sein spezifisches, »originäres« Licht.[27] Organischer Ursprungsort ist das Nierensystem, aus dessen Nierenpolen Licht in das Dunkel aller Organe und Gewebe strahlt, als Lichtstrahl aus den Augen leuchtet und die Welt erhellt und sichtbar macht. Sieht man diesen Vorgang an einem anderen Menschen, sagt man vielleicht: »Du strahlst ja so.« Deshalb ist innere Lichtpflege auch Nierenpflege, und das fordert, die Nierenregion und die mit ihr verbundenen Füße und Unterschenkel immer von außen durch die Bekleidung oder auch durch wärmende Öle (zum Beispiel *Lavendelöl)* warm zu halten bzw. zu wärmen. Therapeutisch leisten hier *Kupfersalben* auch große Dienste.

inneres Licht und Nierenorganisation

Vitamin D

Schließlich noch ein Blick auf das *Vitamin D.* Es ist ein lichtvermittelndes Vitamin, es braucht zu seiner Bildung im Organismus Licht. Und das nicht nur von außen als Sonnen- oder Sternenlicht, sondern eben aus diesem dem Organismus eigenen Licht heraus.

Dieser Zusammenhang beweist sich heute auf erstaunliche Weise. In einer Zeit der Sonnenkultur in tropischen Feriengebieten oder an sonnigen Meeresküsten und -stränden hat ein hoher Anteil der Menschen viel zu niedrige Vitamin-D-Spiegel im Blut. Von außen mangelt es nicht an Lichteinwirkung wie früher in den Slums, wodurch die Rachitis gefördert wurde. Doch an innerem Licht fehlt es heute so vielen Menschen.

Zur Erkenntnis der Immunvorgänge brauchen wir inneres Licht. Das regen wir am stärksten durch seelische Positivität und Wärmung der Nierenorganisation an, wenn wir die vielen Kältungen derselben durch mangelnde Kleidung oder zum Beispiel eiskalte Getränke möglichst vermeiden oder beschränken.

Stärke

Schulung der Lebenskräfte

Der Sinn der Verdauung und der mit ihr verbundenen Kräfte, die wir auch bis zur Aggressivität beschrieben haben, ist nicht nur die Zerstörung von Nahrungsstoffen, um sie aufnahme- oder auch ausscheidungsfähig zu machen, sondern besteht auch darin, Lebenskräfte an dieser Tätigkeit zu schulen. Zur Erhöhung physischer, vor allem muskulärer Kräfte gehen die Menschen heute in Fitness-Studios. Ihnen vergleichbar schult die Ernährung die Immunkräfte im Lebensleib, die durch Phagozytose gekennzeichnet sind (siehe Seite 15). Die Ernährung ist tatsächlich ein wichtiger Teil einer gesunden Immunität. Der in der Schulmedizin bekannte Aspekt des großen Anteils der Ernährung an sogenannten Zivilisationskrankheiten bis hin zum Krebs hängt mit dieser Tatsache zusammen. Fastfood kränkt tendenziell, Vollwertkost stärkt die Abwehrkräfte.

Immunität und Ernährung

Was fast ideologisch klingt, ist dennoch wahr. Es ist hier nicht der Ort für eine Ernährungslehre, diese ist aus einer solchen ganzheitlichen Sicht vielfach gut dargestellt.[28] Hier geht es um die Kräftefrage. Jede körperliche Arbeit fördert die Gesundheit, wenn sie menschengemäß ist. Ideal erfüllen dies handwerkliche Berufe, die Landwirtschaft, wenn sie vom Menschen und nicht von Maschinen ausgeübt wird, besonders deshalb die Gartenarbeit. Auch Sport ist förderlich, vor allem verbunden mit Regelmäßigkeit und Freude am Training und am Spiel, vergleichbar der Aussage, dass eine gesunde Nahrung nicht nur schmackhaft sein darf, sondern schmecken sollte! Denn nicht zufällig paart sich dem Hunger immer auch ein gesunder Appetit. Es war bei der Krankenhausvisite immer ein besonderes Erlebnis für mich, wenn ein schwer kranker Patient äußerte, er habe heute nach langer Zeit wieder richtig Appetit verspürt. Dann wusste ich, der ist jetzt über den Berg, da konnten Laborbefunde noch unverändert schlecht sein, deren Besserung folgte dann. Es ist ein schreckliches Missverständnis der Menschen, Arbeit negativ und Freizeit positiv zu bewerten. Arbeit ist Teil unserer Gesundheit, jedenfalls aus Sicht der Immunologie. Allerdings sollte sie mit Freude getan werden können, im übertragenen Sinne sollten wir Appetit auf sie haben.

körperliche Arbeit

Den Kräftegewinn im Lebensbereich des Organismus, den wir durch Ernährung gewinnen, nenne ich Stärke. Im Bild der Märchen sind das die Kräfte der Riesen, die Felsen schleudern und Bäume ausreißen. Interessant, dass ein wichtiger Baustoff der Pflanzen Stärke heißt und eine besondere Form des Zuckers (Kohlenhydrate) ist. Im menschlichen Organismus heißt ein vergleichbarer Stoff Glykogen. Er ist der Energielieferant zum Beispiel aller Muskeltätigkeit, er ist verdichteter Traubenzucker oder Glukose und wird dem Organismus in Verbindung mit dem Bauchspeicheldrüsenhormon Insulin zur Verfügung gestellt. Man denke an die zentrale Bedeutung dieser Drüse bei der Verdauung.

Ich fördere also die leibliche Immunität in der Funktion der Phagozytose (angeborene Immunität) durch eine Ernährung, die mich stark macht, weil

Ernährung, die stärkt

ich mich anstrengen muss, das Gegessene wirklich bis zu den in ihm enthaltenen Elementen abzubauen, zu »zerstören«. Die Zuckersubstanzen sind dabei von großer Bedeutung, weil sie besonders energetisch sind. Doch meine ich Zucker bis zur Glukose, die ich mir aus Kohlehydraten selber zubereitet und abgebaut habe, nicht raffinierten, fertigen Zucker, der mich nicht stärken kann. Deshalb ist Brot – wieder immunologisch gedacht – so ein unverzichtbares menschengemäßes Nahrungsmittel. Wobei klar geworden sein sollte, dass nicht ein Weißbrot oder Toast, sondern ein schmackhaftes Vollkornbrot gemeint ist. Erstere sind deshalb nicht schlecht, aber tendenziell Genussmittel. Sie stärken wenig.

Zuckersubstanzen und Brot

Die Ernährung ist ein wichtiger Faktor unserer Immunkraft, weil die Anstrengung des Verdauens unsere Lebenskräfte stärkt und die Phagozytose alles »Nicht-Selbstes« fördert. Ernährung ist im fördernden Sinne ganz individuell, es gibt keine über alle Menschen »uniform« verhängte Ernährungsvorschrift. Man muss selber herausfinden, was einen stärkt und was schwächt. Nur in der Kindheit und ersten Jugend müssen das noch andere für uns entscheiden und verantworten.

Regeneration

Der Lebensleib ist der »Plastiker« im Leib, er füllt die Formen, die das Ich für die Bildung seiner physisch erscheinenden Gestalt vorgibt, mit dem je für den Ort richtigen Stoff (Gewebe). Und er liebt alle runden Formen. Schaut man den Leib von außen oder auch im Medizinischen endoskopisch von innen an, mit Einschränkung auch in der Anatomie, kann man nicht anders, als über seine Schönheit der Formen und auch der Bewegungen zu staunen. Ja, im tieferen Menschsein ergreift einen auch Ehrfurcht vor der künstlerischen Meisterschaft, vergleichbar einem Maler oder Bildhauer wie Dürer oder Michelangelo. So sollte Medizin dem Menschen und seinem Leib begegnen und vor beiden hohen Respekt und Verantwortlichkeit haben. Der staunenswerte Unterschied zu einem äußeren Kunstwerk ist jedoch der ständige Wandel, die andauernde Neugestaltung des Kunstwerks Mensch.

das »Kunstwerk Mensch«

Beim Neugeborenen ist das in Tagen und Wochen zu beobachten; je älter der Mensch wird, umso langsamer gehen diese Veränderungen vor sich. Man lege doch einmal Bilder von sich oder einem anderen, vertrauten Menschen nebeneinander, die ihn als Klein- und Schulkind, Jugendlichen, jungen und reifen Erwachsenen, alten Menschen und schließlich als Greis zeigen. Das soll alles derselbe Mensch sein? Eigentlich nicht zu fassen.

Die Kräfte des Lebensleibs, die dies bewirken, nennen wir Regeneration. Ihnen liegt ein ständiges Aufbaugeschehen zugrunde, dem ein ebenso andauernder Abbaustrom entgegensteht. Am einfachsten ist das in der Knochenbildung zu veranschaulichen. In diesem fast härtesten und sehr mineralischen Gewebe herrscht ständiger Ab- und Aufbau – auch wenn seine Bildung beim Erwachsenen abgeschlossen zu sein scheint – bis ins hohe Alter. Die aufbauenden Zellen heißen Osteoblasten, die abbauenden Osteoklasten. Die Ersteren müssen viermal so tüchtig arbeiten, denn wie auch in Natur und Technik dauert es immer länger, etwas aufzubauen, als es abzureißen, ob Baum oder Haus. Osteoporose bedeutet in ihren zwei wichtigsten Formen zu rascher Abbau oder zu langsamer Aufbau, also immer ein Missverhältnis beider Tätigkeiten. Haben Sie schon einmal über das Wunder nachgedacht, dass ein gebrochener Knochen aus eigenen Kräften heilt? Das kann kein Haus oder keine Maschine leisten.

Aufbau und Abbau

Regeneration ist auch ein immunologisches Geschehen. Denn es muss Sorge dafür getroffen werden, dass an der Stelle des Abbaus beim Neuaufbau kein »Fremd« entsteht. Oder auch, dass nur so viel Neues aufgebaut wird, wie abgebaut wurde, dass keine Gewebswucherung entsteht. Da ist Immunität nur ganz verborgen tätig, hat aber einen wesentlichen Anteil an einer gesunden Tätigkeit.

Regeneration ist nicht so einfach zu fördern, wir haben vom Bewusstsein her keinen direkten Zugang zu ihr. Hier hilft uns die Kunst, die aus dieser Betrachtungsebene ein nach außen gerichteter Impuls dessen ist, was innen geschieht. Nun kommen die vielfältigen Kunsttherapien ins Blickfeld, aber auch einfach die Aufforderung, sich aktiv künstlerisch-kreativ zu betätigen, dem auch Platz und Zeit im Leben zu geben. Gerade weil das Immunsystem von großer Kreativität durchdrungen ist, regt äußere künstlerische Aktivität es zu seiner Tätigkeit an. Es scheint wirklich ein Manko unserer Zeit zu sein, dass aktives künstlerisches Tun und Üben nicht grundsätzliche Elemente aller Erziehung, vor allem der Pädagogik sind. Rudolf Steiner hat dieses Element in die Waldorfpädagogik elementar integriert.

künstlerisch-kreatives Tun

Die plastizierenden Aufbautätigkeiten des Lebensleibs können wir durch künstlerisches Tun unterstützen. Ihnen verdanken wir alle Regeneration. Wo diese im Argen liegt, zum Beispiel bei einer schlecht heilenden Wunde, können wir sie – so erstaunlich das auch klingen mag – gezielt durch Kunst und die Vielfalt künstlerischer Therapie anregen und intensivieren.

Funktion

Ganz wichtig ist das Wissen, dass sich im Lebensleib die zeitliche Dimension des Körpers verwirklicht, so wie in der Physis die räumliche Dimension. Deshalb könnten beide auch Raumleib und Zeitleib heißen. Die Zeit äußert sich in den Funktionen der Organe, sie ist dort verantwortlich für alle Funktionalität. Und das macht sie in Verbindung mit dem Rhythmus. Der ganze Organismus ist durchzogen von unzähligen Rhythmen, welche die verschiedensten Funktionen der Organe ordnen und untereinander abstimmen. Eine Leber darf nur so viel Harnstoff erzeugen, wie die Nieren zur Ausscheidung bringen können. Und das muss zeitlich so geschehen, dass auch gerade die Bereitschaft auszuscheiden bei den Nieren vorhanden ist. Sie haben ja auch noch ganz andere wichtige Aufgaben.

Rhythmen des Organismus

Obwohl längst eine internationale, hochwissenschaftliche Rhythmusforschung existiert, die sich Chronomedizin nennt (chronos = Zeit), haben deren Forschungsergebnisse bisher kaum Eingang in die alltägliche praktische Medizin gefunden. Fragen wie nach einem richtigen Zeitpunkt für eine bestimmte Operation, die zeitliche Einnahme von Arzneimitteln und deren Häufigkeit, um nur zwei Beispiele zu nennen, werden bisher kaum gestellt. Die Medizin könnte sehr viel effektiver handeln, wenn die Rhythmusforschung zum selbstverständlichen Anteil ihrer Gesamtwissenschaft würde.

Die Funktionen der Immunorganisation sind ebenfalls rhythmisch geordnet. Es gibt ganz schnell erfolgende Immunantworten auf ein bedrohendes Nicht-Selbst, die Sofortreaktionen genannt werden. Es gibt langsame Reaktionen, bei denen erst einmal nachgedacht werden muss, wie geantwortet werden soll, vielleicht das fremde Agens auch erst einmal analytisch identifiziert werden muss. Bei Infektionskrankheiten drückt sich das in der sogenannten Inkubationszeit aus. Sie beschreibt den zeitlichen Ablauf vom Eintritt des Erregers, der Ansteckung, bis zum Auftreten erster Symptome, die dann Ausdruck der immunologischen Antwort und Auseinandersetzung sind. Die Zeitspanne von der ersten Begegnung mit einem Erreger oder einem Antigen (Fremdstoff) kann von wenigen Tagen bis zu etlichen Monaten betragen, in Einzelfällen auch Jahre (Aids).

immunologische Sofortreaktionen und Inkubationszeit

Grundsätzlich gilt, je rascher die Antwort gefunden wird, desto effektiver gestaltet sich die Abwehr, wird das fremde Agens überwunden, eliminiert oder auch durch Verwandlung zu Eigenem gemacht. Hierauf fördernd bewusst und aktiv Einfluss zu nehmen, ist schwierig. Zu groß ist die Zahl der Rhythmen, zu unterschiedlich sind die Frequenzen von extrem schnell bis ganz langsam, zu verschieden auch ihre Einordnung in die 24 Stunden des Tages. Denn der Tag gibt dem Rhythmus so etwas wie eine abgeschlossene Gestaltung, weshalb in der Rhythmusforschung die dort sogenannte Zirkadianität (womit vereinfacht gesprochen die »Tagesrhythmik« bezeichnet wird) von großer Bedeutung ist.

große Zahl von Rhythmen

Bestimmte Beispiele mögen das verdeutlichen: Das so wichtige körpereigene, von den Nebennieren gebildete Kortison (eigentlich eine Gruppe von Glukocorticoiden) ist tagaktiv. Es lenkt wesentlich die notwendigen Abbauprozesse, seine höchste Aktivität liegt in den frühen Morgenstunden, um Mitternacht findet man beim schlafenden Menschen fast kein Kortison im Blut. Auch der Eisengehalt im Blut hat einen Rhythmus, ist in der ersten Tageshälfte deutlich höher als in der zweiten. Und so ließen sich die Beispiele verhundertfachen.[29]

Diese Biorhythmen bieten auch diagnostische Möglichkeiten. Findet sich beispielsweise in den Nachtstunden ein hoher Kortisonspiegel, weist das auf ein starkes Angespanntsein (Stress) hin, das sich bereits körperlich-organisch manifestiert hat. Sehr wichtig ist auch die Tagesrhythmik des Zuckerspiegels (Glukose im Blut) und ihre Abhängigkeit von der Nahrungsaufnahme.

Diese innere Welt der Rhythmen können wir unterstützen, indem wir selber rhythmisch leben, unserem Tag einen Rhythmus geben, zum Beispiel beim Einnehmen der Mahlzeiten, wann ich morgens aufstehe und abends zu Bett gehe, zu welchen Zeiten ich eine Pause einlege, für eine Mittagsruhe, vielleicht für eine Meditation oder ein Gebet. Da kommen wir schon in das seelische Gebiet. Rhythmus spielt für das gesamte Gesundsein eine überragende Rolle und ist nie wieder von so großer Bedeutung wie in der Kindheit und Jugend. Das sollte die Pädagogik lernen und die Stunden- und Lehrpläne danach gestalten.

rhythmische Tagesgestaltung

Alle Vorgänge im Lebensleib und damit auch in der angeborenen Immunität sind rhythmisch geordnet und äußerst fein abgestimmt. Die Rhythmen sind Ausdruck der zeitlichen Dimension unseres Organismus. Wir können ihre für die allgemeine Gesundheit so grundlegende Funktion pflegen und fördern, wenn wir uns eine rhythmische Tages- und Lebensgestaltung aneignen.

Gedächtnis

es geht nichts verloren

Zu den für die angeborene Immunität wichtigen, vorangestellten Elementen des Lebensleibs gehört auch das Gedächtnis. Alles, was über das Ich bewusst wahr- und aufgenommen wurde im Laufe eines Lebens, wird in die Substanz des Lebensleibs eingeprägt und dort bewahrt. Da geht nichts verloren. Um dieses Buch des Lebens und seine Inhalte erneut ins Bewusstsein zu heben, bedarf es der Kraft der Erinnerung. Diese stammt aus der Verbindung von Empfindungsleib und Empfindungsseele (von Rudolf Steiner auch Astralleib, weil mit der Sternenwelt verbunden, genannt).

Gedächtnis ist etwas Bleibendes. Das erlebt der Mensch in den ersten Tagen nach seinem physischen Tod. Da stellt es sich in etwa drei Tagen als ein unglaublich lebendiges Bilderpanorama vor die Seele und das Ich, wie es auch von Menschen mit Nahtodeserfahrungen regelmäßig geschildert wurde. Sogenannte Gedächtnislücken oder -störungen, letztlich die tragischen Formen der Demenz, sind Störungen und Unfähigkeiten des Erinnerungsvermögens und müssen von daher behandelt werden.

Erinnern als aktiv erworbene Fähigkeit

Erinnern muss geschult werden, ist eine aktiv erworbene Fähigkeit. Wie bei einem Musiker oder Leistungssportler müssen durch andauerndes Training, auch Üben genannt, die notwendigen Kräfte des Erinnerns immer neu erworben werden, bis ins hohe Alter. Von der Kindheit an ist ein zentraler Förderer das Auswendiglernen, in der Mathematik das Kopfrechnen, in der Wissenschaft die Reproduktion. Es ist bedrängend zu erleben – wenn man die Zusammenhänge kennt –, wie weitgehend die Menschen heute anstelle eigenen Erinnerungsvermögens sich maschineller »Erinnerung« überlassen, Stichwort »googeln«. Die Prognose epidemisch zunehmender Erinnerungsschwächen bis zu ernsten Wesensveränderungen durch Demenzen ist mehr als wahrscheinlich. Dabei müsste auf solche Hilfen nicht grundsätzlich verzichtet werden, wenn ihnen ein aktives Erüben der Erinnerung an die Seite gestellt würde.

Ein kleines Beispiel möchte ich nennen, das im eigenen Leben praktiziert wurde. Man lese überschaubare Texte und repetiere deren Inhalt am Folgetag, eventuell indem man sie aufschreibt, und vergleiche das dann mit dem gelesenen Text möglichst wörtlich. Immer werden sich Lücken zeigen, doch im anhaltenden Üben wird man feststellen, dass man das Gelesene immer vollständiger wiedergeben kann.

Man kann auch immer wieder Texte oder Gedichte auswendig lernen und repetieren, man kann – wie gesagt – leichte bis schwierige Rechenaufgaben im Kopf, ohne Papier, lösen. Der Beispiele sind viele. All das pflegt und stärkt Gedächtnis und Erinnerung. Für die Immunität hat es stützende Bedeutung. Dies kann ein lebensbegleitendes Element werden, das mit Blick auf das moderne Schreckgespenst Demenzen zusätzlich zur Förderung des Immungedächtnisses vorbeugend hilfreich ist.

Grundsätzlich verläuft das Immungedächtnis im Unbewussten, nicht automatisch, wie heute gesagt wird, durchaus als aktive Leistung des im Lebensleib wirkenden Ich. Es ist von hoher Zuverlässigkeit und in sich autonom. Doch unterstützt ein aktives Erüben des Erinnerns – wie angesprochen – diese ganz tiefe Gedächtnis- und Erinnerungsfähigkeit des Immunsystems.

Innig verbunden mit der Gedächtnisfähigkeit des Lebensleibs ist das, was als Element »Speicherung« genannt wurde (siehe Seite 49). Denn auch die Gedächtnisinhalte werden, wenn auch nicht als physischer Vorgang, gespeichert. Der Organismus liebt es, für alle wichtigen Stoffe oder auch Zellen, Enzyme, Hormone Vorräte zu schaffen. Die Leber ist ein vorzügliches Speicherorgan beispielsweise für Glukose in Form von Glykogen, von den lebenswichtigen Blutgerinnungssubstanzen, von Vitaminen und Metallen wie Eisen und Kupfer. Auch die Gallenflüssigkeit, die für die Fettverdauung unverzichtbar ist, wird gespeichert. Sie hat sogar ein eigenes Speicherorgan, die Gallenblase. Das Knochenmark ist ein Speicherorgan sowohl für Eisen als auch für die immer wieder aufzufüllende Zahl der im Blut enthaltenen Zellen. Wieder ließen sich diese Bereiche lange fortsetzen. Sie sollen nur verdeutlichen, wie der Lebensleib und der Organismus funktionieren und wie genial und weisheitsvoll alles im Menschen geregelt ist.

»Speicherung«

Für die so wichtige Gedächtnisbildung der angeborenen Immunität ist es hilfreich, sie als einen Teil der generellen Gedächtnisbildung zu sehen und durch die lebenslange Schulung des Erinnerns das Gedächtnis zu einem Teil einer bewussten Lebensführung zu machen. Es verbindet uns mit der Vergangenheit, auch unserer eigenen. Das wiederum ist eine wesentliche Wurzel der Identifikation.

Befinden

Zum Schluss dieser Betrachtung soll noch auf eine ganz wichtige Ausdrucksform des Lebensleibs und seiner Tätigkeiten hingewiesen werden, die keine so unmittelbare Beziehung zur angeborenen Immunität wie die vorangestellten sechs Elemente zu haben scheint: das Befinden. Sind die Befunde ein sehr charakteristischer Ausdruck für den eigentlichen Körper, den physischen Leib, so ist es das Befinden für den Lebensleib. Wieder treffen wir auf ein Beispiel der Einseitigkeit medizinischer Wissenschaft, wie sie an den Universitäten gelehrt und dogmatisch vertreten wird. Befunde sind extrem wichtig, sie sind objektive Messdaten, sie bilden die Grundlage aller systematisierten, Evidenz-basierten Therapien. Befinden ist dagegen zweitrangig, keine Messgröße, in gewissem Sinne nur ein Störfaktor.

Befunde und Befinden

Als eine Gruppe von Wissenschaftlern, zu denen ich gehörte, Ende der Siebzigerjahre des vorigen Jahrhunderts im Auftrag des damaligen Bundesgesundheitsamtes (BGA) eine moderne Pflanzenheilkunde wissenschaftlich aufbereiten und bewerten sollte, wurden unsere in Monografien publizierten Erkenntnisse letztlich so gewertet, dass Arzneimittel dieser Phytotherapie *nur* für Befindlichkeitsstörungen (dieses Wort wurde extra gebildet) eingesetzt würden, was als minderwertig verstanden wurde. Schließlich wurden alle Arzneimittel der Phytotherapie mit ganz vereinzelten Ausnahmen nicht Anteil einer wirkungsvollen Wissenschaftsmedizin. Man muss die Konsequenz daraus ziehen, dass ein gestörtes Befinden kein Thema dieser Medizin ist.

ungleiche Wertung

Schaut man nun vom Menschen und seiner Wirklichkeit darauf, so ist praktisch jedem gesund empfindenden Menschen sein gestörtes Befinden viel unangenehmer als ein schlechter Befund. Ein ständig vorhandenes Völlegefühl nach dem Essen aufgrund von Verdauungsstörungen (Dyspepsie), ein vernichtender Kopfschmerz als Ausdruck einer Migräne, ein Herzrasen als Zeichen tiefgreifender Ängste oder schwerer Nervosität, ein anhaltender Durchfall trotz scheinbar »normalem« Darm (»o. B.« = ohne Befund): Sind diese Beispiele im augenblicklichen Erleben nicht tiefgreifender als der Befund eines erhöhten Cholesterinspiegels? Der ja deshalb nicht unwichtig ist, weil er zu Langzeitfolgen führen kann. Doch zunächst beeinträchtigt er nicht unser Befinden.

Es muss wieder eine Selbstverständlichkeit werden, Befund und Befinden die gleiche Wertigkeit zu geben, sie als Ausdruck unterschiedlicher Ebenen des Leibes (Leibesglieder) zu sehen, aber eben als Aspekt des ganzen Menschseins. Das würde eine menschengerechte Medizin bilden und die Anteile der Seele und ihr differenziertes Zusammenwirken mit dem Leib mit einbeziehen. Aspekte davon werden im Folgenden noch angesprochen.

Lebenssinn

Dem Befinden liegt der Lebenssinn zugrunde. Er ist einer der vier zum Leib gerichteten Sinne von den insgesamt zwölf, die Rudolf Steiner nach langer Forschung beschrieben hat.[30] Es gehört zu den Geheimnissen und auch Geschenken, dass der Mensch bei gesundem Organismus diesen eigentlich nicht merkt (Wohlbefinden). Erst bei Missbefinden wird er auf ihn aufmerksam und erlebt den spontanen Wunsch, ihn so schnell wie möglich wieder zu vergessen, seine Existenz ins Unterbewusstsein sinken zu lassen. Ein wirklich moderner, selbstbestimmter Mensch sollte bewusst seinen Leib kennenlernen, ihm Aufmerksamkeit widmen, mit der Zeit vielleicht auch diesem stummen, stets bereiten Diener Dankbarkeit entgegentragen. Das hat auch mit Immunität zu tun.

Für eine zukünftige Medizin muss das Befinden ein ebenso wichtiges Element werden, wie es heute die vielfältigen Befunde sind. Der tief im Unterbewusstsein wirkende Lebenssinn spiegelt sich in das Bewusstsein als unsere Befindlichkeit.

Der Empfindungsleib

»sehr verfeinerter Lebensleib«

Der Empfindungsleib hat eine entwicklungsgeschichtliche Verwandtschaft mit dem Lebensleib, mit dem ihn sieben Lebensprozesse verbinden, die Atmung, Wärmung, Ernährung, Absonderung, Erhaltung, Wachstum und Hervorbringung (Reproduktion) heißen.[31] Steiner nannte ihn einmal einen sehr verfeinerten Lebensleib. Seine Elemente sind die Luft und das Licht, seine Substanzialität ist so fein wie die sogenannten Edelgase. Er ist für eine sinnliche Anschauung unsichtbar, was ja gleichermaßen für Wasserstoff oder Helium gilt. Doch ist er in seinem Wirken beobachtbar, wie es die Bezeichnungen der Lebensprozesse auch zum Ausdruck bringen. Aus ihm stammt die Leibeswärme, alle den ganzen Organismus durchdringende Atmung usw. Doch es gibt eine Schwierigkeit: Der Empfindungsleib geht im Leben mit der Empfindungsseele eine so innige Verbindung ein, dass sie zusammen als Einheit wirken. Darum konnte Rudolf Steiner ihnen auch einen gemeinsamen Namen geben: Astralleib. Dieser fasst die Einheit der zwei in eins zusammen. Hier findet sich die Wurzel aller Psychosomatik.

Wurzel aller Psychosomatik

rhythmisch wechselnde Verbindung

Auch wenn die gegliederte Seele mit dem ganzen Leib kommuniziert, geht sie als Empfindungsseele nur mit dem Empfindungsleib eine lebenslange Bindung ein. Ihre Verschiedenheit ist so groß, dass die Verbindung keine konstante ist, sondern eine rhythmisch wechselnde. Die Seele drängt zum Leib, taucht in ihn unter; dieser erlebt Bedrängung, auch Enge, er befreit sich von ihr, »entlässt sie«. Ersteres nennen wir Einatmung, letzteres Ausatmung. Die Einatmung ist eine Aktivität der Seele, vor allem der Empfindungsseele, die Ausatmung eine Aktivität des Leibes, vor allem des Lebensleibs. Goethe hat dieses Miteinander in seinem Gedicht vom Atemholen zweierlei Gnaden genannt; die erste nannte er bedrängend (Einatmung), die zweite erfrischend (Ausatmung).[32]

Im Atemholen sind zweierlei Gnaden:
Die Luft einziehn, sich ihrer entladen.
Jenes bedrängt, dieses erfrischt;
So wunderbar ist das Leben gemischt.

Die Lichtgestalt des Empfindungsleibs ist eine überaus farbige. Mit dieser Farbigkeit, die unsere Vorfahren als Aura bezeichneten, verbinden sich die Emotionen: Ich sehe rot oder schwarz als Zorn und Pessimismus, grün ist die Hoffnung, gelb der Neid usw. Das Luftelement zeigt sich in der Feinstofflichkeit zum Beispiel der Hormone, bestimmter Neurotransmitter, die Informationen im Zentralnervensystem vermitteln, oder auch in den Immunstoffen der erworbenen Immunität wie beispielsweise Interleukinen oder Lymphokinen, die auch Botenstoffe sind. Alle sind hochwirksam im Milliardstelgramm-Bereich oder noch feinerer Menge.

Träger aller Sinnesfunktionen

Der Empfindungsleib ist aber vor allem Träger aller Sinnesfunktionen, die als zwölf Sinne schon angesprochen wurden: vier »untere« sind leibgerichtet, vier »mittlere« seelenorientiert, vier »obere« verbinden uns mit dem Geistigen der Welt. Allen gemeinsam ist die hochaktive und sehr wache Tätigkeit der Wahrnehmung. Diese ist Ausgangsgeschehen aller Vorgänge der erworbenen Immunität, wobei sich mit ihr Aufmerksamkeit (Wachheit) und Präsenz (Ich-Gegenwart) verbinden. Denn das Fremde oder Nicht-Selbst muss ja erkannt werden, um ihm gegenüber die eigene Selbstheit aufrechtzuerhalten, sich zu verteidigen, es abzuwehren. Erkenntnis setzt immer Wahrnehmung voraus, die zunächst ein unbewusster Vorgang ist, ehe sie vom Denken ergriffen und so zur Anschauung (Urteil) wird.

Wollen wir also die Aufgaben der erworbenen Immunität pflegen und fördern, können wir vielfältig ansetzen. Einige Beispiele sollen für das Ganze stehen. Auf die Lebensprozesse geschaut, sind Atmung, Wärmung und Bewegung von großer Bedeutung. Das mindert nicht die Wertigkeit der anderen vier, doch sind die drei mit Blick auf das Immungeschehen herausgehoben.

Atmung, Wärmung und Bewegung

Alle Immunität entstammt einer Ich-Tätigkeit. Das rein geistige Ich braucht Vermittler für sein Wirken in Leib und Seele. Denn seine Geistesflamme, sein Feuer, würde bei direktem Einwirken beide im wahrsten Sinne des Wortes verbrennen. Ein ganz wichtiges Mittlerelement für das Ich ist die *Wärme,* sowohl in der Seele als auch im Leib. Der Quell der Wärme liegt in der Seele und wird seit Urzeiten in dem Wesen der Liebe gesehen. Sie strömt in der Empathie, in der Nächstenliebe, in der Mutterliebe oder auch der Barmherzigkeit, um einige ihrer Strömungen zu nennen. In der Barmherzigkeit verweist schon das Wort auf den leiblichen Zielort: das Herz. Es nimmt die Seelenwärme auf, vermittelt sie dem Blut, das – den ganzen Leib durchfließend – diesen wärmt. Dabei verwandelt das Herz die rein seelische Wärme in eine des Lebensleibs, den Wärmeäther. Wärmung als Lebensprozess des Empfindungsleibs bezeichnet also ein Geschehen, bei dem Seelenwärme aus der Gemüts- und Empfindungsseele transformiert wird in die Lebenswärme des Lebensleibs. Wenn dieser sich im Tod von dem Körper trennt und dieser zum Leichnam wird, erkaltet er.

das Wesen der Liebe

Die Wärmung des Leibs müssen wir also bewusst von unserer Seele aus pflegend unterstützen. Das tun wir, wenn wir lieben. Liebe durchwärmt die ganze Welt als Schöpfung, der Mensch als Liebender ist so auch schöpferisch tätig. Diese schöpferische Liebe ist von Selbstlosigkeit geprägt.

Ihr Urbild ist – überkonfessionell verstanden – der Gottessohn Christus, der seinen geistigen Sitz in der wärmenden Sonne hatte, durch sein Menschwerden und seinen Menschentod auf Golgatha sich ganz der Erde und mit ihr Mensch und Natur verband »bis ans Ende aller Zeiten« (Matthäus 28,20). Er ist der Träger der kosmischen Liebe, die selbstlos ist. Er gab über die zehn mosaischen Gesetze hinaus seinen Jüngern und damit allen Menschen, die ihm folgen wollen, nur ein einziges Gebot: »Liebet einander, wie ich euch geliebt habe« (Johannes 15,12–13).

selbstlose, kosmische Liebe

Als Liebender der Welt zugewandt zu sein, ist eine große Kraft unserer Immunität. Das kann in unendlich vielen kleinen Handlungen täglich praktiziert werden: für einen anderen Menschen, ein Tier, eine Pflanze, für die ganze Natur oder auch die ganze Erde. Man schenkt sich ihnen, erwartet keinen Lohn, auch nicht in Form des Selbsterlebens, ein guter Mensch zu sein. Im Gegenteil, man muss allem anderen dankbar sein, dass es einem ermöglicht, es zu lieben. Und Dankbarkeit ist ein Geschwister der Liebe. Der Dichter Christian Morgenstern hat das in seinem Gedicht *Die Fußwaschung* großartig verdichtet, vorbildhaft und nachahmenswert für den kontemplativen Menschen in uns.[33]

Dankbarkeit

Ich danke dir, du stummer Stein,
Und neige mich zu dir hernieder:
Ich schulde Dir mein Pflanzensein.

Ich danke euch, ihr Grund und Flor,
Und bücke mich zu euch hernieder:
Ihr halft zum Tiere mir empor.

Ich danke Euch, Stein, Kraut und Tier,
Und beuge mich zu euch hernieder:
Ihr halft mir alle drei zu Mir.

Wir danken dir, du Menschenkind,
Und lassen fromm uns vor dir nieder:
Weil dadurch, dass du bist, wir sind.

Es dankt aus aller Gottheit Ein-
Und aller Gottheit Vielfalt wieder.
In Dank verschlingt sich alles Sein.

die eigene Wärme pflegen und schützen

Über die Schulung der Liebefähigkeit hinaus ist es für eine gesunde Immunität wichtig, die eigene Wärme zu pflegen und zu schützen. Denn sie ist kostbar. Das ist die Aufgabe der Kleidung, auch der Ernährung. Beide können wärmen, aber auch kälten. Das bildet auch einen Zusammenhang mit der Bewegung, auf die wir noch zu sprechen kommen. Es hat auch viel mit unserem Fühlen zu tun und mit dem Wollen. Auf Einzelheiten sei hier verzichtet, weil dies in der Fülle der Möglichkeiten den hier vorgegebenen Rahmen sprengen würde.

Was könnte noch alles zu dem anderen Lebensprozess geschrieben werden, der *Atmung*. Sie ist das Lebenselement schlechthin. Mit dem ersten Atemzug treten wir in das Leben mit einem Leib (Geburt), mit dem letzten verlassen wir dieses Leben wieder (Tod).

der ganze Mensch atmet

Immer wieder muss bedacht werden, dass der ganze Mensch atmet, nicht nur mit den Lungen. Wir atmen mit den Sinnesorganen, mit unserer Haut und den Organen. Da nennen wir es verwandelt Ein- und Ausscheidung. Und die Medizin vor sechzig Jahren lehrte mich im Studium den Begriff der Zellatmung, was einfach heißt, bis in jede Zelle hinein und hinaus atmen wir.

In der Schöpfungsgeschichte von Mose steht dafür das Bild, dass der Schöpfer dem neu geschaffenen Menschen seinen Atem (Odem) einhauchte. Die Atmung hat keine Sonderaufgabe für die Immunität, sie ist allgemein oder ganzheitlich wirksam. Da jedoch alle Immunvorgänge von den Lebensvorgängen vermittelt werden, sollten wir auch dem atmenden Menschen unsere Aufmerksamkeit schenken und ihn in seiner lebenslang ausgeführten, nie pausierenden Tätigkeit fördern und nicht belasten.

Atemfördernd ist aller Rhythmus, ist doch die Atmung selber ein Mittelpunkt unserer Rhythmischen Organisation. Ein weiteres Element der Atmung ist die Sprache, der Sprachstrom, der von der Ein- und vor allem der Ausatmung getragen wird. Rezitieren und Deklamieren von Gedichten und Texten mit gutem Sprachfluss kann aktive Pflege des Atmens sein. Im besonderen Maße gilt das für das Singen.

Rhythmus, Sprache und Gesang

Beides – Sprache und Gesang – können zur gezielten Therapie entwickelt werden. Sie sind im täglichen Leben für jeden einzelnen Helfer, die Gesundheit zu fördern und zu erhalten. Denn aus allem bisher schon Gesagten geht hervor: Der Mensch *hat* nicht Gesundheit, er erzeugt sie immer neu in seinem Leben, sie ist ein ganz und gar dynamischer Prozess.

Schließlich die *Bewegung*. Auch an ihr erleben wir den unmittelbaren Lebensbezug. Alles im gesunden Organismus ist in Bewegung: Die Flüssigkeiten strömen in Kreisläufen; das ganze Verdauungssystem bewegt sich, vom Speichelschlucken über Speiseröhre, Magen, Darm bis zur Stuhlentleerung; die Gliedmaßen sind auf Bewegung hin orientiert; die Sinnesorgane nehmen Bewegungen auf und bewegen sich selbst. In einer Lähmung erleben wir als tiefgreifenden Krankheitsprozess die verhinderte Bewegung, und mit dem

Tod hört auch alle Bewegung auf, sieht man einmal von Resten bereits eingeleiteter Wachstumsvorgänge wie beispielsweise der Fingernägel oder einzelner Zellen ab.

Bewegung ist auch ein Element der Luft. Diese kann gar nicht stillstehen, Natur und Mensch würden das nicht überleben. Winde, Stürme, Orkane, was alles lebt an Bewegungsmöglichkeiten in der Luft. Sie ist auch Symbolum der Seele, und so lernen wir, dass alle Bewegung im Menschen ihren Ursprung in der Seele hat, auch die Denkbewegung, die Stürme im Gefühlsleben. Das vermittelt sich dem Leib und seinen Organen, sodass gesagt werden kann: Alle Bewegung ist »psychosomatisch«. Ein solches Verstehen wird einmal zu ganz neuen Therapiekonzepten von Bewegungskrankheiten, von der Parkinson- bis zur Reisekrankheit, führen.

alle Bewegung im Menschen entspringt der Seele

Der Antrieb der Bewegung findet sich in der Seelentätigkeit des Willens. Er ist der große Beweger. Innig mit dem Ich verbunden, gehen wir willensmäßig unseren Lebensweg. Und entdecken, dass das Wort »Weg« auch in dem Wort »Bewegen« steckt, seine Mitte bildet.

Alle Schulung der Bewegung ist Willensschulung.

Mit dieser Aussage betreten wir ein schwieriges Pflaster. Denn eine der menschlichsten Bewegungen nennen wir Arbeit, die ein das ganze Leben durchziehendes Thema ist. Nun denke man sich gleich als ein Extrem eine ausschließliche Arbeit am Bildschirm und entdecke, dass sich dabei statt Bewegung Lähmung vollzieht. Gleiches gilt für das stundenlange Fernsehen. Beide Beispiele sind heute typisch gerade für Jugendliche, nicht selten auch schon für Kinder. Wie müsste da bewusst und gewollt ein entsprechendes Maß an ausgleichender Bewegung gesetzt werden. Denken wir auch siebzig bis hundert Jahre zurück an die so typischen Bewegungsspiele von Mädchen und Jungen. Was ist an ihre Stelle getreten?

Die wichtigste Kraft der Seele, die den Willen aktiviert, ist die Initiative. Sie gehört zur Leber und deren Gallensystem.[34] Willensschulung kann so vielfältig sein, dass hier nur wenige Beispiele folgen sollen. Ein einfach durchzuführendes ist der Spaziergang, der die Bewegung noch ergänzt um die Schulung der Wahrnehmung. Was können wir nicht alles auf einem Spazierweg sehen, riechen, tasten usw. Ein wirklich eindrucksvolles Ergebnis hatte eine (epidemiologische) Studie in den USA der Achtziger- und Neunzigerjahre. Sie untersuchte an zigtausend Menschen den Einfluss der körperli-

Beispiele der Willensschulung

chen Bewegung auf die Entstehung der Koronaren Herzkrankheit. Menschen, die regelmäßig wenigstens viermal pro Woche einen Spaziergang von 30 bis 45 Minuten machten, hatten ein fünfmal geringeres Risiko, einen Herzinfarkt zu bekommen, als die bewegungsarme Vergleichsgruppe. Ein Ergebnis, das durch kein modernes synthetisches Medikament wie Beta-Blocker, Blutdruck- oder Cholesterinsenker auch nur annähernd erreicht wird, einmal abgesehen von den unerwünschten Wirkungen, die solche Medikamente immer haben. Ist es nicht verblüffend, wie einfach eine aktive Einflussnahme auf den Erhalt der eigenen Gesundheit sein kann? Man muss es allerdings nicht nur denken, sondern wirklich tun!

spazieren gehen

Willensschulung kann auch im Sport praktiziert werden, da heißt sie dann Training.

Die Pfadfinder haben das Motiv, jeden Tag eine gute Tat zu tun. Auch im Beten oder der Meditation kann man den Willen schulen, schon durch alle damit verbundene Regelmäßigkeit.

Beten und Meditation

Rudolf Steiner nannte in seinem Vortrag Nervosität und Ichheit Beispiele von Willensübungen, von denen ich eine herausgreife, weil sie so überraschend ist.[35] Man könne sich vornehmen, sein Schriftbild ganz bewusst zu verändern, sich eine neue Schrift anzugewöhnen, die alte sich abzugewöhnen. Wir treffen dabei auf eine Seeleneigenschaft, die dem aktiven Willen entgegensteht, die unser Leben jedoch stark prägt: die Gewohnheit! Eigentlich muss es heißen: Gewohnheiten, denn von ihnen hat wohl jeder Mensch einen ganzen Sack voll! Ein immer neu geübter, vom Ich aktiv geführter Wille ist ein großer Helfer für den Lebensweg und zugleich ein wichtiger Faktor zum Gesundsein.

Schauen wir noch auf die leibgerichteten Sinne, die bei Steiner Tastsinn, Lebenssinn, Eigenbewegungssinn und Gleichgewichtssinn heißen. Ersterer und letzterer sind auch der allgemeinen Sinneslehre bekannt. Bedeutung für die erworbene Immunität haben aber gerade die mittleren. Der *Lebenssinn* wurde bereits bei dem Verweis auf das leibliche Befinden angesprochen (siehe Seite 63). Er wirkt tief im Unbewussten, ist aber dort ein aktives Wahrnehmungsorgan aller leiblichen, organischen Prozesse und ihrer gesunden Funktionen. Stimmt alles, schweigt der Lebenssinn. Wir fühlen uns wohl, das heißt, wir merken unseren Leib nicht. Stimmt etwas nicht, meldet sich der

Lebenssinn

Lebenssinn mehr oder minder akut in Symptomen, die wir Missbefinden oder Unwohlsein nennen. Oft gleicht sich die Störung mithilfe der Selbstregulation im Organismus wieder aus, das Unwohlsein verschwindet wieder. Oder es bleibt und fordert uns auf, uns der Störung bewusst zu werden, ihre Ursache zu ergründen und für Besserung zu sorgen. Es kann auch sein, dass man dafür Hilfe braucht und zum Beispiel einen Arzt aufsucht.

Missbefinden und Unwohlsein

Die Schulung des Lebenssinns, der für die Funktionen des Immunsystems größte Bedeutung hat, ist nicht leicht, gerade weil er so unbewusst tätig ist. Doch unterstützen wir ihn, wenn wir uns für unseren Leib als Organismus interessieren, wenn wir auf ihn hören lernen, wenn er ein Bedürfnis äußert wie Hunger, Durst, Schmerz, eine Ruhepause braucht, nicht über ein bestimmtes Maß angestrengt werden möchte. Das rechte, durchaus persönliche Maß für alle leiblichen Tätigkeiten zu finden, ist Ausdruck einer guten Kommunikation mit dem Lebenssinn.

Es gehört zum heutigen Menschsein – das ist meine feste Überzeugung als Mensch und Arzt –, über seinen Leib, seine Organe, ihre Funktionen wirklich auch detailliertere Kenntnisse zu haben und mit ihnen zu kommunizieren wie mit einem guten Freund. Auch Dankbarkeit für sein selbstloses Tun zu empfinden, vielleicht auch einmal auszusprechen. Er ist so viel genialer als jeder Apparat, als alle Maschinen; es geschieht nichts in ihm automatisch. Das kommt erst mit dem Herzschrittmacher oder der Insulinpumpe.

Kommunikation mit dem Körper

Der *Eigenbewegungssinn* gibt uns Orientierung im Raum. Er arbeitet da eng mit dem Gleichgewichtssinn zusammen. Im geordneten (gesunden) Organismus hat alle Bewegung Richtung und Ziel, darüber wacht der Eigenbewegungssinn. Wir können das an der Magen- oder Darmbewegung studieren, bei der eine Umkehrung der gesunden Richtung verheerende Folgen hat (»Erbrechen«). Oft ist es keine komplette Änderung der Richtung, und besonders häufig ist es ein Stau oder eine Stockung der gerichteten Bewegung. Dafür seien Obstipation (Verstopfung) und Thrombosen in den Blutgefäßen zwei Beispiele.

Eigenbewegungssinn

Wir unterstützen den weitgehend im Unbewussten tätigen Eigenbewegungssinn durch bewusste Übungen zielgerichteter Bewegung. In den alten griechischen, olympischen Disziplinen war das beispielsweise das Speerwerfen. Da ging es nicht um Weite und Rekorde, bewertet wurde die Schönheit und Geschmeidigkeit der Wurfbewegung, die Genauigkeit der Flugbahn und das Treffen des Ziels. Im heutigen Sport kann man an das Bogenschießen denken. Doch das einfachste Übungsfeld ist der exakte Blick, die Wahrnehmung eines Naturphänomens wie der Wolkenzug oder der Vogelflug, vielleicht auch das Schwärmen der Bienen und als besonderes Beispiel der einzigartige Schmetterlingsflug, dem exakt mit dem Blick zu folgen alles andere als einfach ist.

Mehr seelisch orientierte Sinne, die für die Immunität wichtig sind, trafen wir schon bei der Schilderung von Sympathie und Antipathie in Schmecken und Riechen. Der *Geschmacks- oder Schmecksinn,* der seinen organischen Mittelpunkt in der Leber hat, von wo er sich in den Organismus ausdehnt, zum Beispiel als eine Art Außenstationen in die Geschmacksknospen der Zunge, auch in den Magen – er prüft die ihm begegnenden Stoffe auf ihre Qualität hin. Bezogen auf den eigenen Leib fragt er: »Bist du mir nützlich, kannst du mir schaden?« Im Halbbewusstsein, wie träumend, lässt er uns etwas von dem Wesen der Stoffe und Substanzen erfahren, denen wir ja grundsätzlich positiv, sympathisch begegnen. *Geschmackssinn*

Der *Geruchssinn* dringt nicht in die Stoffe oder auch »Dinge« hinein, er begegnet ihnen aus der Distanz, berührt maximal die Oberflächen. Und fragt: »Bist du gut oder böse, hilfreich oder schlecht (schädlich)?« Man nehme als Beispiel das Schnüffeln der Tiere, die ihre Orientierung über den Geruchssinn suchen, Witterung aufnehmen. Sehr sprechend ist auch, wie die bösen Wesen der Finsternis, zum Beispiel die Ringgeister oder Orks in Tolkiens *Herr der Ringe,* sich oft auch durch einen geschärften Geruchssinn orientieren. Beim Menschen ist das Riechen eher abgestumpft, gröber, sowohl entwicklungsgeschichtlich als auch durch die Fülle synthetischer Duftstoffe, Stichwort: Parfum oder Deodorantien. *Geruchssinn*

Geschmacks- und Geruchssinn werden vor allem dadurch trainiert, dass sie bewusst eingesetzt werden, dass sie sich an natürlichen Geschmäckern und Gerüchen schulen, wobei die Ernährung die beste Schulung ist.

Die seelische Immunität fördern

Wir haben gesehen, dass die menschliche Seele viel offener gegenüber der Welt ist als der Leib. Sie hat keine angeborene Immunität, sie muss sich diese durch das ganze Leben hindurch erwerben. Dabei gibt es durchaus Vergleichbares mit dem Leib. Auch die Seele muss Fremdes oder Nicht-Selbst verdauen, das heißt von außen vermittelte oder angeregte Gedanken oder Gefühle sich zu eigen machen, was wir lernen nennen. Oder sie abwehren und – sind sie schon eingedrungen – wieder ausscheiden. Wir sprechen hier von Eindrücken und haben das Bild von Siegellack (Seele) und Petschaft oder Siegel (Welt).

»Verdauen« von Fremdem

Hat sich ein Fremdes erst in einem Eindruck verfestigt, ist es schwer – wenn auch möglich –, ihn wieder aufzulösen. Im Vorgriff auf ein späteres Kapitel sei nur kurz auf die sogenannte virtuelle Welt von Fernsehen, Kino oder Computerspielen hingewiesen. Jeder sollte wissen, wie stark deren Scheinbilder sich seelisch manifestieren können. Deshalb ist die zweite Art der Abwehr für die Seele genauso wichtig wie für den Leib: die Abgrenzung. Hier braucht es große Präsenz und Wachheit, ein Fremdes unmittelbar zu erkennen und zu bewerten.

Grenzbildung

Die *Grenzbildung* ist dabei eine doppelte, nach außen und nach innen, oder anders formuliert, gegen die Welt und gegen sich selbst. Denn auch der Mensch selbst trägt in sich ein Fremdes, von alters her als Doppelgänger benannt. Wir haben zwei von ihnen, einen leiblichen und einen seelischen. Wir haben sie uns selbst durch lange Entwicklungszeiträume und viele frühere Erdenleben geschaffen. Sie sind ein »alter ego«, ein anderes oder fremdes Selbst.

Ursprung des Denkens

Diese in der Anthroposophie fest verankerte Erkenntnis ist für den Großteil der heute lebenden Menschen total ungewohnt, ja für viele absurd. Und doch kann jeder auf Phänomene aufmerksam werden, die ihn merken lassen könnten, dass diese genannte geistige Tatsache durchaus denkbar ist. Schauen Sie auf Ihr Denken. Stammt alles, was Sie denken, wirklich von Ihnen? Eine einfache Übung wird Ihnen zeigen, dass das offensichtlich nicht so ist. Beschließen Sie einfach, wenige Minuten gar nicht zu denken, so wie wir willkürlich den Atem anhalten können. Wer Sporttaucher werden will und ohne Sauerstoffmaske taucht, kann erstaunlich lange Zeiten erreichen, in denen er mit der Atmung aussetzt. Das wird Ihnen beim Denken spontan nicht vergleichsweise gelingen. Kaum haben Sie Ihr Denken »abgeschaltet«, merken Sie, dass es in Ihnen weiterdenkt. Und auch, wenn man dieses »abgeschaltete« Denken trainiert und etwas längere Phasen eines vom Denken befreiten Bewusstseins erreicht, schlüpft selbst dem Geübten plötzlich ein meist alltäglicher Gedanke in die Leere, zum Beispiel: »Vergiss nicht, du wolltest noch Butter holen.«

negative Gefühle und Illusionen

Doch es leben auch Gefühle in uns, die wir aus unserem Bewusstsein heraus nicht haben wollen, weil wir sie verwerflich finden. Und doch sind sie plötzlich da, die Wut, der Neid, die Eifersucht. Und die ganze große Wunschwelt! Welche Illusionen können wir uns über uns selbst machen, wie können wir unsere Schwächen, wenn wir solche denn überhaupt eingestehen, verstehend erklären, was der Volksmund dann Ausreden nennt. Wären wir nur annähernd so verständnisvoll gegenüber anderen wie zu uns selbst, was wäre die Welt friedlich! Diesen Bereich meinte Friedrich Schiller wohl, als er davon sprach, dass in jedem Menschen ein Mörder verborgen sei.[36]

fördernde Wesen

Wieder stoßen wir auf den Zuruf, der auf dem griechischen Apollo-Tempel geschrieben steht: »Mensch, erkenne dich selbst.« Inwieweit bist du schon ganz nur du selbst, was an Fremdem trägst du noch unverwandelt in dir? Das gilt ja auch für das Gute, denn auch fördernde Wesen wirken in uns, die dem jungen Ich zur Seite stehen und ihm helfen, die unfassbare Vielheit von Aufgaben in Leib und Seele zu leisten. Da ist der persönliche Engel, da sind andere hierarchische Wesen aus dem Reich des Vatergottes, die ihm so etwas wie seinen Leib oder vielleicht auch nur sein Gewand bilden, und die in der Natur tätigen sogenannten Elementarwesen (mit Bezug auf die vier Elemente Erde, Wasser, Luft und Feuer), im weitesten Sinne auch Naturwesen oder -geister. Sie alle bilden in unserem Leib und in unserer Seele den Mikrokosmos »Mensch«, den die Alten als ein Bild des eigentlichen Makrokosmos verstanden.

Nur das Ich ist ganz rein von allem Fremden es selbst, im Sinne früherer Tempel das Allerheiligste, das keiner betreten darf. Es sei denn, das Ich lässt den anderen ein, öffnet ihm die Tür, wie es der Apostel Paulus für den Christus tat, wenn er an die Galater schrieb: »Doch nicht ich, sondern der Christus in mir« (Galater 2,20). Ich übersetze das etwas frei in »Nicht Ich, sondern der Christus in meinem Ich«.

Freiheit

Wir haben einen kurzen Moment einen großen Gedankenbogen geschlagen, um die seelische Immunität in ihrer ganzen Dimension zu erfassen, wenn auch nur an einem Zipfel. Der Seele mit dem Ich als ihrem Kern wohnt nämlich ein Element inne, dessen Ich-Prägung ausschließlich dem Menschen vorbehalten ist: die Freiheit. Die Seele ist, anders als der Leib, veranlagt zur

Freiheit. Die sich ganz mit der Individualität verbindet, meine oder Ihre Freiheit ist. Und die durch die seelische Immunität errungen und verteidigt werden will. Dazu ist eine präsente und gekonnte Grenzbildung gegen außen wie innen so wichtig, womit wir wieder zu dem praktischen Teil der Darstellung zurückkehren.

Da Empfindungsleib und Empfindungsseele als Astralleib eine Einheit bilden, ist manches der Schulung der seelischen Immunität bereits angeklungen, bekommt für die Seele als Ganzes angeschaut aber noch zusätzliche Nuancen.

Da ist das Licht als Hauptelement der Seele, so stark, dass Steiner einmal sagte: »Die Seele ist in Wirklichkeit in der Tat Licht.«[37] Zeigt das Licht sich im Empfindungsleib als Welt der Farben, ist es als reines Seelenlicht die *Wahrheit.*

Wahrheit

Wir leisten der Seele einen Bärendienst, wenn wir lügen, ja wir verdunkeln sie. Wenn Lügen zum Alltag werden, wie wir es in unserer Zeit immer stärker erleben müssen, dann lassen sie die Kräfte der Finsternis in die Seele hinein, die das Licht in ihr überwuchern. Für eine präsente Immunität der Seele ist Wahrheitsliebe eine entscheidende Hilfe. Und wieder: Wahrheit gegenüber der Welt, den anderen und gegen sich selbst.

Ein Christuswort an die Jünger verbindet die Wahrheit mit der Freiheit (Johannes 8,31–32, siehe Seite 42). Ein unwahrhaftiger Mensch kann, diese Verbundenheit ernst genommen, kein freier sein. Wahrheit ist unteilbar, es gibt keine Teilwahrheiten. Doch kann sie verschiedene Aspekte aufweisen, so wie wir einen Baum umwandern müssen, um ihn in seiner Gänze (Wahrheit) zu kennen.

Kommunikation mit der geistigen Welt

Wahrheit ist auch eine ganz wichtige Voraussetzung für unsere Kommunikation mit der geistigen Welt, denn eine Lüge kann sie gar nicht betreten, sie wird schon in deren Vorhöfen, der elementaren Welt, aufgehalten und zeigt sich dort zum Beispiel in Gewitterform. Die Menschheit ahnt nicht, wie belastet die Erdatmosphäre mit dem Strom ständiger Lügen ist, welches verdunkelnde Element diese bewirken. Dagegen ist der Weltraumschrott aller Satelliten fast eine Kleinigkeit.

Eine andere Voraussetzung der seelischen Immunität ist die *Wärme.* Wir haben als ihre Quelle die Weltenliebe genannt. Ein wichtiger Begriff heutiger Zeit für diese seelische Liebe ist Empathie, im Christlichen die Nächstenliebe oder die Barmherzigkeit. Die Menschenseele ist in ihrem Urgrund liebend, auch wenn alle heutige Wirklichkeit und auch moderne Psychologie vor allem als Psychoanalyse absolut dagegenspricht.

Wieder erleben wir die Dualität der Seele, die mythologisch im doppelgesichtigen Gott Janus der alten Griechenzeit ein Bild gefunden hat. Der Mensch kann die Welt und die Menschen nicht lieben, wenn er nicht auch sich selbst liebt. Altruismus ist nur möglich im Gleichgewicht mit Egoismus. Ist dessen Verwirklichung Aufgabe des jungen Menschen, ist Altruismus die des alten Menschen. Wobei »alt« in diesem Sinne im fünften Lebensjahrzehnt beginnt.[38] Die mittlere Zeit des Menschen hält beide Kräfte im Gleichgewicht.

Altruismus und Egoismus

Jedes Wesen der Schöpfung, alle göttliche Kreatur, möchte geliebt werden. Kein Baum, keine Pflanze, kein Tier, auch die erwähnte Welt der Elementarwesen, alle wollen geliebt sein. Der erste Schritt ist, wahrgenommen zu werden, die Frage »Wer bist du« zu erleben, Interesse zu spüren. Und das ohne jedes Vorurteil, ganz als reine Wahrnehmung, aufgeschlossen für das So- und Anderssein.

Die Selbstbeobachtung zeigt schonungslos, dass wir das nicht können, dass wir das erüben müssen. Denn ein Wesen in uns verlangt instinktiv, der andere möge so sein, wie ich ihn mir vorstelle, ich will meine Weltsicht auf ihn anwenden. Jede Buche sei wie alle anderen, jedes Tier, jeder Stein ebenso. Was aber Illusion ist. Ein Liebender zu werden setzt den exakt Erkennenden voraus, für den ein kleiner Unterschied eben dennoch ein Unterschied ist. Hierbei hilft eine Seeleneigenschaft, die dem Kind angeboren ist, die es aus seinem Vorgeburtlichen mitbringt: das *Staunen*. Staunen schließt die Seele für alle Andersartigkeiten auf, erlebt die unfassbare Vielfalt als Wunder. Es ist von ihr begeistert und sucht immer Neues auf, verharrt nicht im Gleichen, in der Uniformität, die wir als Kraft aller Diktatur entdecken müssen.

exaktes Erkennen

Ein großes Seelenelement ist die Begeisterung, Ausdruck gesteigerter Seelenwärme. Durch die eine weitere Seeleneigenschaft auftaucht, die Bewegung. Erfasst meine Seele Begeisterung, kann ich kaum ruhig sitzen bleiben, nicht stumm verharren. Sie treibt mich in Bewegtheit.

Begeisterung

Bewegung ist Teil der Seele, ihr ständiger Antrieb. In der Technik würden wir von einem Motor sprechen, der wörtlich ja ein Antreiber ist. Ein schönes Wort für diesen seelischen Antrieb ist Initiative. Da erleben wir den seelischen

Treibstoff aller Bewegung: den *Willen*. Er ist heute die unbewusste Kraft der Seele, verglichen mit Denken oder Fühlen. Die meisten Willensprozesse verlaufen für uns im Unbewussten.

Was wir vom Willen zu wissen glauben, ist eigentlich nur die Vorstellung von ihm. Doch gehört zum modernen Menschen mehr und mehr, sich auch die tätige Welt des Wollens oder Willens so bewusst zu machen, wie wir es von unserem Denken kennen – wenn auch nicht wenige Anteile von diesem noch unbewusst bleiben.

In den Grundübungen für eine geistige Entwicklung nennt Steiner als zweite nach der Kontrolle des Gedankenlebens die des Willenslebens. Einen Aspekt davon kann ich Konsequenz nennen. Konsequentes Handeln entspringt einem »kontrollierten« Willensleben. Dessen größter Feind ist die Bequemlichkeit, worüber aber erst später im Kapitel über Hemmungen und Hindernisse der leiblichen und seelischen Immunität gesprochen werden soll.

konsequentes Handeln

Eine begonnene, »gewollte« Handlung konsequent zu dem gedachten Ziel zu führen, sich von nichts ablenken zu lassen oder rasch noch das eine oder andere dazwischenzuschieben, ist eine Stärkung der seelischen Immunität. Überhaupt zu entdecken und auch zuzulassen, sein seelisches Bewusstsein zu äußern, sich so der Welt mitzuteilen, auch sich selbst »bewegt« zu erleben. Wir haben dafür das schöne Wort Emotion, in dem die Bewegung ja ausgesprochen wird (engl. »motion«). Was wäre die Welt ohne Freude und Leid, Lachen und Weinen, Andacht und Betriebsamkeit, um allererste Beispiele zu nennen. Es geht darum, immer wieder die Zweiheit zu erleben, beide Seiten in sich zu haben, die Fülle der Emotionen so wahrzunehmen, als würden wir in einem Theater ein Schauspiel miterleben.

Zwei wichtige Seeleneigenschaften seien noch angeschaut, weil ihre bewusst geschulten Tätigkeiten großen Einfluss auf die seelische Immunität haben. Beide erweisen sich als wenig angewandt im heutigen Leben und wären doch so entscheidend für unsere weitere Entwicklung. Sie heißen *Andacht* und *Mut*.

Mit Andacht können wohl nur noch sehr wenige Menschen etwas anfangen. Sie wird als Ausdruck eines religiösen Lebens gesehen und weniger als Anteil des täglichen seelischen Agierens. Auch das Brockhaus Lexikon definiert Andacht als »inneres Gesammeltsein zur Aufnahme heiliger oder erhabener Inhalte, die als Symbol erlebt werden, endlich das Aufmerken auf die Gegenwart Gottes als besonderes Kennzeichen des Gebets«. Ganz anders

Andacht

Rudolf Steiner. In Vorträgen zu *Metamorphosen des Seelenlebens,* gehalten in Berlin 1909 und 1910, nennt er die Andacht die Zentralkraft zur Ausbildung der Bewusstseinsseele.[39] Diese ist das geistzugewandte Seelenglied, das die Menschheit seit Beginn des 15. Jahrhunderts eigenständig entwickelt. Die Entwicklungszeit wird mehr als 2000 Jahre andauern, das heißt, wir haben erst ein gutes Viertel dieser Zeit durchlebt.

Bewusstseinsseele

Die Bewusstseinsseele wird uns erleben lassen, dass wir jeder für sich ein eigenständiges Selbst sind, ein ewiger Geistkern, den Aristoteles auch so schön Entelechie nannte. Sie führt uns zur Selbsterfahrung, weshalb sie auch Selbstbewusstseinsseele heißt. Das Ich als dieser geistige Kern erlebt sich existenziell als »Ich Bin«. Das ist ein ganz und gar immunologisches Geschehen und wichtig für unser gesamtes Thema.

Was aber hat nun die Andacht damit zu tun? Steiner schildert sie als gehalten von zwei Kräften, die er Ergebenheit und Liebe nennt. Mit ihr entwickeln wir den ethisch-moralischen Menschen, der sich über seine »bloßen« Triebe und Instinkte (als Teil der Empfindungsseele) erhebt. »Andacht ist die Selbsterziehung der Seele von den dunklen Trieben und Instinkten, von den Begierden und Leidenschaften des Lebens zu den moralischen Idealen des Lebens. Andacht ist etwas, was wir wie einen Keim in die Seele hineinsäen: und er geht auf.«[40]

Ergebenheit und Liebe

Versteht man Religion nicht als Zugehörigkeit zu einer Konfessionsgemeinschaft oder den Besuch einer Kirche, Synagoge oder Moschee, sondern als den Weg der Seele zu dem geistigen Teil unserer Welt (religere = wieder verbinden), dann ist die Definition des Lexikons gar nicht so einseitig. Andacht ist der Anteil des religiösen Menschen, der in sich ergänzt wird durch den künstlerischen und den wissenschaftlichen, also den erkennenden (siehe auch Seite 203). Ein Gedanke Goethes kann das verdeutlichen: »Wer Wissenschaft und Kunst besitzt, hat auch Religion. Wer jene beiden nicht besitzt, der habe Religion.«[41] Religion ist das alles verbindende Element der Seele, eine Urkraft, ohne welche die Seele nicht wirklich existieren kann. In der Andacht wirken – wie bereits erwähnt – Ergebenheit und Liebe. Letztere ist schon mehrfach angeklungen. Was jedoch ist *Ergebenheit?*

Religion

Mit diesem Begriff mag sich kaum ein moderner Mensch verbinden, wird »sich ergeben« doch als Schwäche erlebt. Alles Dienen stammt aus der Ergebenheit, und auch Dienen scheint nur für die Schwachen zu gelten. Christus hat in der Fußwaschung seiner Jünger am Gründonnerstagabend vor dem Passahmahl ein Urbild des Dienens geschaffen. Gerade das Höchste wendet sich dem Niederen, Unvollkommenen zu und erhöht es, indem es ihm dient. »Ich bin der erste Diener meines Staats«, soll Friedrich der Große gesagt haben, und so war für längere Zeit Dienen eine preußische Tugend.

Dienen

Wirkliches Dienen heißt: Ein Fortgeschrittener wendet sich denen zu, die zurückgeblieben sind, er trägt Sorge, dass auch sie fortschreiten. Ein sprechendes Bild für ein solches Verständnis des Dienens ist auch der englische Butler, der typischerweise seinen Herrschaften in Bildung, gesundem Menschenverstand, aber auch Organisation und Vorausschau überlegen ist. Alle diese genannten Elemente entstammen der Ergebenheit als einer der Andachtskräfte. Andacht bedeutet nicht nur Zurückgezogenheit, stille Kammer oder Klause, sie kann voll integriert im alltäglichen Leben sein.

Ein schönes Erlebnis hierfür ist mir in Erinnerung geblieben. Auf dem Weg zur Besichtigung einer Kirche in Florenz überholte uns eine Frau mit vollen Einkaufstaschen. Sie kam wohl vom nahegelegenen Markt und strebte nach Hause. In der Kirche sah ich sie wieder. Sie hatte die vollen Taschen abgestellt und kniete, in ein Gebet versunken, in einer der Kirchenbänke. Nach einigen Minuten stand sie auf, ergriff die Taschen und eilte ihres Weges weiter. Das war gelebte Andacht für mich, die mich tief beeindruckte. Mit ihr verbindet sich auch das Frommsein.

Frömmigkeit

Frömmigkeit ist auch so ein Begriff, den man vielen modernen Menschen wieder neu erklären muss, wobei sie ihn selbst dann möglicherweise kaum verstehen werden. Es sei denn, man bringt sie schon angeboren mit ins Leben. Denn wie soll man Frommsein mit dem Kopf verstehen, wenn es doch aus dem Herzen kommt und unser ganzes Fühlen durchdringt? Frommsein oder Frömmigkeit stammt ganz tief aus dem Wissen, dass uns Menschen eine Kraft begleitet und führt, die als persönlicher Engel bezeichnet wird oder auch – umfassend – als Gott. Dieses Wissen lebt tief in uns als Unterbewusstes, aus ihm stammt das Vertrauen. Wir können es zu einem bewussten Erleben machen und damit zu einem tragenden Fundament unseres Lebens.

Ein Tischgebet kommt mir in den Sinn: »Der Du waltest über den Sternen, verleih uns Würde aus Weltenfernen, mit Andacht zu nehmen, was die Erde uns gibt.« Was ist nicht alles an Nachdenkenswertem in diesen Worten geborgen! Wir entdecken, dass auch die Dankbarkeit, das Danken, ein Aspekt der Ergebenheit ist. Sie ist nichts Erniedrigendes, nein, sie erhöht geradezu unser Menschsein.

Demut

Und ein letztes Element sei genannt, das aus der Ergebenheit stammt: die *Demut.* Wie oft kann man hören, wenn gerade ein großer Erfolg, vielleicht im

Sport, errungen wurde: »Wir müssen demütig bleiben.« Da wird eine Seelentätigkeit fast inflationär gebraucht, deren wirkliche Kraft kaum oder gar nicht mehr gut gekannt wird. Demut setzt ein starkes Selbstbewusstsein, Identität voraus, da muss schon ein stark entwickeltes Selbst die Knie beugen und das Haupt neigen, um einem noch Größeren, Schöpferischen zu begegnen. Es ist beeindruckend, dass Rudolf Steiner die Demut das Tor nennt, durch das der Mensch schreiten muss, wenn er sich »höheren Welten« nähern will, was auch heißt, sich selbst im eigenen Kern zu begegnen. Die »Höhe des Geistes kann nur erklommen werden, wenn durch das Tor der Demut geschritten wird«.[42]

Tor zu »höheren Welten«

Demut hat einen gefährlichen Gegenspieler, den Hochmut. Führt er uns die Wege zur Geistferne, zu dem, was man Materialismus oder auch Atheismus nennt? In Demut und Hochmut steckt der Mut, er ist die Seelenfähigkeit, die für das Verständnis und den bewussten Aufbau einer seelischen Immunität abschließend besprochen werden soll.

Mut

Mut ist keine unmittelbare Seeleneigenschaft. Er stammt aus einem im Menschen veranlagten, der Bewusstseinsseele nahen Geistesglied, das Steiner Geistselbst nennt. Wird das Ich seiner selbst im Spiegel der Bewusstseinsseele ansichtig, *erlebt* es sich als Selbst, ist es im Geistselbst »Geist im Geiste«. Aus diesem »sich als Selbst *bewusst* sein« stammt der Mut. Ein kosmisch-hierarchisches Wesensbild für den Mut ist der Erzengel Michael, sein stofflich-irdischer Repräsentant das Metall Eisen. Mut durchstrahlt die ganze Seele, wir erleben ihn als Erkenntnis- und Entscheidungsmut. Er ist in unserer Mitte als Fühlen zu Hause, verbunden mit dem Herzorgan, das seit allen Zeiten mit den Tierkräften des Löwen vereint erlebt wird. Man denke an die Begriffe »Löwenmut« oder »mit dem Mut eines Löwen«.

Erkenntnis-, Entscheidungs- und Heilmut

Der Erkenntnismut gipfelt in wahrer Selbsterkenntnis. Der Entscheidungsmut wird immer begleitet von der Ungewissheit und der mit jeder wirklichen Entscheidung verbundenen Verantwortlichkeit. Für meinen Beruf als Arzt wesentlich war der von Steiner postulierte Heilmut. Als junger Arzt war ich eher erstaunt, dass ein solcher extra formuliert wurde, erlebte ich doch täglich im praktischen Tun, wie viel Mut es erfordert, sich für einen erkrankten Menschen verantwortlich zu machen und sein Geheiltwerden fest und ausschließlich im Blick zu haben. Zu wissen, dass mein Tun ihm – wenn es nicht richtig konzipiert worden war – auch schaden könnte: das falsch verordnete Medikament, die falsche Diagnose.

Immer mehr Ärzte scheuen die persönliche Verantwortung für ihr Tun. So entstanden der Begriff einer Defensivmedizin und später dann gar sogenannte

Leitlinien, die ein diagnostisches und therapeutisches Handeln so sanktionieren, dass ein Arzt, der ihnen folgt, immer richtig gehandelt hat, auch wenn der Patient Schaden nimmt. Auch die Beipackzettel der Arzneimittel, die alle Risiken desselben auflisten, sprechen den verordnenden Arzt frei, wenn es zu unerwünschten Wirkungen kommt, vorausgesetzt, er hat den angegebenen Regeln entsprechend gehandelt. In der Chirurgie erlebte ich ganz intensiv, dass es Mut erfordert, zum Beispiel in eine gesunde Bauchhaut zu schneiden, um den eitrig-entzündeten Wurmfortsatz des Blinddarms zu entfernen. Welche Scheu musste ich überwinden, wie sehr verstand ich, dass dieses Vorgehen juristisch eine Körperverletzung darstellt. Auch wenn der Arzt dafür nicht belangt wird. Er macht es ja im Einverständnis mit dem Erkrankten, damit dieser wieder gesund wird. Ich habe immer darauf geachtet, dass diese Scheu mir nicht verloren geht und von einer Routine verdrängt wird.

Verantwortung

Mut sehe ich als eine Kraft, die in ihrer Ich-Nähe unmittelbaren Bezug zur Immunität der Seele hat. Es ist längst wissenschaftlich gesichert, dass Angst als Ausdruck fehlenden Muts das Immunsystem schwächt.

Bedeutung des Muts im Seelenleben

Interessant ist, wie in der deutschen Sprache der Mut in zusammengesetzten Wörtern auftaucht. Wir sahen schon auf Demut und Hochmut, kennen aber auch Übermut, Wehmut oder Schwermut. Können wir darin nicht bestätigt finden, welche große Aufgabe der Mut im Seelenleben hat?

Hier wäre so viel zu schildern, so viele Beispiele zu nennen. Doch sollen diese kurzen Darstellungen genügen, den Blick auf die seelische Immunität zu richten und auch darauf, wie sie von jedem aktiv gefördert und unterstützt werden kann. In den folgenden Schilderungen von sie schwächenden Geschehen werden wir die Polaritäten erleben.

Polarität ist ein Grundprinzip der Welt und aller Entwicklung, die wir auch Fortschreiten nennen können. Das Wesen der Seele ist ein solches Fortschreitenwollen. Sie will keinen Stillstand außer der tief bedeutsamen Pause, die allen Entwicklungen eigen ist. Auch unser Herz macht, wenn auch kaum bemerkbar, in seiner lebenslangen unermüdlichen Tätigkeit, zu der Bewegung gehört, seine Pausen. Die wiederum sind wichtige Erkenntnismomente oder -augenblicke.

Immunität der Seele erfordert lebenslange Selbstschulung und Selbsterziehung. Als oberste Forderung an sich selbst steht dabei die Selbsterkenntnis, das Leben aus dem wachen Ich, seiner Präsenz oder Geistesgegenwart. Das macht deutlich, wie angreifbar der Mensch als seelisches Wesen ist, wenn diese Ich-Präsenz nicht existiert oder abgelenkt ist.

Physiologisch geschieht das in Kindheit und Jugend. Hier liegt es in der Verantwortlichkeit der Erwachsenen, die Verletzlichkeit der Seele in ihrer Umweltoffenheit zu schützen, ihr grenzbildende Hüllen zu geben. Die stärksten Helfer sind Verständnis und Liebe. Und, da der junge Mensch sich stark aus Kräften der Nachahmung individualisiert, der Mut, Vorbild zu sein, was andauernde Selbsterziehung erfordert, die wiederum dem Erwachsenen selber zugute kommt. So ist es ein wunderbarer Wechsel von Schenken und Beschenktwerden.

Selbsterkenntnis

Selbsterkenntnis heißt auch, seine Werkzeuge und Instrumente in Leib und Seele zu kennen, sie genauso wie die Lebensumgebung im Bewusstsein zu haben, mit ihnen zu kommunizieren, ihre Bedürfnisse zu erlauschen und sie pflegend wertzuschätzen. Elemente beider wurden vielfältig, wenn auch bei Weitem nicht vollständig angesprochen, weil der Fokus auf die Immunität gerichtet ist.[43] Licht- und Wärmebildung, Freiheits- und Wahrheitsliebe, innere und äußere Bewegung, Staunen, Andacht und Mut stärken die Immunität unserer Seele, wenn wir ihre Aufgaben sehen und unterstützen.

Was hemmt und schwächt die Immunität?

Wirken von Doppelgängerwesen

Alle Immunität geht von unserem Ich aus. Dieses ist – das klang vereinzelt schon an – urgesund. Denn der Geist kann nicht krank sein oder werden. Er bedarf zu seiner Verwirklichung im Erdenleben allerdings seiner Werkzeuge (Leib) und Instrumente (Seele). Diese können erkranken, ja beide tragen entwicklungsgeschichtliche Tendenzen des Krankseins in sich. Wir haben auf das Wirken sogenannter Doppelgängerwesen in Leib und Seele hingewiesen (siehe Seite 72). Sie bringen die Tendenz in den Menschen, dem Ich die richtigen Verbindungswege zu Seele und Leib zu verstellen, Hindernisse aufzubauen, Scheinwelten zu schaffen, die das Ich auf sich lenken und ihm Realität vorgaukeln. Gerade unsere Zeit, beginnend mit dem 19. Jahrhundert, ist geprägt von dieser Auseinandersetzung des Ich mit seinen Doppelgängern, von Selbst und Nicht-Selbst. Das lässt auch verstehen, warum seit der zweiten Hälfte des 20. Jahrhunderts allergische Krankheiten so enorm zugenommen haben, dass ein Drittel aller Menschen betroffen sein soll.

Alle Hemmung oder Schwächung der Immunität ist also ursprünglich ein Angriff auf das Ich, die Individualität. Der Kampf findet aber in Leib und Seele statt, denn das Ich, soweit es nicht seine leiblichen Strukturen betrifft, ist unangreifbar. Dieses »Allerheiligste« in uns kann nur von uns selbst betreten werden, oder von dem Urbild Mensch, das wir Christus nennen, wenn wir ihm Einlass gewähren, ihm die Tür öffnen, wenn er an diese anklopft. Deshalb ist Immunitätsschulung immer Ich-Schulung, worauf später eingegangen werden soll.

Angriff auf das Ich

Der Systematik der bisherigen Darstellung folgend, werden nun Hemmnisse und Schwächungen der Immunität auf leiblicher und dann seelischer Ebene dargestellt.

Leibliche Ebene

Wir haben unterschieden die Immunvorgänge der angeborenen Abwehr, verbunden mit dem Lebensleib, und die der erworbenen Abwehr, die mit dem Empfindungsleib in Zusammenhang steht. Beginnen wir mit der ersteren.

Aus der Überfülle aller Vorgänge und Tätigkeiten im Lebensleib hatten wir sieben herausgegriffen, die noch einmal angesprochen werden sollen (siehe Seite 49): Strömen, Leichten, Stärke, Regeneration, Funktion, Gedächtnis und Befinden. Hemmung des *Strömens* und der mit ihm verbundenen Zirkulation bedeutet Stockung, Schwächung derselben Stauung. Ersteres erfolgt durch Trocknung, Letzteres durch Mangel an Flüssigkeit. Beides greift ineinander, kann sich vermischen, weil die hemmenden und die schwächenden Kräfte immer zugleich wirksam sind, wenn sie auch untereinander konkurrieren und sich selbst in den Vordergrund, den anderen in den Hintergrund drängen wollen.

Hemmung des Strömens

Der menschliche Organismus ist, einmal so angeschaut, ein ständiger Schauplatz kämpferischer Auseinandersetzungen. Die Aufgabe der Ich-Funktion ist es, beide Kräfte in ein gleichgewichtendes Miteinander zu bringen. Da – wie beschrieben – alle leibliche Bewegung ihre Impulse aus der seelischen erhält, ist das Trocknen im Ursprung in der Seele zu suchen. Und hier besonders im Denken. Alle wirklich gesunde Denkbewegung ist eine fließende, auch logisches Denken »fließt«. Wird es aber von der Wirklichkeit abgezogen und zur Abstraktion, stockt es. Das vermittelt sich dem Lebensleib, der dem Denken Kraft gibt. Nun ist es nicht der einzelne abstrakte Gedanke, der das

abstraktes Denken

Austrocknen bewirkt, sondern das unrechte oder ungesunde Maß solchen Denkens. *ungesundes Maß*

Das ist überhaupt eine Maxime aller im Weiteren genannten Hemmnisse und Schwächungen. Ihre Auswirkungen auf unsere Gesundheit, hier die Immunität, sind immer eine Frage des Maßes, eines Zuviel oder Zuwenig. Es ist wichtig, am Beginn dieser Darstellung auszusprechen, dass nicht die genannten Dinge an sich schlecht sind, sondern die Einseitigkeit ihres Wirkens. Das meint wahrscheinlich der Satz von Mephistopheles in Goethes *Faust:* Er sei »ein Teil von jener Kraft, die stets das Böse will und stets das Gute schafft«.[44]
Nicht abstrahierendes Denken an sich ist schädlich, sondern seine einseitige Verwendung, der fehlende Ausgleich.

Das Gegenüber der mangelnden Flüssigkeitszufuhr, um das Flussbett zu füllen, um im Bilde zu bleiben der Regen, wurde schon angesprochen. Es ist der Verlust des Durstgefühls, oft auch, weil andauernd in kleinen Mengen getrunken wird. Wir dürfen nicht vergessen: Auch das Wasser, das wir trinken, muss in uns verwandelt werden, um eigenes »Wasser«, Gewebsflüssigkeit werden zu können. Geschieht das nicht, wird es gleich wieder ausgeschieden. Es ist ja ein Fremdes, ein Nicht-Selbst. Durst sagt, der Organismus ist bereit, Flüssigkeit aufzunehmen, ja er braucht sie jetzt. Und er hat im Augenblick auch die Kraft zur Verwandlung. *Verlust des Durstgefühls*

Oft wird natürlich auch einfach zu wenig getrunken. Oder solche Getränke bevorzugt, die durch ihren Gerbstoffgehalt trotz begleitender Flüssigkeit austrocknen, dörren. Das sind besonders Kaffee und (schwarzer) Tee. Traditionelle Kaffeetrinker zum Beispiel in Österreich oder Italien wissen noch, dass jeder Tasse Kaffee mindestens ein Glas Wasser folgen muss. Das wird in Kaffeehäusern oder Bistros auch heute noch ungefragt serviert. Und der Salzkonsum spielt eine große Rolle, denn Salz bindet Wasser und stiehlt es so dem Organismus. Scharfe Gewürze haben einen ähnlichen Effekt, sie erfordern viel Flüssigkeit, um ihre brennende Schärfe zu löschen. Lassen wir diese Beispiele genügen.

Als zweiter Tätigkeit im Lebensleib begegneten wir dem *Leichten,* der Leichtekraft als Gegenpol zur Schwerkraft, die dem physischen oder Stoffleib eigen ist. Es wurde dargestellt, wie diese Kraft mit dem Licht verbunden ist. Einem Licht, das im Organismus originär von den Nieren gebildet wird. Steiner *Leichtekraft* nannte es mit Bezug auf seine Lebensqualität Lichtäther. Dieser strahlt in den ganzen Organismus und »leichtet« ihn (siehe Seite 52 ff.).

Der Gegenpol des Lichts ist die Finsternis. In der Schöpfungswoche schied Gott das Licht von der Finsternis, die bis dahin eine Einheit bildeten (1. Mose 1,3–5). Und es ganz offensichtlich zukünftig wieder werden sollen, wie es am Anfang des Johannes-Evangeliums heißt: » Und das Licht schien in die Finsternis, doch die Finsternis hat es (noch!) nicht ergriffen« (Johannes 1,5).

Finsterniskräfte als Schwerekräfte

Finsterniskräfte sind Schwerekräfte. Wir können sie in der Depression erleben, aber auch in der Tuberkulose.[45] Gerade bei Letzterer ist sprechend, dass die Tuberkelbakterien absterben, wenn sie ans Licht kommen.

Was nun verstärkt die Finsternis in uns so, dass sie das Licht überwuchern und damit die Immunität schwächen kann? Wieder stoßen wir auf den Ursprung der Seele. Es sind Pessimismus und Skeptizismus, das stete Verneinen, die Kassandra-Gesinnung, immer nur auf das Negative zu sehen, es zu erwarten. Das Glas ist immer schon halb leer, wo es auch noch halb voll sein könnte.

Dies ist ein wesentlicher Anteil auch unserer Medienwelt, wo die gute Nachricht weniger Gewicht hat als die schlechte. Eine solche Seelenstimmung wirkt auf die Immunvorgänge lähmend, man wird anfällig für Infektionskrankheiten, die chronifizieren.

Druck und Disstress

Finsternis ist auch der Ursprung von Druck, so wie wir für das Leichten die Kraft des Saugens beschrieben haben. Leiblicher und seelischer Druck, der sein gesundes Maß übersteigt, äußern sich im Stress, eigentlich im krankhaften Disstress, denn wir sind gewohnt, Stress grundsätzlich schon als pathologisches Geschehen zu denken. Dabei ist Druck im richtigen Maße gesund und notwendig, man denke an den Blutdruck, den Druck, mit dem die Drüsen ihre Sekrete ausstoßen, den Entleerungsdruck von Enddarm und Harnblase, um einige Beispiele zu nennen. Krankhaft wird erst Überdruck oder auch ein Mangel an Druck, Hypertonus und Hypotonus. Das gesunde Wort für Druck im Organismus heißt Tonus. Mit ihm ist auch Spannung, Gespanntsein, gemeint, die im Wechsel Anspannung (zum Beispiel des Muskels) und wieder Entspannung ist, immer dynamisch, nie starr. Das ist sie erst im Hypertonus, womit nicht nur der der Blutgefäße gemeint ist.

Sicher ist es ungewohnt, einen Hoch- und Unterdruck mit der Finsternis zu verbinden, weil diese dem heutigen Menschen eigentlich nichts sagt. Wir müssen sie jedoch als Weltenkraft unbedingt wieder kennenlernen, denn viele Nöte unserer Zeit stammen aus der Dominanz dieser Schwerekräfte.

Wir kommen zu der dritten Tätigkeit, die eine zentrale Bedeutung für die Immunität als Ausdruck angeborener Abwehrkräfte hat. *Verdauen* bedeutet Aneignen, sich zu eigen machen, oder das als fremd Erkannte so zu verändern, dass es gleich wieder ausgeschieden werden kann. Verdauung ist verbunden mit Aggression, denn das Fremde zum Beispiel des Nahrungsstoffes wird radikal zerstört, um aus den so gewonnenen Elementen die eigene Stoffeswelt des Leibs aufzubauen (siehe Seite 33 f.). Das Zentralorgan hierfür ist die Bauchspeicheldrüse, die einen organischen Hauptsitz der Finsterniskräfte darstellt. Wir entdecken, dass Finsternis sich mit Zerstörung, mit Abbau verbindet, während Licht den Aufbau fördert, wie es im Pflanzenwachstum leicht zu entdecken ist. Interessant nur, dass diese abbauende Tätigkeit Kräfte freisetzt, die ich Stärke genannt habe. Ein gutes Bild hierfür ist das Holzhacken, um Feuerholz für den Ofen zu schaffen.

Verdauen

Nun wird zweierlei deutlich: Kräftiges Verdauen macht uns stark, und ein Phänomen der letzten Jahrzehnte ist die ständige Zunahme von Verdauungsstörungen, die als Dyspepsie bezeichnet werden oder sich als Unverträglichkeiten gegenüber bestimmten Nahrungsstoffen wie Milchzucker (Laktose) oder Weizeneiweiß (Gluten) äußern. Die Ursachen hierfür sind vielfältig: hastiges, arrhythmisches Essen, mangelnde Konzentration auf das Essen durch Nebenbeschäftigungen (Zeitung, Radio, Smartphone), sogenanntes Fastfood. Letzteres muss bildhaft so angesehen werden, als ob man bereits vorverdautes Essen zu sich nimmt, eine ja nicht gerade appetitanregende Vorstellung. Fastfood mag schmecken, doch es liefert keine Stärke, führt eher zur Schwächung der Verdauung und damit der Immunität. Gleiches gilt für mangelnde Achtsamkeit beim Essen, weil die Wahrnehmung geschwächt wird, was genau gegessen wird. Was wiederum eine entscheidende Voraussetzung dafür ist, das Gegessene richtig zu verdauen.

Zunahme von Verdauungsstörungen

Schwächend für das Verdauen sind auch die meist synthetischen Zusatzstoffe wie Geschmackskorrigenzien, Aromen, auch Farbstoffe und vieles mehr. Sie täuschen die Wahrnehmung und führen das Ich in die Irre, das Schmecken wird geschwächt und damit alles Verdauen. Nicht zufällig spielt die Ernährung für die Entstehung vieler Erkrankungen eine wesentliche Rolle, ob Arteriosklerose, rheumatische Erkrankungen oder Diabetes. Für die Krebskrankheit wird ihr Anteil mit bis zu 40 % angegeben! Und keine

synthetische Zusatzstoffe

Krebszelle könnte im Organismus bei einem gesund agierenden Immunsystem bestehen, sie würde sofort als fremd erkannt und eliminiert. Wie es bei gesunden Menschen wohl tagtäglich geschieht, wie viele Untersuchungen zeigen konnten. Es ist wieder bezeichnend, dass die Krebsforschung, die lange alle Zusammenhänge mit der Immunität ignorierte und so beispielsweise auch die Misteltherapie abtat, nun die Zukunft mehr und mehr in Immuntherapien sieht. Die im Zusammenhang mit der Impfstoffforschung für die Covid-19-Infektion bekannt gewordene Firma Biontech in Mainz sieht seit zehn Jahren ihren eigentlichen Schwerpunkt in der Entwicklung immunologisch wirksamer Krebstherapien.

Immunität und Krebs

Nicht einfach anschaulich zu machen ist der Zusammenhang von Hemmung und Schwächung des Immunsystems und der angeborenen Immunität mit der Lebenstätigkeit der *Regeneration*. Ihr liegt – so habe ich es dargestellt – eine plastizierende Tätigkeit, die auch Fähigkeit ist, des Lebensleibs zugrunde (siehe Seite 56 f.). Ich kann sie mit der Kunst der Bildhauerei vergleichen, aus einem ungeformten Material (Stein, Marmor, Holz) eine Gestalt herauszuarbeiten. Michelangelo und Auguste Rodin sind herausragende Vertreter dieser plastizierenden Kunst, die einen besonderen Höhepunkt in der klassischen griechischen Plastik hatte, Urbilder der universellen Schönheit der Form. Ein vergleichbar genialer Plastiker ist der Ätherleib, der aber anders als in der Kunst erst das Material schaffen muss, ehe er es dann plastizieren und in Form bringen kann. Das ist ein lebenslanger Prozess, mit absolutem Schwerpunkt in der Kindheit und ersten Lebenshälfte, abklingend dann im Alter.

Regeneration

Der Leib ist eine lebendige Plastik, die sich immer neu herstellt und ein Leben lang verändert. Man vergleiche nur Bilder desselben Menschen als Kind, junger Erwachsener und sehr alter Mensch. Diese ganze Tätigkeit, den Organismus, alle Organe und Gewebe zu formen und zu gestalten, wird Regeneration genannt. Diese bedeutet nicht nur Wiederherstellung von etwas Verletztem, Zerstörtem, sondern Plastizität aller Gestaltung im Organismus. Wobei sich der Lebensleib nach den vom Ich vorgegebenen Bau- und Gestaltungsplänen richtet und besonders die Grenzen achtet.

der Leib als lebendige Plastik

Hemmung oder Schwächung bedeuten hierfür Grenzüberschreitung oder Verlust der Form. Für Ersteres ist die Arthrose ein gutes Beispiel. Statt die Gestalt eines Gelenks immer neu zu bilden, wird seine gesunde Grenze überschritten und mehr Knochen geschaffen, als für die gesunde Funktion nötig ist. Ja, diese wird nun gestört oder gar gehindert. Der begleitende Schmerz

Grenzüberschreitung

macht uns darauf aufmerksam, er ist ein Frühsymptom! Oft ist dann in einem Röntgenbild noch keine Gelenkveränderung erkennbar.

Verlust der Form

Verlust der Form erleben wir in allen Atrophien, im Gewebeschwund, zum Beispiel eines Muskels, der nicht genutzt wird oder werden kann, weil ein Gipsverband oder eine Lähmung ihn an seiner Bewegung hindert.

Die plastizierende Tätigkeit kann aber auch an Orten im Organismus auftreten, wo sie nicht hingehört, und dann »versprengte« Gewebe bilden. Beispielsweise findet sich dann Gewebe der Bauchspeicheldrüse in der Magenschleimhaut oder Gebärmutterschleimhaut an der Außenseite des Darms (Endometriose). Beides kann zu ernsten Komplikationen führen.

Was führt nun zu solchen Veränderungen physiologischer Lebenstätigkeiten? Das ist nicht so direkt zu beantworten wie bei den zuvor genannten. Wir hatten bei den fördernden Kräften die Kunst genannt. Ohne Zweifel sind die Künste in der modernen Leistungsgesellschaft mit Prägung durch das Wirtschaftsdenken mehr Dekoration oder Hobby als integraler Bestandteil täglichen Lebens. In der Pandemie durch das Covid-19-Virus wurde die Kunst als eine der ersten Lebensformen unterbunden. Sie wurde als nicht »systemrelevant« deklariert. Dieses Wort ist unglaublich demaskierend für unser Denken, das nur scheinbar Nützliches, Lebensnotwendiges als relevant erlebt. Kunst ist jedoch ein essenzieller Anteil des Menschseins, unverzichtbar für die ganze Menschenbildung bis in Organgestaltungen hinein. Rudolf Steiner vermittelte das zum Beispiel in der Waldorfpädagogik, bei der alle Wissensvermittlung tief mit künstlerischer Gestaltung verbunden wurde. Dieser Verlust des Künstlerischen im täglichen Sein hat tiefgreifende Konsequenzen, für die in weiten Kreisen keinerlei Bewusstsein besteht. Das passive Aufnehmen von Kunst in Konzerten, Museen und Theatern kann nicht den Mangel ausgleichen, der dadurch entsteht, dass der Mensch nicht selber künstlerisch tätig wird.

Kunst als essenzieller Anteil des Menschseins

An die Stelle der Kunst ist die Technik getreten, von ihr geht größte Faszination aus, ihr vertraut der Mensch, er überlässt sich ihr. In Kunst und Technik begegnen wir den Gegensätzen von Kreativität (Kunst) und Automatismus (Technik). Wie oft hört man heute sagen: »Das mache ich ganz automatisch« oder »Das geschieht ganz automatisch«. Als ob der Leib oder die Seele Apparate wären!

Kunst und Technik

Hier ist auch die Verständnisbrücke zur Immunität. Denn einer der Orte im Organismus, wo geradezu größte Kreativität gefordert ist, ist die Immunorganisation. Wie muss sie immer neu schöpferisch, also kreativ, auf das unendlich zahlreiche Fremde reagieren, dem sie in einer Welt synthetischer

Neubildungen begegnet, die absolut unbekannt sind. Sie sind keines natürlichen Ursprungs, an den sich über Jahrhunderte oder -tausende angepasst werden konnte, sodass lange Lernprozesse hinter der Menschheit liegen. Die alte Welt des Handwerks war eine künstlerische, insofern sie Kreativität erforderte. Medizin wurde einmal als eine Heil*kunst* bezeichnet, weil sie eben nicht einer Uniformität im Menschen begegnete, sondern Individualität oder Einzigartigkeit. Keine Krankheit bei Menschen ist jemals die gleiche, wenn sie auch tausendmal als die gleiche benannt wird, ob Lungenentzündung, Herzinfarkt oder Diabetes. Immer muss der Arzt die Einmaligkeit entdecken, welche der individuelle Mensch dem Typus Krankheit aufprägt. Und so wird auch jede Therapie individuell, muss immer neu kreiert, darf nie schematisiert werden. Das fördert dann die kreativen Kräfte der Immunorganisation, auch im Arzt selbst. Wenn er so arbeitet, stärkt er das Gesunde in sich und kann davon auch seinen Patienten etwas geben.

Kreativität

> *Alles Sich-Verschreiben* an Automatismen schwächt unsere andauernde Bildung von Immunität, alle Kreativität stärkt sie.

Rhythmus

Kommen wir zum fünften Tätigkeitsfeld des Lebens in uns, der zeitlichen Ordnung, dem *Rhythmus*. Hier liegt es auf der Hand, was sie hemmt und schwächt. Wohl selten war eine Epoche so arrhythmisch wie die Neuzeit etwa ab dem späten 19. Jahrhundert. Es ist vor allem die Elektrizität, die das bewirkte, denn mit ihr lernte der Mensch die Nacht zum Tag zu machen. Lebten die Menschen zuvor mit dem Licht der Tages- und auch Jahreszeiten, konnten sie nun mehr und mehr die Tage willkürlich verlängern. Mit der zunehmenden Dominanz des von Technik und Maschinen bestimmten Wirtschaftslebens kamen Schichtdienste hinzu, mit der Luftfahrt Zeitverschiebungen, die den inneren Rhythmus durcheinanderbrachten. Man denke an die Symptomatik eines Jetlags. Bis in die Schulen hinein wurde die Zeitgestaltung der Stundenpläne nicht mehr mit Rücksicht auf die Menschen (Schüler und Lehrer) festgelegt, sondern auf bloße Effizienz und Wirtschaftlichkeit ausgerichtet.

Bedeutung von Elektrizität und Wirtschaftsleben

Das hat sich bis in das Familienleben ausgewirkt. Es wird nur noch wenige Familien geben, bei denen wirklich regelmäßige Essenszeiten die ganze Familie zusammenführen. Auch den Schlafenszeiten fehlt oft ein Rhythmus. Wie oft wird eine späte spannende Fernsehsendung zum Anlass, sehr spät ins Bett zu gehen, um dann am nächsten Morgen, wenn es möglich ist, länger zu schlafen. Wie viele Menschen glauben sich etwas Gutes zu tun, wenn sie am freien Wochenende oder an Feiertagen »endlich einmal ausschlafen«. Die Rhythmusforschung zeigt, wie rasch und anhaltend der innere Schlafrhythmus gestört wird. Und wenn dann Schlafmittel genommen werden, verstärken sie noch diese Tendenz.

Jeder mag hier selber weiterdenken, an wie vielen Stellen des modernen Lebens ein geordneter Rhythmus verhindert wird, einfach nicht gelebt werden kann. Und wie oft dort, wo man es besser machen oder berücksichtigen könnte, dies gar nicht gewollt wird, weil man von der großen Bedeutung des Rhythmus und einer zeitlichen Ordnung nichts mehr weiß! Man lernt nichts darüber in der Schule. Die Medizin kennt zwar die Wissenschaft der Chronomedizin, auch ihre Ergebnisse, kümmert sich aber nicht darum.

mangelndes Wissen über Rhythmus

Alle Funktionen im Organismus sind rhythmisch geordnet, untereinander abgestimmt. Die immer größere Arrhythmie von außen irritiert die Ordnung, führt zur Fehlfunktionen, Über- und Unterfunktionen. Und das hat Auswirkungen auf die Immunfunktionen, die ja auch geordnet ablaufen, die mit wichtigen Organen wie dem Knochenmark, Leber, Milz und Nieren zusammenhängen. Nimmt man das musikalische Element aller Immunfunktionen und ihrer Ordnung zu dieser Ein- und Ganzheit hinzu, können wir von zunehmenden Missklängen sprechen, eventuell auch von einer Kakophonie.

Gedächtnisbildung

Die Lebenstätigkeit der *Gedächtnisbildung* lässt eine direkte Verbindung zur Immunorganisation erkennen. Denn eine ihrer wichtigsten Fähigkeiten ist das Immungedächtnis. Wir hätten große Gesundheitsprobleme, wenn das Immunsystem ein fremdes Agens jedes Mal erst neu identifizieren und sich überlegen müsste, auf welchen seiner möglichen Wege es so bearbeitet wird, dass es keinen Schaden anrichtet. Es ist entlastend, wenn dieser Lernvorgang – einmal geleistet – nun für alle späteren Begegnungen gewusst wird, weil im Gedächtnis eingeprägt. Andernfalls hieße das vergleichbar, das einmal gelernte Einmaleins immer neu lernen zu müssen, weil sich kein Gedächtnis bildet – oder die Erinnerungsfähigkeit verloren gegangen ist, wie es im Alter bei Demenzen der Fall sein kann. Alles erfolgreiche Impfen beruht auf einem Immungedächtnis, das sich unter anderem an das Antikörpersystem koppelt.

Impfen und Immungedächtnis

Zur Schulung der Gedächtnisbildung diente in früherer Pädagogik vor allem das Auswendiglernen und Wiedergeben (Repetieren) zur Förderung der Erinnerung. Ein Abiturient Anfang des 20. Jahrhunderts musste in der Prüfung diese Fähigkeit nachweisen, zum Beispiel durch das Aufsagen langer Gedichte oder auch – man glaubt es kaum – von vielstrophigen Kirchenliedern, wie es mir mein Vater erzählte, der 1910 in Potsdam Abitur machte. Und nun denke man an unsere Zeit und die Versuchung, das eigene Gedächtnis an Maschinen zu delegieren. Diese Möglichkeit ist ein zentraler Angriff auf eine Grundfunktion des Menschen und wirkt sich verheerend aus, wenn sie bereits in Kindheit und Jugend, also auch während der Schulzeit, schwerpunktmäßig praktiziert wird. Der Neurobiologe und Hirnforscher Manfred Spitzer hat längst vorliegende Forschungsergebnisse zusammengefasst und in seinem lesenswerten Buch *Digitale Demenz* publiziert.[46]

Gedächtnis als Grundfunktion des Menschen

Für das Verständnis der Zusammenhänge mit unseren Immunvorgängen muss immer neu betont werden, dass der hochkomplexe und stark gegliederte Mensch eine Ganzheit aller »Teile« bildet, ja die Ganzheit – das Ich – sich im Laufe der Entwicklung mithilfe geistig-hierarchischer Kräfte seine Teile gebildet hat und weiter bildet.

> *So typisch Organe als Werkzeuge des Ich* oder Seelenglieder und -eigenschaften als seine Instrumente bei allen Menschen sind, so individuell werden sie ausgebildet, um den Intentionen des Ich zu genügen. Sie werden mit Schwerpunkt in den ersten zwanzig Lebensjahren vom Typus oder Modell ausgehend individualisiert. Ihre Ganzheit, für die wir ja auch den Begriff Organismus haben, bewirkt, dass was auch immer an irgendeinem Ort im Organismus geschieht Aus- oder Rückwirkungen auf diese Ganzheit hat. So schadet ein mangelhaftes Gedächtnis oder eine gestörte Erinnerungsfähigkeit auch der Bildung und gesunden Funktion des Immungedächtnisses.
>
> Ein anderes Merkmal dieser Lebenstätigkeit habe ich mit dem Begriff Speicherung oder Vorratsbildung bezeichnet. Für sie gilt im Besonderen das gesunde Maß. Sowohl die Überfüllung der Speicher, am gröbsten zu sehen in der Adipositas, dem Übergewicht, auch Fettsucht genannt, als auch ihre Entleerung durch Unterernährung oder krankhafte Essstörungen wirken sich schwächend auf die Immunität aus. Solche Menschen sind anfälliger für Erkrankungen besonders im Stoffwechselbereich, wo wieder Fett- und Zuckerstoffwechselstörungen (Diabetes) stark ins Auge fallen.

Willensschwäche und Aversion

Auch vermittelt sich die seelische Quelle der Trägheit bzw. Willensschwäche einerseits und die Aversion gegen den Leib andererseits, die sogar zum Ekel werden kann, den Immunprozessen, die dann zu träge reagieren oder aus einer Aversion heftiger reagieren können, als es notwendig wäre.

Den groben Veränderungen von Überfüllung und Entleerung von Speichern entsprechen viel feinere in den einzelnen Organen, die nicht ins Auge springen, die sich auch feinerer Diagnostik entziehen können und sich dennoch vor allem in Funktionsstörungen bemerkbar machen. Ein Beispiel sind die immer häufigeren sogenannten Unverträglichkeiten von Nahrungsmitteln, ebenso die Fülle sogenannter funktioneller Krankheiten aller Verdauungstätigkeiten, die ja nicht auf den Magen-Darm-Trakt beschränkt sind, sondern den ganzen Organismus durchdringen und auch eine entscheidende Funktion der Immunabwehr sind.

Funktionsstörungen

Kommen wir zum Abschluss dieses Blicks auf Hemmungen und Schwächungen der sieben herausgegriffenen Lebenstätigkeiten (siehe Seite 49) auf die zuletzt genannte, das *Befinden*. Mit diesem treffen wir auf die Sinnestätigkeit, die sich tief unbewusst auf den Leib richtet, im Speziellen den Lebenssinn. Mit ihm überwacht das Ich alle Vorgänge oder Funktionen im Lebensleib, auch die Abstimmung derselben zum Wohle des Ganzen. Kein Organ darf sich mehr in den Vordergrund drängen, als es im Interesse des ganzen Organismus und einer bestimmten, zeitlich begrenzten Aufgabe notwendig ist. Mit dem Lebenssinn wacht das Ich auch über die Bedürfnisse der Organe und Gewebe: Bekommt jedes von ihnen die Menge Sauerstoff durch das Blut, die es im Augenblick braucht, den Zucker als Energieträger, die Salze etc.? Werden die Ausscheidungsstoffe auf den gesunden Wegen zur Ausscheidung gebracht, oder suchen sie Fehlwege, kommt es zu Ablagerungen, weil der Weg sich als Sackgasse erweist? Besteht Über- oder Unterforderung?

Befinden

Diese Ich-Tätigkeit hat sich ihr Organ im Herzen gebildet, von ihm aus wird ohne Pause alles im Blick gehalten, was im Organismus vor sich geht, und das Blut ist der Informationsträger, von dem das Ich im Herzen alles ablesen kann, was wie auf eine Tafel aufgeschrieben ist. Deshalb muss das Blut in seinem Strom immer neu kurz angehalten werden, damit diese Wahrnehmung möglich wird. Wir verstehen, weshalb Rudolf Steiner sich vehement gegen die Auffassung einer Pumpfunktion des Herzens aussprach, was ja aus den Gesetzen der Mechanik heute auch als falsch erwiesen wurde. Er nannte das Herz ein Sinnes-, das heißt Wahrnehmungsorgan und auf mechanisch-physischer Ebene ein Stauorgan. Damit beschrieb er dieses kurze Anhalten des Blutstroms, das erfolgt, um die in ihm enthaltenen Informationen aus dem Organismus ablesen zu können.[47]

das Herz als Wahrnehmungsorgan

Schulung des Lebenssinns heißt zuallererst, Achtsamkeit auf das Befinden anzuwenden. Und dieses nicht zu betäuben oder zu täuschen. Ersteres erfolgt beispielsweise durch Schmerzmedikamente, denn Schmerz ist eine der wichtigsten Äußerungen des Lebenssinns. Letzteres erfolgt durch Psychopharmaka, die ein Wohlbefinden vorgaukeln, das der Wirklichkeit nicht entspricht. Beide Arzneimittelgruppen gehören zu den häufigsten Verordnungen oder auch Selbstmedikationen der letzten Jahrzehnte. Und hemmen oder schwächen so unsere Immunität.

Schauen wir nun auf die Hemmungen und Schwächungen der Immunität, soweit sie sich im Empfindungsleib vollziehen. Dieser ist ja Träger der Immunität, die uns nicht angeboren ist, sondern lebenslang durch Lernen erworben wird. Wir haben gesehen, dass hierfür Elemente wie Wärme, Atmung und Bewegung grundlegend sind (siehe Seite 65 ff.), vor allem jedoch die wahrnehmenden Sinnestätigkeiten. Hemmungen und Schwächungen betreffen also vor allem diese genannten Tätigkeiten.

Überhitzungen und Kältungen

Wie extrem wird doch heute die *Wärme* attackiert. Einerseits von außen durch Überhitzungen, innerlich durch starke Kältungen. Jeder Sonnenbrand ist eine große Belastung der Immunorganisation, denn sie muss viele Kräfte aufwenden, diese von außen kommende, nicht mencheneigene und so fremde Wärme abzuwehren oder sie durch »Verdauung« zur eigenen zu machen. Wie sehr werden heute zum Teil eiskalte Getränke bevorzugt, die möglichst direkt aus dem Kühlschrank geholt werden. Wieder muss viel Kraft aufgewendet werden, um die körpereigene Wärme dagegen zu erhalten.

Wärmeorganismus

Die geordnete Wärme in uns, deren Quell wir in der Seelenwärme der Liebe und Zuneigung beschrieben haben (siehe Seite 65) und die ihren organischen Quellpunkt im Herzorgan hat, bildet einen den ganzen Leib durchgreifenden Wärmeorganismus, der zu den großen Geheimnissen des Menschseins zählt und von dem die moderne Medizin eigentlich nichts weiß. Würde sie ihn kennen, wäre sie nie auf die Idee gekommen, fiebersenkende Arzneimittel zu entwickeln (bzw. sie so »flächendeckend« einzusetzen). Die moderne Medizin dagegen erklärte Fieber zu einem Feind, den es schon im Ansatz zu bekämpfen gelte. Und viele der modernen synthetischen Arzneimittel sind wärmefeindlich, sie kälten. An vorderster Stelle alle Kortisonpräparate, die meisten Antirheumatika, Antibiotika und etliche Antidepressiva, um nur einige Beispiele zu nennen.

Kälten bedeutet immer Verfestigen, Sklerotisieren. Was ja in manchen

Situationen auch notwendig werden kann, wenn sich der Körper aufzulösen droht, leiblich beispielsweise in einer Sepsis oder einer akuten Leberdystrophie als Folge einer schweren Leberentzündung, leiblich-seelisch in einem allergischen (anaphylaktischen) Schock. Auch aus der Seele kommen heute viele Kältungsimpulse durch Skeptizismus, kalte Intelligenz oder Negativität. Auch der Hass stammt aus der Kälte.

Schock und Erschrecken

Das *Atmen* wird belastet durch alles, was wir Schock nennen, wozu auch das Erschrecken gehört. Und es sind nicht die großen Schocks, die wir bewusst erleben, vielleicht durch einen Unfall, einen Terrorakt oder eine Naturkatastrophe. Es sind die vielen kleinen alltäglichen Schocks, die uns oft kaum oder gar nicht bewusst werden, sodass wir sie nicht bearbeiten können. Schon in den Siebzigerjahren des vorigen Jahrhunderts zeigten arbeitsmedizinische Untersuchungen, wie es beim Autofahren ständig zum Anhalten des Atems oder zur Beschleunigung des Pulses kommt, ohne dass es bemerkt wird, auch nicht bei Berufsfahrern, selbst bei Rennfahrern, die sich eine Zeit lang durch die Einnahme von Beta-Blockern halfen, ehe das verboten wurde. Gleiches kann für Film und Fernsehen gesagt werden, besonders durch die Fülle der Krimis, Thriller, Grusel- oder Katastrophenfilme.

Wie schnell sind wir – im übertragenen Sinne – heute außer Atem, atemlos. Ist man das tatsächlich leiblich auch nur für eine kurze Zeit, tritt der Tod ein. Störungen des Atems sind immer wie ein kleines Sterben, was für die Immunvorgänge Lähmung heißt. Und alles, was durch lange Zeiten die Atmung stärkte, gute körperliche Arbeit, ein zu Fuß zurückgelegter Arbeits- oder Schulweg, vor allem auch das Singen, ist heute doch zumeist abgelöst durch automatisches Bewegtwerden (Auto, Bus, Bahn, Flugzeug) oder wird wie der Gesang nicht mehr so selbstverständlich ausgeübt.

Humor und Lachen

Es gibt weitere große Förderer des Atmens: den Humor und das mit ihm verbundene Lachen, ein echtes, befreiendes Lachen. Und auch das Weinen ist ein großer Ausatmer.

Das leitet uns zur *Bewegung*. So großartig moderne Verkehrsmittel sind, so verheerend wirken sie auf unsere körperliche und seelische Bewegung. Es gibt diese Untersuchungen bisher nicht, doch ich bin ganz sicher: Ein Großteil unserer zivilisatorischen, überwiegend chronischen Degenerationskrankheiten beispielsweise am Knochen-, Muskel- und Bändersystem ist eine Folge der automatisierten Bewegung. Es entstanden instinktiv Gegenmaßnahmen wie das Jogging oder später Nordic Walking, auch der Freizeitsport, doch betrifft dies ja nur einen verhältnismäßig kleinen Teil aller Menschen, die aktiv Sport betreiben. Besonders viele Kinder nehmen daran keinen Anteil. Sie sind heute aber von der automatisierten Bewegung her die besonders Betroffenen.

Die Bewegung ist der Antrieb aller Stoffwechselvorgänge, diese bilden wieder einen Zusammenhang mit aller Regeneration, also Aufbauprozessen, und statt Regeneration kommt es bei einem Mangel an Bewegung dann zur Degeneration.

seelische Bewegung

Es ist nicht nur die körperliche Bewegung, die Stoffwechsel und Regeneration antreibt. Auch seelische Bewegung hat daran Anteil. Und auch hier blickt man auf einen Mangel oder eine Schwächung. Denn anstelle von Begeisterung finden wir zu oft Coolness, statt Lust und Freude Nullbock. Das mag jetzt übertrieben oder einseitig klingen, doch man mache sich sein eigenes Bild und urteile dann selbst. Waren noch vor fünfzig oder siebzig Jahren Bewegungsspiele wie Hüpfen, Seilspringen, Rollerfahren, Ballspiele typisch für die Kindheit, sind es heute zumeist Computerspiele und Fernsehen. Diese sind aber wirkliche Hemmnisse der Bewegtheit, sie lähmen geradezu die äußere wie innere Bewegung.

zwölf Sinne

Bleibt noch ein letzter, verkürzter Blick auf das Sinnesleben, das Wahrnehmen. Rudolf Steiner hat die Sinneslehre revolutioniert, indem er nach eingehender Forschung eine Zwölfheit von Sinnen beschrieben hat. Sie sind so geordnet, dass jeweils vier Sinne sich dem Leib, der Seele und dem Geist zuwenden. Es ist hier nicht beabsichtigt, diese Sinneslehre ausführlich darzustellen, sie ist im Original bei Steiner oder ausführlich zum Beispiel bei Albert Soesman nachzulesen.[48] Hier kommt es auf die vier Sinne an, die im Besonderen bei der Arbeit der Immunorganisation eingesetzt werden, und es kommt grundsätzlich auf die Sinnestätigkeit an, die wir Wahrnehmung nennen.

Die für die Immuntätigkeiten wichtigen Sinne sind der Lebenssinn und der Eigenbewegungssinn, zwei leiborientierte Sinne, und der Schmeck- und Riechsinn, die beide seelenorientiert sind. Alle wurden schon kurz erwähnt und ihr Zusammenhang mit dem Ausbilden von Immunität angesprochen (siehe Seite 69 ff.).

Lebenssinn

Der *Lebenssinn* ist zuständig für die Wahrnehmung des Zusammenwirkens der Organtätigkeiten, ihre Abstimmung untereinander, aber auch ihre Bedürfnisse. Seine Tätigkeit äußert sich in unserem Leibeserleben, das ich Befinden nannte. Seine leiblichen Organe sind vor allem das Blut und das Herzorgan. Mit ihm erfühlen wir uns als Ich in unserem Leib, den wir lebenslang immer neu gestalten. Im ganz gesunden Zustand sprechen wir von Wohlbefinden. Sein Tun ist zwar von hoher Bewusstheit, die wir Ich-haft allerdings kaum ins Wachbewusstsein spiegeln. Erst wenn der Lebenssinn gestörte Funktionen signalisiert, werden wir dessen auch wach bewusst, erleben Missempfinden, Missbehagen. Die Seelenstimmung der Behaglichkeit entspringt dem gesunden Erleben des Lebenssinns.

Bewegungssinn

Der *Bewegungssinn* ist auch im Unbewussten tätig, er nimmt alle inneren Leibesbewegungen wahr und steuert sie. Man nennt ihn daher auch Eigenbewegungssinn. Durch ihn dirigiert das Ich die Bewegung der Flüssigkeiten (»Säfte«), der Stoffe, der Wärme, auch der Zellen in unserem Leib. Er ist im Sinne heutiger Güterwege im äußeren Leben der Logistiker aller Sinne. Es ist doch von größter Bedeutung für unsere Gesundheit, dass sich zum Beispiel der Blutstrom so verteilt, dass jedes Organ, alle Gewebe die Blutmenge erhalten, die sie für ihre augenblickliche Arbeit benötigen, was sich ja im Tagesverlauf ständig verändert. Es ist von ebensolcher Bedeutung, dass die Immunzellen und ihre Botenstoffe die Wege nehmen, auf denen sie mit den fremden Eindringlingen zusammenkommen und sie bearbeiten können. Das gilt auch für die Nahrungsstoffe, die über den Darm aufgenommen und der Leber zugeführt werden, von wo aus sie nach der Beurteilung »nützlich/schädlich« weitergeleitet oder ausgeschieden werden.

Es ist für unser Denken wirklich unfassbar, welcher »Verkehr« in diesem Sinne im Gesamtorganismus stattfindet. Und wie dort aus Chaos Ordnung entsteht.

Muskeln als leibliche Grundlage

Der Bewegungssinn findet seine leibliche Grundlage besonders in unseren Muskeln, die ja ähnlich wie Nerven oder Blut den ganzen Organismus durchwirken. An fast allen Orten im Leib finden wir Muskulatur, und besonders wichtig ist für unseren Blick auf die Immunvorgänge die feine Muskelschicht, die sich in den Gefäßwänden findet. Wir dürfen in ihnen nicht nur Bewegungsvermittler, sondern auch Sinnes*organe* erleben.

Knorpelsubstanz

Einen weiteren wichtigen Ort für den Bewegungssinn bildet alle Knorpelsubstanz. Vermitteln die Muskeln dem Ich Wahrnehmung durch ihre Verkürzung (Anspannung) und Verlängerung (Entspannung), so dient der Knorpel als Spiegelungsorgan der Wahrnehmung von Bewegung. Dem Knorpel entspricht in den Blutgefäßen die Innenhaut, die Intima, die dem Ich eine hohe und genaue Spiegelfähigkeit ermöglicht. In der Muskulatur ist es der Tonus, dessen Veränderungen dem Ich Einblicke in die Tätigkeit des Bewegungssinns erlauben, es wahrnehmen lässt.

Geruchssinn

Der *Geruchssinn* ist der seelisch orientierte Sinn, der den Leibessinnen am nächsten liegt. Seine Tätigkeit, das Riechen, braucht – wie bereits erwähnt – die Luft als Vermittlerin. Er wirkt an den Oberflächen der Stoffe, dringt nicht wie das Schmecken in sie ein. Er riecht die Ausdünstungen anderer Wesen oder Dinge, durch ihn wird uns der Unterschied von Innen und Außen vermittelt. Er führt auch zu einer moralischen Bewertung von Gut oder Schlecht, eigentlich kennt er keine anderen Kategorien. Mit ihm hängt zusammen, dass wir die Welt einseitig dual erleben.

Sein äußeres Organ ist die Nase, die in ihrer Form sehr individuell ist, sich im Laufe des Lebens auch verändert oder zumindest verändern kann. Wie sehr ein Mensch sich mit seiner Nase identifizieren kann, ist daran ablesbar, dass Nasenkorrekturen zu den häufigsten kosmetischen Operationen zählen. Sein eigentliches und inneres Organ sind aber die Nieren, was schon angesprochen wurde (siehe Seite 36).

Abschottung gegen Gerüche nicht möglich

Auffällig im Unterschied zum Schmecken oder Sehen: Wir können uns gegen Gerüche nicht abschotten, wir können die Nase nicht wie die Augen einfach schließen. Wir können sie mit den Fingern zuhalten, und dennoch dringen Gerüche in uns ein. Das ist wohl auch wichtig für die Bedeutung des Geruchssinns für die Immunität. Es braucht diese Unmittelbarkeit einer Begegnung, damit kein Fremdes sich heimlich einschleichen kann, vorbei an allen Wächtern. Beim Tier ist dieser Vorgang stark instinktiv geprägt, beim Menschen auch, doch stärker noch verbunden mit wachem Bewusstsein.

Dem Geruchssinn steht heute eine Fülle von Täuschungen gegenüber. Die immer größere Anzahl künstlicher Duftstoffe wirkt als ständige Ablenkungen von der Wahrnehmung natürlicher Düfte oder Gerüche, Deodorantien verstecken sie. In neuen Autos werden Düfte eingebracht, die den Besitzer lange Jahre begleiten und ihm suggerieren, was für ein gutes Gefährt er gekauft hat. Denn Gerüche können sehr manipulieren. Eine besondere Komponente bringen da die Parfums hinzu, man denke nur an den gleichnamigen Roman von Patrick Süskind.

synthetische Düfte

Die heute wohl alltägliche Begegnung mit dieser Welt synthetischer Düfte belastet das Immunsystem, zum einen in der Ablenkung von der Wahrnehmung natürlicher Ausdünstungen, zum anderen in der Menge solcher Wahrnehmungen, die für anderes keinen Platz mehr lassen. Das Hauptproblem dabei ist die mit künstlichen Düften verbundene Täuschung. Wenn man diese Täuschung tiefer denkt: Verlieren wir dadurch das schnelle Unterscheidungsvermögen von Gut und Böse, deren Erkenntnis eine Grundforderung unserer Zeit ist?

Geschmackssinn

Kommen wir schließlich zum Schmecken. Der *Geschmackssinn* ist wohl für jeden Menschen von herausragender Bedeutung, ähnlich wie Sehen und Hören. Man stelle sich vor, man würde beim Essen und Trinken gar nichts mehr schmecken! Auch hier begegnen wir einer Welt der zunehmenden Täuschung durch viele künstliche Aromastoffe und Geschmacksverstärker, die den Dingen einen Geschmack geben, den sie gar nicht haben oder der ihnen gar nicht entspricht. Man denke hier zum Beispiel an den sogenannten Erdbeerjoghurt, der aber noch nie eine echte Erdbeere gesehen hat.

Der Geschmackssinn nimmt die besondere Art der Stoffe wahr, die wir auch Qualität nennen. Er dringt in die Stoffe hinein, indem er sie löst. Er ist wie der Geruchssinn mit der Luft ganz mit dem Element des Wässrigen verbunden. Und wo Ersterer fragt: »Gut oder schlecht?«, fragt das Schmecken: »Gesund oder ungesund?« Das zeigt seine große Wichtigkeit für den Menschen und seine leibliche und seelische Gesundheit, die wiederum entscheidend ist für seine Immunität.

stark seelisch gerichteter Sinn

Wie stark seelisch gerichtet dieser Sinn ist, wird an dem übergeordneten Begriff »Geschmack« deutlich. Ist dieser auf die Welt gerichtet, wirkt er kulturbildend. Das äußert sich in der Mode, in der Architektur, in der Kunst. Nach innen gerichtet sind die vier Haupterlebnisse des Schmeckens salzig, sauer, bitter und süß. Beides verbindet sich in sprachlicher Begrifflichkeit, wenn von einem süßen Leben, einer bitteren Not gesprochen wird oder davon, dass einem etwas sauer aufstößt. Salz war einmal kostbar, es wurde sogar als Zahlungsmittel genutzt, wovon sich das Wort »Salär« (Lohn) ableitete.

Ein tiefgründig geheimnisvolles Wort spricht der Christus zu seinen Jüngern, wenn er sie als das Salz der Erde bezeichnet (Matthäus 5,13).

soziale Komponente

Lebt der Geruchssinn mehr im Distanzieren, wirkt das Schmecken mehr verbindend, es hat eine starke soziale Komponente. Wie deutlich kann man das bei gemeinsamen Mahlzeiten erleben. Auch hierfür finden wir ein Urbild im Leben des Christus, der sich am Gründonnerstagabend unmittelbar vor seiner Passion zum Abendmahl an den gemeinsamen Tisch setzte. Dieses Geschehen wurde zum Sakrament und verbindet weltweit Menschen als

Kommunion, wobei wichtig ist, dass unterschiedslos alle das Gleiche bekommen. So kann der Geschmackssinn auch ein sozialer Sinn genannt werden.

Sein Hauptorgan, das wurde schon angesprochen, ist die Leber, die ihre »Schmeckfühler« in alle Verdauungstätigkeiten ausstreckt, in Darm und Magen bis in die Mundhöhle hinein. Dabei ist das Schmecken zum Teil wachbewusst, zu einem größeren Teil halb- bis unbewusst. Das leitet über zu der allen Sinnestätigkeiten zugrunde liegenden Wahrnehmung als Anteil des Bewusstseins und seiner Differenzierung.

Bewusstseinsschichten

Unser alltägliches Bewusstsein stützt sich auf die Sinneswahrnehmungen. Es ist in sich gegliedert in ein Wach-, ein Traum-, ein Schlaf- und ein Komabewusstsein, was im Folgenden erklärt und verständlich werden soll. Es gibt drei weitere Bewusstseinsstufen, die über das Wachbewusstsein hinausführen und unabhängig vom Sinnesleben sind. Rudolf Steiner nannte sie Imagination, Inspiration und Intuition. Ich kann sie bildhaft übersetzen in Bildbewusstsein, Offenbarungsbewusstsein und Anwesenheitsbewusstsein. Sie beziehen sich auf den geistigen Gehalt der Welt, sind in jedem Menschen veranlagt, erwachen jedoch zumeist erst durch konsequente Schulung.[49] In Einzelfällen gibt es ein spontanes, vom Üben unabhängiges Erwachen, das als natürliches »Hellsehen« bezeichnet werden kann. Nach Steiner wird das zukünftig häufiger zu beobachten sein.

Sieben Bewusstseinsschichten stehen so dem Ich für seine Erkenntnistätigkeit zur Verfügung. In der Wissenschaft, auch im Alltag, reduziert sich der Gebrauch praktisch nur auf die mittlere Schicht, das Wach- oder auch Tagesbewusstsein. Träume werden nicht als Wirklichkeit genommen, »Träume sind Schäume«, sagt der Volksmund. Vom Schlaf- oder Tiefschlafbewusstsein weiß der Mensch gar nichts, und doch gehen auch dann alle physiologischen Vorgänge im Organismus geordnet weiter, werden von einem Bewusstsein überwacht und gesteuert. Im Koma wird tiefster Bewusstseinsverlust erlebt. Und doch können Menschen, die aus einem Koma wieder erwachen, Erstaunliches berichten, was sie während des Komas »erlebten«. Ein sehr eindrückliches Beispiel aus der jüngsten Vergangenheit stammt von dem US-amerikanischen Neurowissenschaftler Eben Alexander.[50] Wir können also durch Schulung oder Gnade in allen Bewusstseinsschichten »wach« als Ich erkennend tätig sein, einmal über das gegebene Wachbewusstsein hinausstrebend, zum anderen unter dieses in Bewusstseinstiefen hinabtauchend. Diese letztere Richtung wurde von alters her als der mystische Weg bezeich-

in allen Schichten »wach« sein

net. Die andere ist neu, jedenfalls mit Blick auf jeden einzelnen Menschen. Doch existiert dieser Erkenntnisweg ebenfalls seit Urzeiten, nur war er mit den Mysterien der Kulturvölker verbunden und wurde Einweihung genannt. Er blieb streng auserwählten Menschen vorbehalten. Das ist heute anders, jeder kann den freien Entschluss fassen, sich auf den Übungsweg »höherer« Erkenntnis zu begeben.

Die vielfältigen Immunprozesse, angeboren und erworben, leiblich und seelisch, gehören im Wesentlichen den beiden untersten Bewusstseinsschichten an (Schlaf- und Komabewusstsein). Der seelische Anteil wird oft traumhaft erlebt, er kann im Erleben von Antipathie und Sympathie auch das Wachbewusstsein erreichen. Sie setzen alle bewusstes, »über«- und »unter«-bewusstes Erkennen voraus. Denn die Aufgabe für alles Bewusstsein ist es, dem Ich das Erkennen zu ermöglichen. Und alle Erkenntnis hat ihr Fundament in der Wahrnehmung.

dem Ich das Erkennen ermöglichen

Es hat mich schon als jungen Menschen fasziniert, das Wort »Wahrnehmung« in seiner Wirklichkeit zu erfassen. »Ich nehme es wahr«, darin ist die Wahrheit verborgen, der ich aktiv als Ich über die Sinnesorgane und ihre Tätigkeiten begegnen kann. Die heutige Wissenschaft glaubt durch die Philosophie von Kant und Popper immer noch, dass die Wahrheit dem Menschen verborgen bliebe. Deshalb tritt an ihre Stelle eine zu Statistiken führende Wahrscheinlichkeitsrechnung oder -mathematik, um sich der Wahrheit anzunähern, ohne sie allerdings exakt zu erfassen. Auch das Wort »Wahrscheinlichkeit« ist aussagekräftig, man könnte es auch als Schein einer Wahrheit verstehen. 1997 formulierte der Präsident des 103. Internistenkongresses in Wiesbaden, Johannes Köbberling, diese die medizinische Wissenschaft prägende Auffassung so: »Nach Popper ist Wissenschaft nicht Gewissheit, auch nicht Suche nach Gewissheit. Die Suche besteht darin, den Fehler, den Irrtum zu bekämpfen und alles zu tun, um Unwahrheiten zu entdecken und auszuschließen.«[51] Er publizierte diesen Vortrag unter der Überschrift »Der Wissenschaft verpflichtet«! Für mich war sprechend, dass er davon überzeugt war, die Wahrheit (Gewissheit) nicht erkennen zu können, dagegen eine Unwahrheit durch die Wissenschaft ausschließen zu können.

Als der Römer Pontius Pilatus als Richter Jesus Christus gegenüberstand, fragte er ihn: »Was ist Wahrheit?« Er richtete die Frage an den, der von sich gesagt hatte: »Ich Bin der Weg, die Wahrheit und das Leben« (Johannes 14,6). Und der seinen Jüngern sagte, dass die Wahrheit sie frei mache. Wahrheit und Freiheit sind also eng verbunden. Entwicklungsgeschichtlich ist klar: Die

»Was ist Wahrheit?«

Menschenseele kann die Wahrheit erst durch den Anteil der Bewusstseinsseele in sich erfahren, und an deren Bildung ist die Menschheit nach Rudolf Steiner erst seit Anfang des 15. Jahrhunderts tätig. Es wird bis in das 4. Jahrtausend andauern, bis diese Entwicklung abgeschlossen sein wird. Pilatus als Zeitmensch der Verstandesseelenkultur musste seine Frage so stellen. Wir Menschen heute sollten uns als Wahrheitssucher verstehen, nicht als Irrtumsvermeider. Ein Tor zur Wahrheit können wir mit der Wahrnehmung durchschreiten.

Bedeutung des Wahrnehmens

Mögen Sie diesen Umweg einer Theorie des Erkennens verzeihen, doch ist er nötige Voraussetzung, um zu verstehen, wie unschätzbar groß die Bedeutung des Wahrnehmens für unser Menschsein ist. Wenn wir unsere Zeit so begreifen, dass sie der Bildung einer freien, auf ein Selbst gegründeten Individualität »Mensch« dient, ist das Streben nach Wahrheit der Schlüssel dazu, zugleich auch Fundament einer leiblichen und seelischen Immunität. Erfasst man diesen Zusammenhang, wird erschreckend deutlich, dass die Lüge unsere Gesundheit attackiert, dass sie die Immunität angreift, wissenschaftlich formuliert »immunsuppressiv« wirkt. Die Lüge ist nicht erst seit der Präsidentschaft von Donald Trump weit verbreitet, ihre versteckten Wurzeln finden wir in der die Wirtschaft immer mehr dominierenden unaufrichtigen Werbung. Da wird uns immer nur der Teil erzählt, der uns anspricht, der Positives verspricht. Die Schattenseiten eines Produkts werden wohlweislich verschwiegen.

Lüge und Manipulation

Auch die sich – wie beschrieben – ganz auf Statistik stützende Wissenschaft ist von der Lüge betroffen. Das Ergebnis hängt vollständig von der Fragestellung und den ausgewählten Messpunkten (Parametern) ab, und hier setzt alle Möglichkeit zum Manipulieren ein, zum »corriger la fortune«. Darrell Huff, den man als einen der Väter der Wissenschaft der Statistik bezeichnen könnte, hat ein Buch mit dem Titel *Wie lügt man mit Statistik?* veröffentlicht.[52] Um noch verdeckter mit der Lüge zu arbeiten, spricht man heute von Fake, was doch viel sanfter klingt als das harte Wort »Lüge«.

Diese ganze Betrachtung soll so deutlich wie nur möglich machen, wie sehr eine der Wirklichkeit entsprechende Wahrnehmung Voraussetzung für eine gesund funktionierende Immunität ist. Das Immunsystem lebt von der Wahrnehmung als erstem Schritt des Erkennens, dieses schafft die Unterscheidung von Selbst und Nicht-Selbst.

Täuschung

Neben der Lüge ist die Täuschung ein weiteres Element der Schwächung unserer Immunvorgänge. Die Ernährung mit synthetischen Zusätzen von Aromen und Farbstoffen, die künstlichen Düfte wurden als Beispiele für die Vielfalt von Täuschungen schon genannt. Einer der intensivsten Täuschungsangriffe ist jedoch die Welt von Bildern, die wir heute virtuell nennen, die keine natürliche Wirklichkeit darstellen, die eigentlich Ergebnis elektronischer Prozesse sind. Alle Bildschirmbilder setzt unser unbewusster innerer Mensch erst aus unzählbaren einzelnen Pünktchen zusammen, er selber schafft diese Scheinwelt, die ohne ihn gar nicht sichtbar wäre. Da werden Kräfte vom Leib und von der Seele gefordert, die dann an anderer Stelle fehlen, es sei denn, sie würden bewusst als Ausgleichskräfte je nach Intensität und Dauer des Aufnehmens der virtuellen Scheinwelt geschaffen. Das ist ein ganz grundsätzliches Thema unserer Zeit, hat aber auch mit der Immunorganisation zu tun und muss deshalb hier angesprochen werden. Auch, um im folgenden Kapitel die aktive Schulung der Immunität mit Blick auf die hier charakterisierten Hemmungen und Schwächungen zu begründen.

Wahrnehmung als Anfangsschritt des Erkennens

In möglichst kurzer Form und vereinfacht soll nun das Wahrnehmen als allen Sinnen zugrunde liegender Anfangsschritt des Erkennens geschildert werden. Wenn sich unsere Aufmerksamkeit einem Gegenüber, einem »Objekt« mit Interesse zuwendet, verbindet sich das Ich vollständig mit ihm und wird für einen Augenblick ganz dasselbe, es »verliert« das Bewusstsein von sich.[53] Physiologisch ausgedrückt schlafen wir in das Objekt der Wahrnehmung hinein, tauchen in es unter. Das erfolgt mit den seelischen Kräften der Sympathie. Mit einem inneren Ruck lösen wir uns dann von dem Verschmolzensein, nehmen das darin Erlebte als Bild mit uns, wachen, uns selbst bewusst, wieder auf. Das geschieht mit den Kräften der Antipathie.

Mit diesem Bilderleben geschieht nun zweierlei: Wir stellen es uns gegenüber wie auf eine Staffelei, machen uns seinen Gehalt bewusst. Wir bilden eine Vor-Stellung. Jetzt ergreift das Denken diesen Vorgang und sucht den zu dem Bild gehörenden Begriff, sagen wir als Beispiel »Baum«. Und es sucht nach einem Urteil: Der Baum ist groß, ausladend, voller Laub usw. Aus der Fülle der durch Lernen bereits gebildeten und im Gedächtnis aufbewahrten Vor-Urteile denken wir dann »Buche« oder »Tanne«, spezifizieren den noch ganz allgemeinen Begriff »Baum«. Diesen gesamten Vorgang nannte Goethe »anschauende Urteilskraft«. Schön, dass Goethe uns vermittelte, dass für das Erkennen Kraft nötig ist, Denkkraft.

Denkkraft

Der so Schritt für Schritt geschilderte Vorgang verläuft in einer so kurzen

Zeitspanne, dass unser Bewusstsein ihn als Einheit erlebt und den Prozess nicht in seinen Schrittfolgen bemerkt. Daraus hat sich das Wort »Augenblick« als Zeitqualität gebildet. Wir können die Verwandtschaft zu der Tätigkeit des Immunsystems entdecken, das auch im Bruchteil von Sekunden wahrnehmen kann, oft muss, wobei der dabei ablaufende Prozess ebenso im Unbewussten vor sich geht wie gegenüber der Welt außer uns. Wir können ihn in unser Bewusstsein heben, indem wir diesen Denkvorgang selber denkend erfassen. Die denkende Beobachtung der eigenen Denktätigkeit wurde von dem jungen Rudolf Steiner zum Ausgang allen Erfassens der Realität des Geistes und des Geistigen in der Welt gesetzt und schriftlich ausgearbeitet.[54] In dem die 52 Wochen des Jahres begleitenden Seelenkalender hat er dies so ausgedrückt: »Verliere dich, um dich zu finden.« Und zwei Wochen später: »Verlieren kann das Menschen-Ich und finden sich im Welten-Ich.«[55]

denkende Beobachtung der Denkkraft

Ein zweiter Teil des Bilderlebens geht einen anderen Weg. Das Bild des Wahrgenommenen wird von den Lebensprozessen des Empfindungsleibs aufgenommen, über die Schritte der Atmung, Wärmung, Ernährung und Absonderung in den Lebensleib getragen und dort durch den Prozess der Erhaltung »fixiert«. Dort wird der so geschaffene »Eindruck« zum Gedächtnis. Der Atmungsvorgang ist beiden Wegen gemeinsam. Mit der Wärmung nehmen wir das Bild in unser Fühlen auf, erleben bzw. empfinden es als schön, angenehm, anstrengend, hilfreich usw. Und in der Ernährung machen wir es uns zu eigen, was wir ja schon ausführlicher als Verdauungsvorgang angesprochen haben (siehe Seite 33).

Erst jetzt wird das bis dahin objektive Bild subjektiv. Es ist nicht mehr die Wirklichkeit in der Welt außer uns, sondern ein Teil von uns selbst. Das ist ein ganz typischer Vorgang der Immunitätsbildung im Sinne der »Phagozytose«, der Aneignung. In einer humorvollen und doch sehr ernst gemeinten Quintessenz dieser Verbindung von Welt und Mensch hat Steiner einmal gesagt, dass der Mensch in seiner Sinnestätigkeit eigentlich wie ein Dieb vorgeht, dass wir im Sinnesleben vorgehen wie ein Kleptomane.[56] In diesem Tun sind wir jedoch zugleich kreativ, ja Künstler, denn das Bild des Objekts ist keine Fotografie, sondern wird in uns gemalt, so wie der Maler es auf die Leinwand bringt. Der vierte Prozess, die Absonderung, trägt das Bild in den Lebensleib, drückt es wie das Siegel ins weiche Wachs, fixiert es und schafft das, was wir »Eindruck« nennen. Als Letztes folgt der Lebensprozess der Erhaltung, der ermöglicht, das ein solcherart bis zu einem Eindruck geformtes Bild nie mehr verloren geht. Dieses »Archiv« in unserem Lebensleib nennen wir Gedächtnis.

das objektive Bild wird subjektiv

Noch einmal: Genau diese Vorgänge erfolgen auch in unserer Immunorganisation, nur dass die Wahrnehmung nicht der Welt außer uns gilt, sondern der in uns, in Leib und Seele. Deshalb muss man sie wenigstens ansatzweise kennen, wie es hier mit dieser möglichst kurzen Schilderung angestrebt wird, um zu verstehen, wie die Immunität gehemmt und geschwächt werden kann und wie wir sie wiederum aktiv schützen und fördern können.

Wir haben schon auf Lüge und Täuschung geblickt, noch ganz im Allgemeinen. Jetzt können wir noch etwas detaillierter hinschauen, denn jeder der genannten Schritte von Lebensprozessen kann angegriffen oder gestört werden. Sie sind so lange geschützt, wie das Ich in ihrer Steuerung präsent, das heißt wach ist. Wird es abgelenkt, können Kräfte wie Täuschung und Illusion sie durchdringen, sie abschwächen oder ein falsches Erleben hervorrufen. Über die Atmung wurde schon gesprochen (siehe Seite 67). Als Akt des Wahrnehmens erfordert sie *Konzentration, Aufmerksamkeit und Interesse.*

Präsenz des Ich

Es dürfte nicht schwerfallen nachzuvollziehen, wie sehr alle diese drei Fähigkeiten durch das moderne Leben attackiert werden können. Schon Anfang des 20. Jahrhunderts regte Rudolf Steiner deshalb für die Schulung der Erkenntnis Konzentrationsübungen an. Wie stark tendierte das Leben zur Zerstreuung, man denke an die Zwanzigerjahre, an Revue, Varieté, Kino. Ein starker Gegner der Konzentration und Aufmerksamkeit ist auch der Alkoholgenuss, der zunehmend in allen Gesellschaftsschichten alltäglich wurde. Auch die Welt des Schlagers, aller leichten Musen, diente der Zerstreuung, nicht der Konzentration. Aufmerksamkeit ist verbunden mit der Konzentration, kann ihr Einstiegstor genannt werden. Sie ist nicht unbedingt eine Stärke in einer Zeit, wo Ablenkung als entspannend propagiert wird. Es begann die Freizeitkultur, das süße Nichtstun. Da wurde ein Mensch angesprochen, und der fragte zurück: »Haben Sie gerade etwas zu mir gesagt?«

Konzentration und Aufmerksamkeit

Schließlich das Interesse. Wir schilderten es schon als eine ausgleichende Kraft und Ich-Tätigkeit im Zusammenhang mit Sympathie und Antipathie. Beide fanden wir wieder in den Prozessen des Wahrnehmens. Interesse bedeutet hier also, dass unser Ich ganz aktiv und wach in der Wahrnehmung ist, dass es geistesgegenwärtig ist.

Interesse

Jede aktiv praktizierte Wahrnehmung ist intentional, das heißt vom Willen angestoßen und in allen Abläufen begleitet. So ist die ganze Seele beteiligt, um Sinneswahrnehmung entstehen zu lassen, in Denken, Fühlen und Wollen. Ihr Instrument ist der Leib, speziell der Empfindungsleib, in der Gedächtnisbildung auch der Lebensleib.

Der Lebensprozess *Wärmung* erfordert, ganz vorurteilsfrei, voller Verständnis und Empathie das Andere wahrzunehmen. Sich so auf es einzulassen, dass für den Augenblick das eigene Selbst in den Hintergrund tritt, eins mit dem Wahrgenommenen wird. Hier ist der größte Gegner der Egoismus, der nicht von sich absehen kann und alles so haben will, dass es dem eigenen Ego gleicht.

Egoismus

Leiblich schwächen alle Kältungsprozesse, vor allem seelische Kältung, die sich dem Leib vermittelt. Auf die Ernährung und die ihr zugehörige Verdauung wurde bereits hingewiesen. Die wichtigste Aufgabe ist hier, das Aneignen so zu gestalten, dass das aufgenommene Bild nicht verfälscht wird, dass das Objektive an ihm durch das eigene Subjektive hindurchleuchtet.

Vorurteile

Hier muss darauf geachtet werden, dass nicht früher gewonnene Bilder das neue überlagern oder verdrängen. Das kann durch Vorurteile passieren. Es ist heute eine Tatsache, dass sich im Wahrnehmen ungeheuer schnell Vorurteile so einmischen, dass das erkennende Ich nicht mehr die Wirklichkeit des neuen Bildes festhält, sondern dessen »Übermalung« durch ein Vorurteil als das neu Wahrgenommene auffasst. Wir sehen beispielsweise einen Baum, unser denkendes Urteil sagt »Buche«. Damit geben wir uns zufrieden und versäumen es, diese besondere und einmalige Buche wirklich wahrgenommen zu haben, ihre Wuchsform, Stamm und Krone, Standort usw. Das gilt für die meisten Naturwahrnehmungen, die der Zeitmensch heute macht. Und ist nur ein Beispiel von vielen.

Bilderflut

Schwächend wirkt auch die Überfütterung mit Bildern, die mit bestem Willen vom Ich nicht mehr verdaut werden können, ihr Fremdsein erhalten und – statt als eigenes Erworbenes im Gedächtnis aufgenommen zu werden – nur abgelagert werden. Absonderung und Eindrücke zu gestalten und dann deren Fixierung im Lebensleib als Gedächtnisbildung (Erhaltung) zu vollziehen sind so tief im Unbewussten ablaufende Prozesse, dass sie von uns aktiv und damit bewusst nicht beeinflusst werden können.

Es gibt so viele Vorgänge des Lebens, die als hemmende und schwächende Angriffe auf unsere Immunität einwirken, dass hier nur wenige Beispiele für das Ganze stehen. Sie finden ihren Eintrittsort vor allem in der Seele, deren Weltoffenheit wir ja beschrieben haben. Sie wirken von dort über den Empfindungsleib bis in den Lebensleib hinein. Im Mittelpunkt steht das gegliederte Sinnesleben und dessen Ausgangsgeschehen, das wir Wahrnehmung nennen. Es erfordert ständige Präsenz oder Geistesgegenwart, die Begegnung mit der Welt als Natur, Menschen, Kosmos, ja auch der unsichtbaren Welt geistiger

Wesen so wach zu gestalten, dass sich der Mensch in seiner Einzigartigkeit erhält und lernend immer stärker als ein Selbst erkennt. Darin bildet er seine ihm eigene für die Gesundheit so unverzichtbare Immunität.

Seelische Ebene

Wir haben im Vorangehenden die Hemmungen und Schwächungen der Immunität und der sie bildenden Immunorganisation auf der leiblichen Ebene geschildert, und doch war und ist die Seele immer dabei. In der Wirklichkeit sind Leib und Seele in diesen Immunvorgängen nicht zu trennen, nur für das Verständnis werden sie wie getrennt behandelt. Das hat auch die naturwissenschaftliche Medizin verstanden. Sie spricht deshalb von Psycho-Neuro-Immunologie. Sie denkt die Nervenorganisation (Neuro) als organische Trägerin des seelischen Lebens (Psycho). Hier hat Rudolf Steiner schon 1917 ein eigenständiges Forschungsresultat veröffentlicht.[57] Danach bindet sich nur das denkende Bewusstsein an die Nerven- und Sinnesorganisation. Das Fühlen stützt sich leiblich auf alle rhythmischen Prozesse, vor allem Atmung und Zirkulation; der Willen findet seine organische Grundlage in allen Stoffwechsel- und Bewegungsvorgängen. Nur das Denken erleben wir im Wachbewusstsein, das Fühlen äußert sich träumend, der Wille ist im tiefen Unterbewusstsein tätig (siehe Seite 76).

leibliche Grundlagen von Denken, Fühlen und Wollen

Legt man dieses Forschungsergebnis Steiners dem Zusammenwirken von Seele und Leib zugrunde, dann entdeckt man ein ganz neues differenziertes Wechselverhältnis des seelischen Lebens und seiner leiblichen Grundlage, die der Seele Resonanz gibt. Es ist wie das Instrument (Leib) und der Musiker (Seele), der es spielt. Auch für eine Krankheitslehre ergeben sich völlig neue Verständnisse, weil Störungen oder auch Einseitigkeiten im Seelenleben differenziert leibliche Veränderungen hervorrufen: das Denken in allen Organen, die dem Sinnes- und Nervenleben zugrunde liegen; das Fühlen, die Emotionen wirken in alle rhythmischen Vorgänge und die ihnen zugeordneten Organe, im Besonderen das Herz; und alle Willensvorgänge haben ihre Resonanz in den Stoffwechsel- und Bewegungsvorgängen.

differenziertes Wechselverhältnis von Seele und Leib

Richten wir nun den Blick auf die Hemmungen und Schwächungen der Immunität in ihrem seelischen Anteil, so erinnern wir als Erstes die viel größere Offenheit der Seele, als sie im Leib existiert, und die damit notwendige ständige Grenzbildung gegen alles, was wir nicht sind. Wir haben dargestellt, dass das wesentliche Bildungselement dabei die Erziehung ist, in den ersten Lebensabschnitten (Kindheit und Jugend) von außen, dann mehr und mehr aus sich selbst heraus als Selbsterziehung (siehe Seite 31). Zu ihr gehört als weiteres Element die Ordnung, das immer neu ordnende Prinzip unseres Lebens. Immunität ist auch ein Ordnungssystem, so wie der ganze Organismus in seiner Gesundheit (Physiologie) eine strenge Ordnung in sich birgt.

Erziehung und Ordnung

Für beide Elemente, Erziehung und Ordnung, ist es nicht schwer, Hemmungen und Schwächungen in unserer modernen Welt zu entdecken. Ordnung wird schnell als Pedanterie verunglimpft, Erziehung als Wissensvermittlung und Training des Leistungsstrebens missverstanden, um den Menschen fit für die Leistungsgesellschaft zu machen. Und Selbsterziehung im Erwachsenenleben ist noch weniger angesagt in einer Gesellschaft, die die Beliebigkeit und Freizügigkeit preist und vorgegebenen Regeln ungern folgt. Wobei der Mensch instinktiv etwas Richtiges spürt, soll er doch weniger fremden Regeln folgen, als sie sich selber zu geben, eigene aufzustellen, die allerdings im Kontext mit der Gesellschaft funktionieren sollten. Damit stoßen wir auf das für unsere Zeit so zentrale Thema der Freiheit, die sich wiederum ganz eng mit der Wahrheit verbindet (siehe Seite 74).

Verbindung mit dem Christus

Es ist wohl viel zu wenig bewusst, wie sehr sich die Freiheit des einzelnen Menschen, aber auch der Menschheit als ein großer geistiger Organismus, mit der kosmischen Wesenheit verbindet, die wir Christus nennen. Man schaue auf die großen Weltreligionen, man erfasse auch die hierarchische Ordnung der geistigen oder göttlichen Welt, nirgends wird man das Element der Freiheit so fest verankert finden wie in der Lehre des Christus, der in Jesus von Nazareth einmalig »Mensch« wurde. Und in jeden von uns die Pfingstflamme des Geistes pflanzte, die uns mehr und mehr zu der Einzigartigkeit werden lässt, die wir Individualität nennen und durch welche die leiblich-seelische Immunität geschaffen wird. Christus hat als freies kosmisches Wesen die Wahrheit als das Tor zur Freiheit benannt: Ihr »werdet die Wahrheit erkennen, und die Wahrheit wird euch frei machen« (Johannes 8,31–32). Und er verbindet die Wahrheit mit dem Vatergott, der sie als Geist der Wahrheit aussendet, der auch Heiliger Geist genannt wird (Johannes 14,16–17).

Freiheit ist das kostbarste Gut der Menschen, sie begründet seine Besonderheit und Stellung in der ganzen Schöpfung. Sie ist Ausdruck seiner Würde. Mit der Unantastbarkeit der Menschenwürde, wie sie im Grundgesetz der Bundes-

republik Deutschland festgeschrieben wurde, wird die persönliche Freiheit jedes Menschen als unantastbar angesprochen.
Freiheit ist jedoch nicht nur Freizügigkeit, sie verbindet sich mit einer hohen Verantwortlichkeit allen anderen Menschen gegenüber. Denn so, wie ich die eigene Freiheit beanspruche, muss ich sie auch allen anderen Menschen zugestehen. Ja, im tieferen Verständnis bin ich mitverantwortlich, dass der andere Mensch, mein »Nächster«, ebenso frei leben und sein kann, wie ich es für mich anstrebe. Dieses Wechselverhältnis macht Freiheit so komplex.

Der junge Rudolf Steiner hat sich mit dieser Frage intensiv auseinandergesetzt und seine Erkenntnisergebnisse in einer *Philosophie der Freiheit* schriftlich niedergelegt.[58] Mir erscheint wesentlich, dass er die Freiheit mit dem moralisch-ethischen Anteil im Menschen verbindet.

Freiheit und Wahrheit

Es muss hier wohl nicht ausführlicher dargestellt werden, wie die Freiheit Einzelner und die Wahrheit ganz aktuell und alle Welt überziehend eingeschränkt werden. Viele Menschen haben dabei das Erleben, dass die im Grundgesetz verankerte Freiheit während der die Welt ergreifenden Corona-Pandemie infrage gestellt wird – und wir als Gesellschaft sie infrage gestellt sein lassen, ohne sie zu verteidigen. Haben wir nicht alle erlebt, dass in einer der ältesten neuzeitlichen Demokratien die Lüge mit der höchsten Verantwortung verbunden, fast legalisiert wurde? Wo das verhüllende Wort »Fake« die reale und schockierende Tatsache verschleiern half, dass die Lüge die Macht übernommen und die Wahrheit eingekerkert hatte? Und doch: Wir müssen, zurück zur Frage der Immunität kommend, sehr ehrlich auf uns selber schauen. Wie steht es denn mit dem eigenen Verhältnis zur Wahrheit, zur Freiheit?

eigenes Verhältnis zur Freiheit

Wir sollten uns bewusst werden, dass uns jede *Unwahrheit* immunologisch betrachtet schwächt und dass *Unfreiheit* Gleiches bewirkt. Bin ich frei, wenn ich mich ständig von einem Smartphone bestimmen lasse, unruhig werde, wenn es keine neue Nachricht bringt, wenn ich ständig »checke«, was in der Welt passiert, ohne dadurch zum Handeln aufgefordert zu werden, einfach nur Neugier oder auch Sensationsbedürfnis und anderes befriedige? Bin ich frei, wenn ich Ungerechtigkeit oder Missbrauch der Natur erlebe und mich nicht aktiv dagegen wende, meist aus einer Bequemlichkeit heraus, oft auch aus Mutlosigkeit? Sind dagegen die Bilder der Menschen nicht großartig, die gegen Unterdrückung und Diktatur auf die Straße gehen, trotz aller drohenden Repressalien, Gefängnis, gar Tod?

Auch der ganz persönliche Umgang mit der Lüge oder eben der Wahrheit betrifft die eigene Stärke oder Schwäche der Immunität. Es gibt keine Teilwahrheiten, keine Notlügen. Sehr wohl aber die Pflicht und eine sich damit verbindende Verantwortung, die Wahrheit, wenn sie einen anderen betrifft, so zu handhaben, dass sie nicht verletzt, dass sie sich mit Verständnis paart.
Im Seelischen ist alles zweifach, sowohl nach außen als auch nach innen bezogen, auf mich selbst gerichtet, auf den bzw. die anderen. Immer muss ich den gleichen Maßstab an andere anlegen, den ich auf mich selbst beziehe. Wir können entdecken, dass Immunität im Seelischen immer auch eine Frage des Sozialen, des Miteinanders ist.

Ein weiterer großer Aspekt der seelischen Immunität ist die Wärme, als deren Urquell wir die Weltenliebe erkannten (siehe Seite 74). Jede Art von Lieblosigkeit, wieder sowohl gegen sich selbst als auch gegen anderes, schwächt die Immunität.

Egoismus

Es ist viel Kältendes in unserer Welt. Vielleicht klingt es unverständlich, wenn ich den *Egoismus* als einen Kältungsquell bezeichne. Ihm gegenüber steht der Altruismus als Wärmungsquell, die von Christus angemahnte Nächstenliebe, die nicht nur Menschen, sondern aller Kreatur gilt. Und wir erleben den Ausgleich, das Gleichgewicht beider – Egoismus und Altruismus – in dem Wort »Liebe deinen Nächsten wie dich selbst« (Lukas 10,25–28). So wenig man sich ganz an alles andere liebend verlieren darf, so wenig darf man sich in ausschließlicher Selbstliebe einkerkern. Die Seele existiert atmend, hin- und herschwingend, gehalten durch einen Mittelpunkt, in welchem das Ich aufrecht und voller Wachheit (Präsenz) steht.

Interesselosigkeit und Achtlosigkeit

Auch *Interesselosigkeit* ist eine Form von Lieblosigkeit. Wir sind auf Kommunikation mit der Welt und allen ihren Geschöpfen veranlagt. Staunen öffnet die Seelentore für anderes, auch für mich selbst, zum Beispiel die Wunderwelt des leiblichen Organismus. *Achtlosigkeit* schwächt die Immunität, so wie Achtsamkeit sie stärkt. So kann es auch wie eine immunologische Gesetzmäßigkeit ausgesprochen werden: Ein Aspekt leiblich-seelischer Gesundheit ist ein lebenslanges Bedürfnis zu lernen. Und erneut stehen wir einer elektronischen Versuchung gegenüber, das Lernen durch rasches googeln zu ersetzen. Jeder bedenke selber den großen Unterschied der Aktivität und auch der Freude unserer Seele im wirklichen Lernen und der raschen Mitteilung aus dem Netz. Welches von beidem wärmt uns?

Das leitet über zur seelischen Bewegtheit. Ihr »Treibstoff« – so hatten wir beschrieben – ist unser Wille. Ihr stärkster Antrieb heißt Initiative. Ihr größter Gegner *Bequemlichkeit*. Und diese wird zu einem Götzen der modernen Lebensweise erhoben. Wo vor hundert Jahren eine produktive Arbeitswelt dominierte, herrscht heute die Dienstleistungsgesellschaft. Convenience ist das neue Zugpferd einer die totale Digitalisierung anstrebenden Meinungsherrschaft, die sich mit extremem persönlichem Gewinnstreben verbindet. Autonomes Fahren, das heißt Gefahrenwerden, ein sich wie von selbst immer wieder füllender Kühlschrank, die wie von unsichtbaren Lakaien elektronisch vorausblickende Haustür, die sich beim Kommen öffnet, die unter anderem das eigene Gedächtnis ersetzende »Alexa«, Tausende solcher Beispiele lassen sich nennen.

Bequemlichkeit

Es ist für den Arzt erschreckend, welche scheinbar klugen Menschen sich von diesen Angeboten locken lassen und auch vor sich und anderen rechtfertigen. Kann das, was hier eingebüßt wird, durch Fitness-Center ausgeglichen werden? Ist das über die Digitalisierung zunehmend propagierte Home-Office oder noch gravierender Home-Schooling wirklich so erstrebenswert und die Lebensqualität steigernd, wie es uns vermittelt wird?

Schon heute zeigen sich neben den stärker leiblich geprägten, immer häufigeren allergischen Krankheiten die seelischen Folgen gestörter Immunität in den Häufigkeiten der Krankmeldungen »psychischer Ursache«. Wie gesund ist die mit Freude verbundene körperliche Bewegung, wie kränkend, wenn sie sich mit Leistungsstreben und (zu starkem) Ehrgeiz verbindet. Man nehme die Bilder von Menschen, die oft gemeinsam und munter plaudernd »nordic walken«, und dem einzelnen Jogger, mit Stoppuhr und Schrittzähler ausgerüstet und von deren Vorgaben bestimmt. Das eine stärkt, das andere schwächt die Immunität.

Zwei besondere Seelenbewegungen seien noch erwähnt: *Lachen und Weinen*. Ein herzhaftes, oft auch befreiendes Lachen ist einfach gesund, das müsste eigentlich jeder Mensch erspüren. Die gesündeste Art zu lachen ist die über sich selbst. Schwächend dagegen wirkt ein Lachen über das Unglück, die Ungeschicklichkeit oder auch Torheit eines anderen.

Lachen

Und nun schaue man auf das, was heute Comedy genannt und hauptsächlich über das Fernsehen verbreitet wird. Sollte einem da nicht das Lachen im Halse stecken bleiben? Würde man genauso lachen, wenn sich der Spott über einen selber ergösse, und das in aller Öffentlichkeit? Ich habe selber noch den großen Schweizer Clown Grock erlebt, und es gibt auch Komödianten, die eine ganz andere Art von Humor auf die Bühne bringen. Da ist kein Spott dabei, da herrscht geistreiche Beobachtung des Komischen, da wirkt das Herz mit. Es ist ein Phänomen, dass gerade auf Kinder-Krebsstationen Clowns therapeutisch eingesetzt werden. Auch wenn das vielleicht aus anderen Motiven erfolgt, so ist es doch in starkem Maße immunstimulierend, die Immunität aktivierend.

Weinen

Das Weinen ist wirklich ein Geschenk der Götter, es hat etwas tief Erlösendes, ähnlich und doch ganz anders als beim Lachen, das – wie gesagt – eher befreit. Weinen verbindet sich mit Kummer, Trauer, natürlich auch mit Schmerz. Und kann dem Trost begegnen, der es stillt. Bei vielen chronisch Kranken begegnete mir im Gespräch die Aussage, oft auf meine Frage hin, dass sie seit langen Zeiten, gemessen in Jahrzehnten, nicht mehr geweint hätten. Es war staunenswert, wie zum Beispiel die Musiktherapie das zur Wiedererscheinung brachte, was lange Zeit brachgelegen hatte. Und wie das oft nicht zu stillende Weinen von dem Betroffenen als Schleuse erlebt wurde, Gefühlen Platz zu geben, sich zu zeigen, ohne sich ihrer zu schämen. Das Wort »Ein Junge weint nicht« als Erziehungsmittel ist eindeutig schwächend für die Immunität, wissenschaftlich ausgesprochen immunsuppressiv. Auch ein rührseliges, sentimentales Weinen, oft sogar als Waffe eingesetzt, stärkt keine Immunität, ist eher Hemmnis. Man kann vor Glück oder Dankbarkeit weinen oder aus einer tiefen Ergriffenheit heraus, was sicher auch mit einer Rührung zu tun hat, dann wird die Immunität gefördert.

Lethargie und Depression

Die stärkste Hemmung seelischer Bewegtheit bezeichnen wir – genau wie im körperlichen Bereich – als Lähmung, als Gelähmtsein. Ein altes griechisches Wort dafür ist Lethargie. Wir können sie als starke Antriebslosigkeit deuten. Sie ist die Vorstufe von dem, was im Krankhaften als Depression bezeichnet wird. Beides sind Stufen von Willenshemmungen oder auch -schwächungen, die sich durch den jeweiligen organischen Ort differenzieren, an dem sie sich manifestieren. Das sind im Besonderen die vier großen Organe, Lunge, Leber, Niere und Herz.

Für die depressiven Verstimmungen, wie sie auch genannt werden, ist eine sie begleitende Immunschwächung oder -suppression gut belegt.[59] Die Seele wird dabei von der Finsternis und der ihr innewohnenden Schwere durchdrungen. Interessanterweise besteht eine nicht-medikamentöse Behandlungsmöglichkeit der Depression in einer spezifischen Lichttherapie, und die Pflanze, die sehr effektiv bei Depressionen hilft, ist eine Lichtpflanze. Denn das *Johanniskraut* blüht nicht nur zum Zeitpunkt des höchsten Sonnenstandes im Jahr und der längsten Dauer des Sonnenlichts, sondern nimmt dieses in sich auf und bildet ein einzigartiges, purpurfarbenes Öl, das nichts anderes ist als ein kondensiertes Licht.

Hemmnisse und Schwächungen der Seele, die unsere Immunität beeinträchtigen, sind vielfältig. Da ist die *Hektik, das Getriebenwerden, die Atemlosigkeit modernen Lebens,* in der Arbeitswelt, doch auch im Menschen selbst. Denn bei genauer Selbstbeobachtung wird oft entdeckt, dass man es selbst ist, der hier rastlos ist, der treibt, der das ungute und letztlich unwahre Wort formuliert: »Ich habe keine Zeit!« Jeder erstelle sich einmal ein Zeitkonto der Minuten oder Stunden eines Tages, von Monaten oder Jahren, mit dem Blick auf ein vielleicht siebzig oder achtzig Jahre währendes Leben. Es ist eine Frage der Ökonomie, aus dieser Fülle an Zeit eine sinnvolle Verteilung zu machen.

Hektik und Getriebenwerden

Ruhemomente

Es ist eine Tatsache, dass die Seele Zeiten braucht, wo sie ganz zur Ruhe kommen, ganz bei sich sein kann, wo in ihr ein schönes Gleichgewicht von An- und Entspannung herrscht, das wir Eutonie nennen können. Gibt man der Seele diese Zeit, kann sie anschließend wieder in voller Kraft auch Hypertonie und Hypotonie herstellen, wie es gerade gebraucht wird. Diesen mittleren Zustand der Pause oder Ruhe kann man mit dem sehr bildhaften Begriff der Kontemplation beschreiben. In früheren Zeiten gingen die Menschen ganz regelmäßig in ihr Gotteshaus oder den Tempel, und auch heute gibt es diesen Menschen. Ich beschrieb mein Erlebnis von der Frau in Florenz, die mit vollen Einkaufstaschen in ihrer Kirche diesen Ruhemoment suchte (siehe Seite 78). Das Erstaunliche ist, wie wenig Zeit vom Ganzen die Seele für sich braucht, um dann zum Beispiel auch ihren Anteil für unsere Immunität leisten zu können.

Das Gegenbild solcherart gesunder Seele wird heute Burn-out genannt, auch eine Form der Depression, bei der geistige und seelische Erschöpfung im Mittelpunkt stehen. Erschöpfung wiederum bezeichnet den Verlust alles Schöpferischen der Seele, aller Kreativität. Entdecken wir in allem Hemmnisse der Immunität, so finden wir die Schwächungen in der Initiativlosigkeit, im Sich-Treibenlassen, auch in der schon angesprochenen Bequemlichkeit.

»Trägheit des Herzens«

Es gibt das Sinnwort von der »Trägheit des Herzens«, wobei in alten Zeiten das Herz als Sitz der Seele angesehen wurde. Trägheit galt in biblischen Zeiten als eines der sieben Laster. Der gesunde Mensch will ein Handelnder, ein Tätiger sein. Er will sich selber entwickeln, er will auch an der Entwicklung der Welt im umfassendsten Sinne mitwirken, sie mit entwickeln, voranbringen.

Dieses Streben umfasst den Begriff Kultur. Sie ist Ausdruck handelnder

Menschen, gepaart mit Kreativität und auch Individualität. Denn wenn es auch in allen Zeiten dominierende Themen gibt – Barock, Rokoko, Romantik –, so entsteht nach deren Grundgesetzen eine Vielfalt durch die schöpferischen Menschen. In der Musik heißt das dann Thema mit Variationen.

Wenn in den Siebzigerjahren ein Slogan einer großen, sozialistisch geprägten Gesundheitsmesse »Lieber krank feiern als gesund arbeiten« hieß, so bringt das zum Ausdruck, wo die Gegenkräfte der Hemmungen und Schwächungen ansetzen. Berufliche Arbeit als wesentlicher Entwicklungsfaktor des erwachsenen Menschen und auch die damit verbundene Sozialität des Zusammenarbeitens ist nicht nur ein soziologisches, sondern auch ein immunologisches Thema. Natürlich gibt es Formen der Arbeit, die eher kränkend wirken, doch ist eine sinngebende und zufriedenstellende Arbeit ein hoher Gesundheitsfaktor.

sinngebende Arbeit

Das Hemmende und Schwächende hat sich stark mit der Technik verbunden, wobei auch die Digitalisierung eine Rolle spielt, doch noch mehr die apparativen Mechanismen, die die Arbeit und damit auch den Arbeitenden prägen. Ich denke beispielsweise an eine ganz einseitige Fließbandarbeit, an den ungeheuren Lärm und damit verbundene Erschütterungen bestimmter Maschinen, an Chemikalien, die giftig sind, doch auch an die Bewegungslosigkeit und das Fixiertwerden durch viele Bildschirmtätigkeiten. Da haben moderne Arbeitsschutzmaßnahmen inzwischen viele Verbesserungen gebracht, und doch bleibt eine Gefährdung durch die technische Arbeitswelt, vor allem in Einseitigkeiten. Wir können auch an Flugpiloten und -begleiter und deren Belastungen durch Zeitverschiebungen denken, an Schichtarbeiten, die keine gleichmäßigen Tagesrhythmen zulassen und vieles mehr. Stellen wir dem die handwerklichen Tätigkeiten gegenüber, den Gartenbau, Pflegeberufe und alle Tätigkeiten, in denen die Aktivitäten vom Menschen ausgehen und er das wichtigste Werkzeug seiner Arbeit ist. Einer der umfassendsten Berufe ist derjenige der Hausfrau oder des Hausmannes, der einerseits absolut pluralistisch und andererseits großartig selbstständig ist und – richtig verstanden – erfüllend sein kann. Noch hat hier keine Berufsverordnung, kein Arbeitsschutzgesetz, keine Gewerkschaft eingegriffen und von außen geregelt, was den freien Menschen einschränkt. Hier herrscht noch uneingeschränkte Freiheit selbstverantwortlicher Gestaltung, Vielfältigkeit und Kreativität. Was auch Anstrengung heißt! Doch Anstrengung – körperlich wie seelisch – ist im individuell leistbaren Maß immunstärkend. Nichtstun oder Trägheit dagegen schwächen unsere Immunität.

vom Menschen ausgehende Aktivität

Es erfordert schon ein erweitertes Denken, das Seelenleben und die Seele als solche so aktiv an unserer Immunität mitwirkend zu erfassen. Zu einseitig richtet die Medizin den Blick auf den Körper. Und doch hat gerade die Immunologie das Zusammenwirken von Leib und Seele früh erkannt, wissenschaftlich untersucht und bewiesen (Psycho-Neuro-Immunologie).
Während wir die vielen Vorgänge im Leib nur sehr bedingt aus unserem Wachbewusstsein steuern können, ist das bei der Seele ganz anders. Auch in ihr wirkt Unbewusstes, das wir jedoch in das Wachbewusstsein heraufholen können. Die Seele können wir als Ich lenken, können sie gestalten, können Gut und Böse, Hemmendes und Förderndes unterscheiden, wenn wir es wollen. So liegt der seelische Anteil der Bildung, Pflege und Erhaltung der Immunität stark in unserer eigenen Hand. Sie braucht viel weniger Hilfe von außen, als heute angenommen oder mit vielen Werbemitteln auch angepriesen wird.

Diesem aktiven Anteil der Förderung und Pflege des Immunsystems wollen wir uns nun zuwenden.

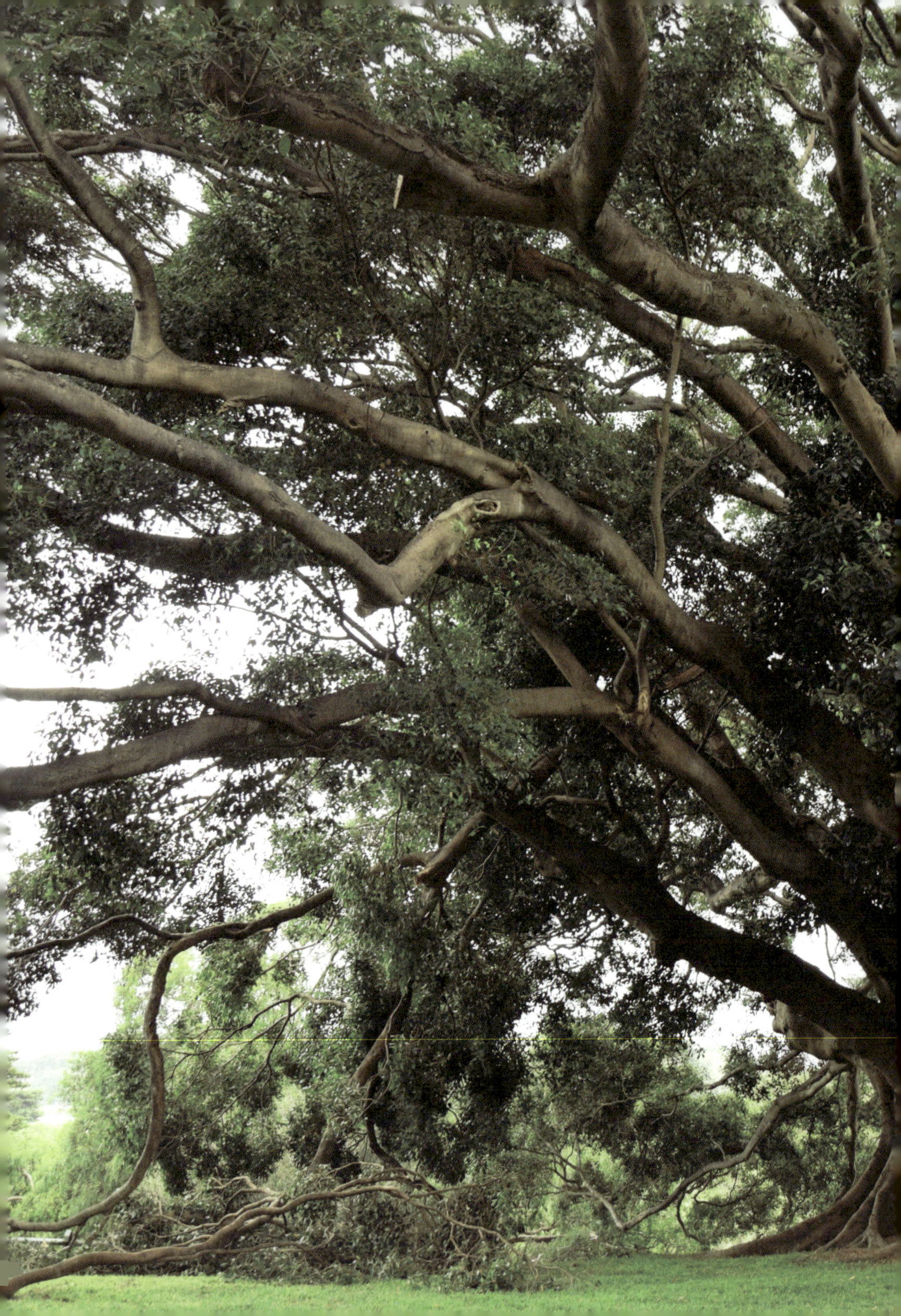

Praktische Pflege und Stärkung der Immunität

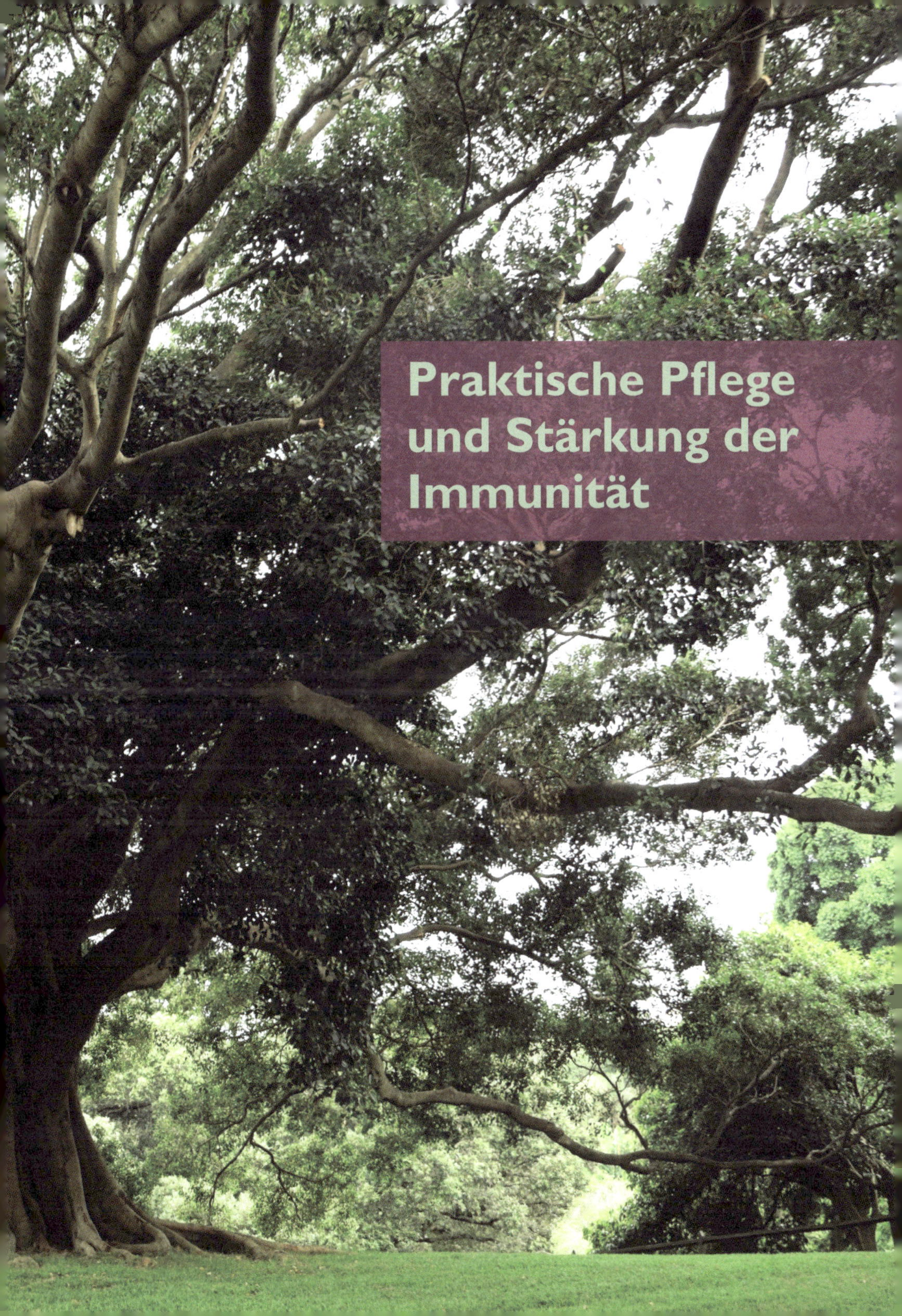

Immunität als Durchdringung von Leib und Seele durch das Ich

Nach allen bis hierher dargestellten Inhalten kann wie eine Zusammenfassung gesagt werden: Die Immunität jedes Menschen ist Ausdruck vollkommenen Durchdringens und Erfassens von Leib und Seele durch das Ich, den geistigen Kern des Menschen. Und deutlich kann auch werden, dass dies ein Ideal ist, keine je erreichte Wirklichkeit. Es gibt den vollkommenen Menschen nicht, er ist ein in ferner Zukunft liegendes Ziel der Entwicklung.

Jedes Leben kann den Menschen diesem Ziel etwas näher bringen, worin sich auch die Sinnhaftigkeit der wiederholten Erdenleben, der Reinkarnation, ausspricht. Krankheit als Ausdruck eines nicht erkannten oder richtig bearbeiteten Fremden, das in uns Platz greift, gehört zu unserem Leben. Dem modernen Menschen wird jedoch mehr und mehr die Möglichkeit gegeben, aus eigener Kraft jeder Krankheit so zu begegnen, dass er sie überwinden kann (was wir heilen nennen). Oder – ein großes Ziel – sie überflüssig zu machen, was dann echte Prävention wäre. Für viele eine Utopie, doch – im Sinne von Ernst Bloch – eine realisierbare.[60] Denn das ist Aufgabe der Immunorganisation, auch Immunsystem genannt.

Die Vielfalt der Immunorganisation haben wir beschrieben; jetzt wollen wir versuchen, Beispiele zu nennen, Anregungen zu geben, wie diese Organisation vom Ich aus, das heißt durch uns selbst (»unser Selbst«), gestärkt und gepflegt werden kann, um seiner Aufgabe des Gesunderhaltens bestmöglich gerecht zu werden.

Wir werden wieder den Kunstgriff anwenden, die leiblichen und die seelischen Voraussetzungen des Immunsystems getrennt zu betrachten, obwohl sie in der Wirklichkeit eine rhythmisch geordnete Einheit sind. Der Mensch spiegelt in seiner Dreiheit, der Trichotomie von Leib, Seele und Geist, die göttliche Trinität wider, die ihn geschaffen hat: die Vaterwelt im Leib, den Sohn in der Seele, den Geist im Ich. Auch Gott ist eine unteilbare Einheit, die sich im christlichen Glauben auf dreifache Art der Welt mitteilt. Die Vaterwelt des Leibes zeigt sich in der archaischen Struktur der angeborenen Immunität, die aus Urzeiten wirkt und im Wesentlichen allen Menschen gemeinsam ist, einen Typus bildet. Diesen Zusammenhang hat Rudolf Steiner in einem Vortrag für junge Ärzte und Medizinstudenten 1924 ganz exakt formuliert: »Ihr dürft nicht Euren Körper als das Eurige ansprechen, denn der Körper ist nicht des

Trichotomie und Trinität

Menschen, der Körper ist Gottes.« Und etwas später: »Bedenkt, dass im Körper Gottes Geist lebt.«[61] Welche Ehrfurcht vor dieser Schöpfung des Menschenleibs, welche Verantwortung im Umgang mit ihm tönt aus diesen Worten!

Wie viel offener und damit auch angreifbarer ist dagegen die menschliche Seele, in der die Sohneswelt Gottes wirkt. Hier muss Immunität ständig neu erworben werden, weil hier Freiheit wirkt. Da wird ständige Präsenz, Geistesgegenwart gefordert.

Geistesgegenwart

Die Welt des Gottes-Geistes, der Heilige Geist, prägt eine Urgesundheit in unser Ich, weshalb er auch der Heilende Geist genannt werden kann. Nur dass unser Ich noch so jung und unfertig ist, dass es dauernde Hilfe benötigt, um diese Gesundheit dem Leib und der Seele zu vermitteln und sie dort zu erhalten. Denn Gesundheit *hat* der Mensch nicht, er muss sie in jedem Augenblick neu erzeugen, lebenslang. Das geschieht durch sein Zusammenwirken mit der leiblich-seelischen Immunorganisation.

Leibliche Immunität

Wenn wir im Folgenden die bereits beschriebenen Elemente der an den Leib gebundenen Immunität (siehe Seite 49) noch ein weiteres Mal aufgreifen, werden sich Überschneidungen mit den vorangegangenen Kapiteln nicht vermeiden lassen. Diese sind nötig, um nun in einem entsprechenden Umfeld bisher noch nicht berücksichtigte Aspekte aufzugreifen sowie das zuvor Gesagte zu vertiefen und schließlich bis hin zu Arzneimitteln und praktischen Übungen zu erweitern, die uns bei der Stärkung unserer Immunorganisation helfen können. Dabei beginnen wir mit der angeborenen, »archaischen« Immunorganisation, die zu dem Lebensleib gehört. Seine Tätigkeiten vollziehen sich im tief Unbewussten, können sich aber in dem leiblichen Befinden so in die Seele spiegeln, dass wir uns ihrer indirekt bewusst werden. Ich habe sieben Elemente genannt, die für die Immunität besondere Bedeutung haben, und ja schon angesprochen, was sie fördert, aber auch, was sie hemmt und schwächt. Immer wieder werden die Darstellungen auch die Seele einbeziehen, weil es ja nur ein Kunstgriff ist, erst das leibliche, dann das seelische Immungeschehen getrennt zu schildern. Es werden auch therapeutische Elemente genannt, doch liegt der Schwerpunkt auf dem, was jeder von uns aus eigener Kraft und Kompetenz tun kann. Denn das Heilen ist eine Funktion der Immunorganisation, der Heiler kommt also nicht von außen, sondern lebt in uns.

Vertiefung und Erweiterung

Zirkulation

Die Lebensorganisation wirkt im Flüssigen, im Gewebswasser, in den Säften der Verdauung, in den Sekreten unserer Drüsen und in besonders geordneter Form in den Kreisläufen von Blut und Lymphe. Die Tatsache, dass der Mensch gewichtsmäßig zu ca. vier Fünfteln aus Flüssigem besteht, überrascht immer wieder und ist nicht leicht ins Bild zu bringen. Wirkt der Leib doch so fest und begrenzt.

Das Wesen alles Flüssigen ist das Strömen, die Bewegtheit. Das kann zielgerichtet, aber auch chaotisch sein. Für das Immunsystem ist das von großer Bedeutung, denn ob Zellen oder Botenstoffe, sie müssen ja an den Ort der Immunvorgänge im Organismus gelangen, wo sie wirksam werden sollen. Die Frage entsteht immer neu: Wo werde ich gebraucht, wie gelange ich da hin? So ist der Blutkreislauf Hauptträger der Immunvorgänge, sowohl als Transporteur als auch als Informant.

Blutkreislauf als Hauptträger der Immunvorgänge

Diese Zirkulation ist im Gegensatz zu vielen technischen Einrichtungen kein geschlossenes System, sondern ein offenes. Ständig wird Flüssigkeit abgegeben (Harn, Schweiß, Stuhlgang, Tränen etc.), und ständig wird sie von außen ergänzt. Das regelt im Gesunden der Durst, der ein Signal des Leibes ist und als seelische Empfindung bewusst wird.

Deshalb ist *das Stillen von Durst* die Unterstützung der Zirkulation, die wir aktiv geben und lenken können. Und deshalb ist es eigentlich nicht möglich, allgemein gültige Trinkmengen anzugeben, die man täglich zu sich nehmen sollte. Eine von der Mechanik geprägte Denkart hat hier so eingegriffen, dass völlig unindividuell Trinkmengen empfohlen werden, als sei der Mensch eine Apparatur. Das hat zur Folge, dass immer weniger Menschen noch Durst kennen, weil zunehmend einer Abstraktion gefolgt wird, beispielsweise mindestens 2 Liter täglich zu trinken. Und dass viele Menschen aus diesem Grunde nicht erst trinken, wenn sie Durst empfinden oder die Mundschleimhaut sich trocken anfühlt, sondern quasi pausenlos. Das ist zwar besser als zu wenig oder nichts zu trinken, stört aber empfindlich die innere Rhythmik, die die Zirkulation steuert.

Durst und innere Rhythmik

Für eine gesunde Immunität sollte angestrebt werden, entweder den Durst entscheiden zu lassen, wann ich trinke, oder – wenn ich den Durst nicht mehr spüre – mein Trinken in einen Rhythmus zu bringen, zum Beispiel alle 2 bis 3 Stunden 1 Glas mit 300 ml Flüssigkeit.

Zu viel auf einmal hilft nämlich nicht, weil der Körper die »fremde« Flüssigkeit ja erst zur eigenen verwandeln muss, ehe er sie in die Kreisläufe aufnimmt. Ist die Menge größer, als er in dieser Verwandlung leisten kann, wird das Zuviel gleich wieder ausgeschieden.

Wir kommen so auf mindestens 1,5 Liter täglich durch Trinken, wozu noch weitere Flüssigkeit aus der Nahrung aufgenommen wird, beispielsweise aus Obst, Gemüse, Salaten und auch Brot und Milchprodukten. Achten Sie einmal darauf, wie hoch bei diesen jeweils der Wasseranteil ist. Kaffee und schwarzer Tee sind – wie bereits erwähnt – untauglich für die Ergänzung der inneren Flüssigkeit, sie trocknen eher durch ihren Gerbstoffgehalt, weshalb aus altem Wissen in südlichen Ländern zum Kaffee traditionell ein Glas Wasser gereicht wurde und auch noch wird.

Kaffee und schwarzer Tee

Gehören Sie zu den Menschen, die Durst gar nicht mehr kennen, sollten Sie einfach eine so lange Trinkpause einlegen, bis sich der Durst wieder meldet. Er ist ja immer da, wird nur von vielen nicht mehr »gehört«. Natürlich riskiert man zunächst eine Verstopfung, aber es ist hier so wie bei der Abgewöhnung des Rauchens oder einer anderen Abhängigkeit: Zu Beginn gibt es Unannehmlichkeiten. Werden diese dann ausgehalten und überwunden, beschreibt jeder ein Befreiungsgefühl.

Kindheit und Jugend

Besonders wichtig ist ein durstgesteuertes Trinken in der Kindheit und Jugend. Hier werden schwere Fehler gemacht, die sich später als Störungen oder auch Erkrankungen im Verdauungs- und Stoffwechselbereich zeigen können, schwerpunktmäßig in rheumatischen Erkrankungen, zu denen auch Ablagerungskrankheiten wie die Arteriosklerose gehören können.

Wasserqualität

Die gesündeste Flüssigkeit, auch das wurde bereits erläutert, ist das Wasser, das ja letztlich auch allem Flüssigen zugrunde liegt. Es müsste allerdings heißen Quell- oder Brunnenwasser. Denn schaut man sich aktuell die Feinstoffanalysen von »sehr empfohlenem« Trinkwasser an, ist man erschrocken, was in einem durch viele Filter gelaufenen Wasser alles enthalten ist. Was damit auch für Brunnen gelten kann, es sei denn, sie reichen sehr tief, wohin diese chemischen Feinstoffe noch nicht gelangt sind. Was findet sich alles an Antibiotika, Hormonen, synthetischen Arzneistoffen, Insektiziden und Herbiziden etc. Natürlich sagt die Wissenschaft, in so feiner Menge sei das ungefährlich. Aber sie haben keinerlei Nachweise dafür, es sind letztlich recht willkürlich festgelegte Grenzwerte, die grobe Vergiftungen ausschließen.

feinstofflicher Bereich Doch was geschieht im Feinstofflichen, in welchem Bereich gerade auch die Immunstoffe wie Antikörper, Botenstoffe und andere hochwirksam agieren? Diese und viele Hormone wie Insulin wirken doch auch nur in Spuren von Grammeinheiten. Folgt man den unkritischen Kritikern einer Homöopathie, dürften doch Insulin und Co. gar nicht wirken!

Es werden mehr und mehr Angebote gemacht, das Wasser durch Turbulenzen, Edelsteine, Photonen etc. zu reinigen, es wieder lebendiger zu machen. Ich kann deren Effizienz nicht beurteilen, doch glaube ich schon, dass es Wege der Aufbereitung gibt. Sie werden weniger technischer Art sein, eher – so erstaunlich das auch klingt – moralischer. Erst einmal müssen wir mit dem aufbereiteten Wasser leben, das uns als Trinkwasser angeboten wird. Und dankbar sein, dass es uns in so reichem Maße zur Verfügung steht, da es doch in manchen Erdgegenden kaum noch Wasser gibt und die dort lebenden Menschen stark verschmutztes Wasser aus Flüssen, Seen oder manchmal auch Pfützen holen müssen. Deshalb rate ich, das Trinkwasser abzukochen *Tee* und mit einem Teeaufguss geschmacklich zu verbessern (wobei hier nicht medizinisch wirksame Tees gemeint sind). Und es sollte nicht zu kalt getrunken werden, am besten lauwarm (35 bis 40 °C), gelegentlich auch heiß (zum Beispiel eine »heiße Zitrone«). Da freut sich der Organismus.

Leichtekraft

Das Element des Leichtens als Polarität zu den Schwerekräften, mit denen die Erde uns trägt, ist von besonderer Bedeutung für das Wirken aller Immunvorgänge (siehe auch Seite 51 ff.). Leichten wird von dem Licht bewirkt, das wir selber in unserem Organismus bilden. Als Anteil des Lebensleibs sprechen wir vom Lichtäther. Dieser wird durchaus vom äußeren Licht der Sonne an- *»originäres Licht«* geregt, ist aber eine ganz eigene Bildung des Menschen. Originäres Licht, hat Rudolf Steiner es genannt, ein empathischer Begriff.[62] Denn wie wir mit den Augen in absoluter Finsternis draußen in der Welt nichts sehen, würde unser Ich im Inneren des Leibs ohne Licht auch nichts sehen oder – präziser – wahrnehmen können. Und Wahrnehmung ist eine unverzichtbare Voraussetzung für ein gesund funktionierendes Immunsystem. Es muss das Fremde wahrnehmend erkennen, um es richtig behandeln zu können.

Der organische Ort dieser inneren Lichtbildung sind die Nieren, die Nierenorganisation. Wollen wir also diesen Aspekt der Immuntätigkeit pflegen und stärken, müssen die Nieren mit einbezogen werden.

Die Wirkung des Lichts saugt, es zieht in die Peripherie, weg von einem Zentrum in die Weite. Licht ist eine Gegenwirkung zum Druck, der aus der Schwere stammt. Steiner beginnt einen der das Jahr begleitenden 52 Wochensprüche seines *Seelenkalenders* mit den Worten: »Mein Selbst, es drohet zu entfliehen, vom Weltenlichte mächtig angezogen.«[63] Das geschieht auch in unserem Leib, nur im richtigen und positiven Sinne. Das Ich lässt sich auf den Strahlen des Lichts bis in die entlegensten Winkel des Organismus Leib tragen, um an jedem seiner Orte »klar« wahrnehmen zu können, was dort geschieht, ob etwas gebraucht wird, etwas nicht richtig funktioniert oder alles in gesunder Ordnung ist – und ob sich eventuell Fremdes einschleicht oder ansiedeln will. Das Bild ist vollständig, wenn das Licht als die peripherisierende Kraft, wie Steiner sie nennt, erlebt wird, wenn erkannt wird, dass ein Sog von ihm ausgeht. Vielleicht versteht man so auch, was ein Insekt ins Licht treibt. Es fliegt nicht hinein, es wird hineingesogen.

wahrnehmende Tätigkeit des Ich

Wie können wir diese innere Lichtbildung pflegen und stärken?
Zum einen sorgsam mit unseren Nieren umgehen. Sie sind Organe, die viel Wärme brauchen, weil das sie durchströmende Blut nicht abkühlen darf. Es kann dem Ich nur mit der Idealwärme von 37 °C wirksam dienen.

Haben Sie einmal überlegt, was das für eine Wärme ist, eher schon Hitze? Stellen Sie sich einmal einen Sommertag mit dieser Wärme vor, wie Sie wahrscheinlich Schatten und Kühle suchen. Diese Wärme ist immer in uns. Wie ertragen wir sie eigentlich, wie schaffen wir es, sie möglichst gleichmäßig aufrechtzuerhalten, egal wie kalt es draußen ist? Eine unfassbare Leistung des Wärmeorganismus mit dem Zentralorgan des Blutes, dem Herz.

Körperwärme

Die Nieren liegen in einem »natürlichen« Wärmedämmstoff, der sie schützt, zu viel Wärme abzustrahlen. Das ist das sogenannte Kapselfett. Wir müssen aber dennoch darauf achten, sie nicht von außen zu sehr zu kälten. Dafür sorgt unsere Kleidung. Um die Nieren herum sollte es immer schön warm sein, nicht gerade eine freie Zone ohne Hülle.

Eng verbunden mit den Nieren sind auch die Füße und Unterschenkel, die ebenfalls immer bewusst durchwärmt gehalten werden sollten. Da ist vor allem Wolle wichtig, und eher Kniestrümpfe als Socken (auch wenn das modisch nicht »in« sein sollte). Unterstützend hilft das warme Fußbad, vielleicht intensiviert durch wärmende ätherisch-pflanzliche Öle, *Rosmarin* am Morgen, *Lavendel* am Abend. Einreibungen mit dem Sonnenlichtöl des *Johanniskrauts* (siehe Seite 53 f.) sind ebenfalls sinnvoll. Und »richtiges« Trinken, wie es oben geschildert wurde, unterstützt die Nieren auch, sie brauchen es als Anregung für ihre gesunde Tätigkeit.

Zum anderen müssen wir lernen, richtig mit äußerem Licht umzugehen. Das gilt zuerst für das Sonnenlicht. Dieses ist – richtig dosiert – eine starke Anregung für die innere Lichtbildung und ihr Leichten.

Das könnte jeder im Frühling erleben. Doch es kann auch Gift sein, wenn es mehr ist, als es die Abwehrkräfte bewältigen können. Denn auch das Sonnenlicht ist vom Organismus aus gesehen fremd, es muss begrenzt und »verdaut« werden, wenn es gesund bleiben soll. Seine kränkende Wirkung erlebt jeder, der einen Sonnenbrand hat, noch gefährlicher als Sonnenstich des Gehirns. Die Bildung des schwarzen Hautkrebses, des Melanoms, kann auch Folge von unverdautem, zu intensivem Sonnenlicht sein. Bei ihm geht es mit Blick

das richtige Maß an Sonnenlicht

auf die Immunität vor allem um das *richtige Maß*. Dieses ist ein bedeutender Faktor unserer Gesundheit, wie auf Seite 83 bereits erläutert wurde.

Andererseits halten heute sehr hohe Lichtschutzfaktoren in Gesichts- und Hautcremes vor allem in den lichtärmeren Jahreszeiten Licht vom Organismus fern, was der inneren Lichtbildung entgegensteht. Wichtig ist, dass Maß nicht Norm bedeutet, sondern ganz individuell ist und dass es im idealen Sinne von dem Individuum selber aus Selbstbeobachtung und Empirie festgelegt wird, sich im Laufe des Lebens auch immer neu bemisst. Konkret aufs Sonnenlicht bezogen sollte jeder für sich ein gesundes Empfinden entwickeln, wie viel und wie oft davon für ihn gesund ist.

elektrisches Licht

Doch sind wir nicht nur dem Sonnenlicht ausgesetzt, sondern mehr und mehr dem von Elektrizität erzeugten Licht. Die alten Glühbirnen waren noch recht verträglich und dennoch schon anders als Kerzenlicht. Die neuen Formen von Lichtträgern tendieren zu einem wirklich künstlichen Licht, das sehr einseitige Lichtspektren bildet.

Es spricht für sich, dass sie nicht entwickelt wurden, um ideales (gesundes) Licht für Menschen zu schaffen, sondern um Energie zu sparen! Diesen Aspekt lohnt es zu durchdenken.

Weitab vom menschengeeigneten Licht ist das der Bildschirme, dessen Langzeitwirkung nicht nur den Schlaf ungut beeinträchtigt, sondern auch unser Immunsystem. Würde das wissenschaftlich-immunologisch untersucht, ließe sich das leicht nachweisen.

Da »alte« Lichtgeber (Glühbirnen) gesetzlich verboten wurden, kann als Unterstützung der Immunprozesse nur empfohlen werden, so sparsam wie möglich mit dem künstlichen Licht umzugehen (man spricht ja sogar von einer sogenannten Lichtverschmutzung) und einen Ausgleich durch das rechte Maß an Sonnenlicht zu schaffen.

einen Ausgleich schaffen

Schließlich wirkt auf das innere Licht sehr stark *seelische Positivität*. Da diese aus der Seele gebildet werden muss, wird sie in einem späteren Abschnitt besprochen (siehe Seite 153f. und 53). Doch sollte sie hier schon erwähnt werden.

Verdauung und Ernährung

Verdauung ist eine zentrale Aufgabe und zugleich Fähigkeit des angeborenen Immunsystems. Und Ernährung ist eine Voraussetzung für alle Verdauung. Ernährung ist keineswegs bloß laufender Nachschub von Baustoffen für Aufbau und Erhalt unserer Organe und Gewebe, das ist eine eher untergeordnete Funktion. Ernährung ist zuvorderst Begegnung und Kommunikation mit der Welt. Wir ernähren uns auch durch die Sinne, weil wir dank ihrer die Welt sehen, riechen, schmecken, hören usw. Wir ernähren uns durch die Haut, die eine hohe Resorptionsfähigkeit hat und vor allem Feinstofflichkeit aufnimmt. Imponderabilien nannte Rudolf Steiner diese unsichtbare, nicht quantitativ bewertbare Stoffeswelt, die einen ständigen Ernährungsstrom bedeutet, Tag und Nacht. Er sprach konsequent auch von kosmischer Ernährung in Ergänzung der üblicherweise gemeinten irdischen. Und Christus antwortete dem Versucher in der Wüste: »Der Mensch lebt nicht vom Brot allein, sondern auch von Gottes Wort« (Matthäus 4,3–4). Das ist die Nahrung des religiösen Menschen.

Begegnung mit der Welt

Auch alles, was wir Kultur nennen, und insbesondere die Kunst ist unverzichtbare Nahrung des Menschen. Unser Ich begegnet der großen Schöpfungsvielfalt und lernt durch sie, denn Begegnung trägt immer auch das Lernen mit sich. Das Ich studiert die Baupläne der Naturstoffe, um seine eigenen Baupläne zu konzipieren, um körpereigene Stoffe aufzubauen. Es hört die Weltenmusik und bildet seine eigene innere Klangwelt, deren Harmonien und Dissonanzen für viele Abläufe in der Immunorganisation Voraussetzung sind, die – tiefer geschaut – ein musikalisches System ist. Das Ich erlebt die Farben der Welt und wird an ihr zum Maler der eigenen sichtbaren und unsichtbaren Farbigkeit, zum Beispiel seiner Emotionen. Denken Sie doch einmal über den Begriff »ein

Lernen

farbloser Mensch« nach. Damit meinen wir ja nicht die Blässe einer Blutarmut (Anämie). Zu früheren Zeiten kannten mehr Menschen die farbige Ausstrahlung jedes Menschen, die man auch Aura nennt.

das Ich ist intentional beteiligt

Bei aller umfassendsten Ernährung ist das Ich immer intentional beteiligt, das heißt, es setzt den Willen ein. Der Arzt Herbert Sieweke stellte einmal in einem Seminar die Frage »Warum ernährt sich der Mensch?« und gab selber die überraschende Antwort: »Weil er es will!« Deshalb ist gesunde Ernährung immer mit Freude verbunden, ja mit Lust, und diese äußert sich seelisch im Appetit.

Wille bedeutet immer Tun (Tat), und Tätigkeit gibt Kraft, Stärke. Unsere Leibesstärke bildet sich aus der Ernährung in ihrem hier angesprochenen umfassenden Sinne, nicht aus der Erden- oder Naturstoffnahrung allein.

Das mit dem Willen verbundene Tätigkeitsfeld unseres Ich heißt Verdauung. Diese verläuft, wie für den Willen typisch, tief unbewusst. Wie können wir sie dann bewusst pflegen und stärken?
Indem wir uns auf alles, dem wir wollend und wach begegnen, wirklich einlassen. Seelisch ist es das Interesse, das hier auftaucht, Mittler zwischen Annäherung (Sympathie) und Distanzierung (Antipathie).

erkennende Begegnung üben

Das Ich will tief in das Wesen des Anderen eintauchen, es wie eine fremde Landschaft erkunden, es kennenlernen, seine Besonderheit, sein Anderssein entdecken. Das braucht Zeit und Intensität, auch Begrenzung. Da die Welt heute in unfassbar vielen Bildern, Tönen, Gerüchen usw. auf uns eindringt, was ständige Abwehrbereitschaft erfordert, oft überfordert, brauchen wir einen Ort und auch Zeit der Stille, sodass wir uns zurückziehen und erkennende Begegnung erüben können.

Da das Zentrum der Naturstoffnahrung die Pflanzenwelt darstellt, empfiehlt sich eine Übung mit der Pflanze.

- In äußerer Ruhe und (innerer) Stille und mit starker Konzentration wählen Sie eine Ihnen bekannte Pflanze, stellen sie sich bildhaft möglichst genau als ganze vor, Wurzel, Stängel, Blätter und Blüte.
- Dann löschen Sie das Bild, versenken vor Ihrem inneren Auge den Samen in die Erde und lassen die Pflanze aus diesem hervorwachsen, bis sie wieder in ihrer vollen Schönheit vor Ihnen steht.

- Und nun lassen Sie sie verwelken, bis sie ganz wieder Erde wird und nur ihr Samen in der Erde verbleibt, um einst neue Pflanze zu werden (oder auch Nahrung für ein Tier).

Nehmen Sie eine »einfache« und einjährige Pflanze, die Sie gut kennen, vielleicht noch einmal in der Wirklichkeit studieren. Gleich mit einem ganzen Rosenstock oder gar Baum zu beginnen, macht diese Übung schwierig und kann entmutigen.

In dieser inneren Bilderwelt begegnen Sie dem Entstehen und Vergehen, Weltenkräften und -gesetzmäßigkeiten, die auch in der Verdauung wirken. Und Sie schulen Ihren inneren (unbewussten) Willen, »richtig« zu verdauen.

Studium der Organe

Es kann auch nicht schaden, am Beispiel der Verdauung der Naturnahrungsstoffe die Abläufe und deren beteiligte Organe zu studieren. Denn wirkliche, vom Ich geleistete Immunität wird mehr und mehr erfordern, den Leib in allen seinen Funktionen und zugehörigen Organen so kennenzulernen, dass man zumindest von ihnen weiß. Es muss nicht gleich ein anthropologisches Detailstudium sein.

Nun ist es hier nicht möglich, eine umfassende Leibeskunde oder auch eine Ernährungslehre darzustellen, es geht ja um das Immunsystem. Doch ist dieses so sehr ein alles Durchgreifendes, dass wir diese Zusammenhänge wenigstens ansprechen möchten. Ergänzende Literatur gibt es zu diesem Thema, vieles muss allerdings auch erst ausgearbeitet werden.[64]

Hilfe durch Bitterstoffpflanzen

Für alle Verdauung ist als erster Schritt die Wahrnehmung des zu Verdauenden nötig, deshalb ist die *Schulung eines detailgenauen Erkennens* so wichtig. Dabei können dem Ich Bitterstoffpflanzen helfen, zum Beispiel der *Wermut (Artemisia absinthium)*, der *gelbe Enzian (Gentiana lutea)*, die *Nelkenwurz (Geum urbanum)* oder der *Ackergauchheil (Anagallis arvensis)*. Man kann entweder einen Teeaufguss machen oder auch potenzierte Arzneimittel anwenden, zumeist in niedrigen Potenzen (D3–6). Von Enzian sagt Rudolf Steiner, dass er die gesamte Verdauung nachbildet, er ist also am umfassendsten. Wermut ist besonders reich an Bitterstoffen und hauptsächlich vom Mund bis zum Magen wirksam. Es gibt ihn in einer ganz besonderen Kombination mit *Lärchenharz*, das durch seine Wärme die Ich-Tätigkeit heranlockt und unterstützt *(Absinthium D1/Resina Laricis D3 aa Dilution*, Weleda). Nelkenwurz und Ackergauchheil wirken in oberen und tieferen Abschnitten des Darms. Man kann in Intervallen die Verdauung mit diesen Pflanzen unterstützen, zum Beispiel 4 bis 8 Wochen immer 5 bis 8 Tropfen vor den Mahlzeiten, ein- bis zweimal im Jahr.

Pflanzennahrung

Ein Wort noch zur Pflanzennahrung und ihrer besonderen Stellung in der Ernährung. Von den drei Naturreichen Mineral, Pflanze und Tier bildet sie nicht nur die Mitte, sie ist auch zusammen mit unserem Lebensleib in der Vorstufe unserer Erde geschaffen worden, die Rudolf Steiner »Alte Sonne« nannte.[65] Ihr Urtypus wächst wie der Mensch in die Aufrechte, sie ist immer noch ganz mit der Sonne, ihrer Wärme und ihrem Licht verbunden und bildet ein auf den Kopf gestelltes Verhältnis zum Menschen: Ihre Wurzel entspricht dem Kopf des Menschen, Stängel und Blatt dem Rhythmischen System, Blüte und Frucht den Stoffwechselkräften. Was bei ihr oben ist, ist bei uns unten und umgekehrt. Sie ist durchdrungen von Leichtekräften, denn sie bildet sich am Licht. *Deshalb ist Pflanzennahrung immer auch Lichtnahrung und fördert den Menschen in seinen Leichtekräften.* Das heißt nicht, Vegetarismus oder gar vegan zu essen zum Ideal zu erheben. Der Mensch ist zum Allesesser veranlagt. Doch wirken in der Fleischnahrung eher Schwerekräfte, die den Menschen stark an die Erde binden.

Lichtnahrung

Die sehr betonte Fleischernährung durch alle Gesellschaftsschichten geht zeitlich einher mit dem alles beherrschenden Materialismus unserer Zeit, hat ihm den Boden bereitet. Sie erschwert es dem Ich, ein gutes Gleichgewicht zwischen Himmel und Erde, von Geistesmensch und Erdenmensch zu bilden. Und belastet seine Arbeit im ständigen Herstellen und Erhalten einer starken Immunität. Wieder treffen wir auf das rechte und individuelle Maß, das es auch und gerade für eine fördernde Ernährung und Verdauung zu bilden gilt. Und einmal mehr: Der Mensch lebt nicht vom Brot allein.

Regeneration

eines der größten Wunder

Die Wiederherstellung des Erstorbenen, Verbrauchten durch die Lebenstätigkeiten gehört zu den größten Wundern sowohl in der Natur als auch im Menschen. Was in der Natur vorwiegend durch den Jahreslauf als Frühling, Sommer, Herbst und Winter geprägt ist, vollzieht sich im Menschen gleichzeitig. Denn im Stoffwechsel herrscht – bildhaft gesprochen – ständig Frühling und Sommer, in allen Sinnes- und Nervenprozessen ständige Herbstes- und Winterstimmung. Die Rhythmen vermitteln dabei, sie gleichen die polaren

Einseitigkeiten aus. Wir können verkürzt auch von Aufbau und Abbau im Organismus sprechen. Dadurch verjüngt er sich immer neu.

Befunde als Momentaufnahme

Man erlebt auch die Illusion moderner Anschauungen in der Medizin, als ob der Leib ein Ist-Zustand wäre, den man in Form von Befunden festhalten kann. Als Momentaufnahme ist das richtig, doch ist zum Beispiel der eben gemessene Blutzucker schon wenig später ein anderer. Das gilt für alle Organe, alle Gewebe, für alle Zellen, mit ganz wenigen Ausnahmen wie dem Zahnschmelz, dem jegliche Regeneration fehlt. Selbst der harte Knochen wird andauernd erneuert, alterndes Knochengewebe durch bestimmte Zellen abgebaut (Osteoklasten), neues durch andere wieder aufgebaut (Osteoblasten). Ist der Knochen gebrochen, heilt er wieder zur Ganzheit, vielleicht gestützt durch einen Gipsverband, als Finger oder Rippe aber auch ohne alle Hilfe.

Was hier ein Leben lang geleistet wird, entzieht sich unserer Vorstellungskraft. Ein Beispiel: Es finden sich etwa 6000 bis 8000 weiße Blutkörperchen in einem Kubikmilliliter Blut, und wir haben insgesamt etwa 5 Liter Blut. Die Blutkörperchen leben ca. 8 bis 10 Tage, dann sterben sie und neue drängen nach. Nun rechnen Sie einmal aus, wie viele von ihnen täglich sterben und neu gebildet werden. Und wenn die sich so einstellende Zahl zum Schwindligwerden noch nicht reicht: Wie viele sind es in siebzig, achtzig oder mehr Jahren eines Lebens?

Bei Schleimhautzellen des Magen-Darm-Trakts ist das noch unvorstellbarer, und diese leben nur 3 bis 7 Tage. So haben Sie immer ganz junge, frische Schleimhäute, die ihre Funktion gut erfüllen können.

der Mensch als Werdender

Rudolf Steiner wurde nicht müde, seine Zuhörer aufzufordern, den Menschen als Werdenden zu begreifen, nicht als Fertigen. Und das gilt natürlich genauso für Seele und Geist. Der ständigen leiblichen Erneuerung liegen die seelischen Kräfte der Kreativität zugrunde. Sie sind vor allem in allen Immunvorgängen wichtig, wo ja auf Unbekanntes, Fremdes geantwortet werden muss. Und auch Form- und Ordnungskräfte sind tätig, denn eine bestimmte Organzelle oder eben eine Immunzelle muss ja ihren Aufgaben entsprechend gebildet sein. Da kann kein Spieltrieb, kein Abweichen geduldet werden, weil sonst die Zelle ihre Funktion verändert oder ganz verliert und sich Krankheit als Folge – oft mit großer zeitlicher Verzögerung – einstellt. Das Entstehen einer sogenannten Krebsstammzelle ist hierfür ein Beispiel. Denn ehe sie diese wurde, ging ihr eine gesunde Zelle voraus. Man kann sie auch eine Fehlbildung nennen. Dass das möglichst nicht geschieht, ist auch eine Funktion des Immunsystems.

Kann diese unvorstellbare Leistung des Organismus, diese Produktivität und gleichzeitige Überwachung, dass immer das Richtige und Erforderliche produziert wird, von uns aktiv gepflegt und gar gestärkt werden?

bewusste Beeinflussung von Unbewusstem

Wieder treffen wir auf die Herausforderung, ganz tief im Unbewussten verlaufende Lebenstätigkeiten bewusst zu beeinflussen, das sie steuernde Kräftespiel anzuregen oder – wo es zu intensiv tätig ist – auch einmal zu bremsen. Denn es zeigt ja die Beobachtung, dass es auch zu Wucherungen normalen Gewebes kommen kann, zum Beispiel bei einer Wund- oder auch Knochenheilung. Oder dass Zellen im Übermaß produziert werden, wie es in der immunologischen Reaktion einer Entzündung zu Recht geschieht, wobei dann zu viele weiße Blutkörperchen im Blut gemessen werden. Wir sprechen dann von Leukozytose.

Verliert das Immunsystem jedoch die Kontrolle, wuchern diese Zellen und wir haben das Krankheitsbild der Leukämien, die eben keine Krebskrankheit des Blutes sind, sondern eine vollkommen aus dem Ruder gelaufene, chaotisierende Entzündung. Dieser müssen therapeutisch Grenzen aufgezeigt werden, um Sprachbilder zu nutzen, die sehr konkret benennen, was erforderlich ist.

plastizierende Kräfte

Neben *Grenzbildung, Ordnung, Formgebung* und *Kreativität* müssen für die Regeneration noch *plastizierende Kräfte* angesprochen werden. Der Lebensleib wird mit ihnen zum Plastiker, für den Michelangelo als Beispiel angesprochen wurde (siehe Seite 56). Das führt uns zur Kunst, und diese ist eine Möglichkeit, bewusst und aktiv auf die Regenerationskräfte einzuwirken.

> *Schon als Kind und Jugendlicher,* vor allem in der Schule, sollte der Mensch der Kunst begegnen und sie aktiv ausüben. Ein Musikinstrument, Chorsingen, Malen und Zeichnen wecken Kreativität in Verbindung mit den ihnen innewohnenden Gesetzmäßigkeiten. Früher gehörte Knetmasse zur Kindheit, im Älterwerden kann es dann der Ton werden, dem die Hände im Formen Gestalt geben. Dabei kann man das Plastizieren noch intensivieren, wenn man es mit geschlossenen Augen macht, ganz von innen der Form oder Gestalt hingegeben, welche die Hände bilden wollen.

Sprachgestaltung und Eurythmie

Zwei besondere Künste sind auf Anregung Rudolf Steiners in Zusammenarbeit mit seiner Frau Marie, die ursprünglich Schauspielkunst gelernt hatte, im 20. Jahrhundert hinzugekommen: die Sprachgestaltung und die Eurythmie. Sprache war seit der Antike Kunst als Rezitation, und noch bis in unsere Zeit wurden Schiller oder Shakespeare auf den Theaterbühnen rezitiert. In der zweiten Hälfte des 20. Jahrhunderts hat sich das sehr verwandelt, Sprache wird eigentlich nicht mehr als eigenständiges Kunstelement gesehen, es wird genuschelt, geschrien oder eine (verhunzte) Alltagssprache gesprochen.

Sprachgestaltung führt Sprache und Atmung zur Einheit, der Kehlkopf wird zum Instrument wie ja auch beim Gesang. Die zu Worten sich formenden Laute, Vokale und Konsonanten bringen die Seele zu klingendem Ausdruck, vergeistigen das Wort. Der ganze Mensch bildet Resonanz.

Sichtbarwerden von Sprache und Musik

Die Eurythmie nannte Rudolf Steiner auch das Sichtbarwerden der Sprache und der Musik; Laut- und Tonformen der Arme und Beine bilden die Formen nach, welche die Sprache, die Musik in den Raum hinein bilden. Diese formbildende Geste der Sprache kann man auch auf andere Weise sichtbar machen, zum Beispiel durch Rauch.

Alle Künste sind inzwischen auch zu therapeutischen Elementen ausgearbeitet worden, den Kunsttherapien, unverzichtbarer Anteil einer ganzheitlichen Therapie.[66] Für die Pflege oder Schulung der Immunität sind jedoch die Künste so gemeint, wie sie jeder Mensch für sich ausüben kann, der sie in ihren Gesetzmäßigkeiten gelernt hat. Und nicht selten bringt der Mensch sie auch wie ein Talent aus der vorgeburtlichen Zeit mit.

Dichtkunst

Schließlich sei noch die bisher nicht angesprochene Dichtkunst erwähnt, die Poesie mit allen ihren Facetten. Auch hier geht der Blick zurück in die jüngere Vergangenheit, als viele junge Menschen eine Phase hatten, in der sie Gedichte schrieben. Bei manchen blieb dieses Bedürfnis, bei den meisten verlor es sich im Laufe des Älterwerdens.

Rhythmus

Rhythmus trägt Leben

Alles Leben ist durchdrungen von Rhythmen. Als er Chemiker Rudolf Hauschka, der später die besonders rhythmisierten Arzneimittel der Firma Wala entwickelte, 1924 Rudolf Steiner fragte, was denn Leben sei, antwortete Steiner: »Studieren Sie die Rhythmen, Rhythmus trägt Leben.«[67] Rhythmus verbindet sich auch mit der Zeit, die im Lebendigen nicht das ist, was uns mechanisch das Uhrwerk zeigt. Zeit ist nicht linear, nicht gleichmäßig, Zeit »atmet«, trägt Rhythmus in sich, ist rhythmisch geordnet. Zum Beispiel im Tag, der Woche, dem Monat, in den Jahreszeiten, dem Jahr usw.

Die Lebensrhythmen der Entwicklung des Menschen verlaufen in Siebenjahresphasen (-schritten), die menschliche Atmung hat ihren Rhythmus, dessen

Besonderheit die Medizin »respiratorische Arrhythmie« nennt. Weil sie eben nicht Takt einer Mechanik ist, sondern lebendige Rhythmik. Auch der Puls des Herzschlags ist nie ganz gleichmäßig, das wird er erst, wenn ein starrer Herzschrittmacher ihm seinen Takt vermittelt. Weshalb die Medizin frequenzgesteuerte Herzschrittmacher entwickelte, um so viel wie möglich von der lebendigen »arrhythmischen« Rhythmik zuzulassen.

Leben, Zeit und Rhythmus äußern sich in den *Funktionen.* Der Zuckergehalt des Bluts bewegt sich vielfach in 24 Stunden, steigt mit den Mahlzeiten, sinkt wieder, bildet ein Tagesprofil. Ähnlich der Blutdruck, weshalb eine aussagefähige Diagnostik von beiden eine 24-stündige Aufzeichnung erfordert. Damit wird der einzelne Befund als wenig aussagefähige Momentaufnahme offensichtlich im Vergleich mit einer Funktionskurve, die außerordentlich viel aussagt, wenn zum Beispiel der erhöhte Blutzucker nach einem Frühstück nicht nach spätestens zwei Stunden wieder im gesunden (physiologischen) Bereich ist oder der erhöhte Blutdruck auch im Schlaf keine Normalisierung erfährt.

Befund und Funktionskurve

Dass die Funktion Ausdruck des Lebens ist, bemerken wir beim Verstorbenen, bei welchem binnen Stunden und maximal wenigen Tagen alle Funktionen endgültig erlöschen. Oder auch im Leben, wenn zum Beispiel der Magen oder Darm seine typische Bewegung (Peristaltik) einstellt, was in kürzester Zeit eine lebensbedrohliche Situation schafft.

Längst hat sich in der medizinischen Wissenschaft auch eine Rhythmusforschung etabliert, die Chronomedizin. Und es ist faszinierend, was für eine Fülle unterschiedlichster Rhythmen auch organ- und tageszeitenbezogen sie zutage gefördert hat, deren Abschwächungen oder Übersteigerungen nicht nur diagnostische, sondern auch prognostische Aussagen ermöglichen. Ebenso wurde erforscht, dass der Grundrhythmus eines Tages, den man zirkadian nennt, eben nicht exakt 24 Stunden umfasst, sondern einige Minuten mehr. Denkt man da nicht sofort an das Kalenderjahr, dessen 365 Tage etwa ¼ Tag unterschlagen, weshalb alle 4 Jahre ein 29. Februar »eingeschaltet« werden muss? Das ist Rhythmus im Unterschied zum Takt.

Forschungen der Chronomedizin

Den wahrscheinlich stärksten Einfluss auf unser Gesundsein haben Rhythmen oder – als ihre Ganzheit – der Rhythmus, der ein Weltenrhythmus ist. Unser ganzes Weltensystem ist rhythmisch geordnet, und sein göttlicher Quell ist das Sohnesprinzip, das wir mit dem Johannes-Evangelium auch den Logos, das Weltenwort nennen und dem wir den Namen Christus gegeben haben. Aller

Rhythmus geht von ihm aus, ist wie sein göttlicher Herzschlag, der die Welt und uns Menschen durchpulst.

Auch das Immunsystem ist von Rhythmen geordnet, wobei wohl der Sieben-Tage-Rhythmus für immunologische Prozesse hervorsticht.[68] Doch ist eine systematische Erforschung der Verbindung von Immunität und Rhythmik bisher nicht erkennbar. In dem hier zugrunde gelegten Fachbuch wird das Immunsystem nur in Nebensätzen erwähnt, ein eigenes Kapitel fehlt. Noch erschreckender ist aber, dass die Forschungsergebnisse der Chronomedizin in der Praxis der Medizin so gut wie gar nicht berücksichtigt werden.

Erneut ist es so, dass wir diese rhythmische Ordnung unseres Organismus bewusst gar nicht wahrnehmen. Und doch könnten wir es tun, um sie zu unterstützen. Die ideale Forderung wäre, ein ganz und gar rhythmisches Leben zu führen. Als Beispiele seien nur genannt: immer gleiche Zeiten der Mahlzeiten, des Ins-Bett-Gehens und Aufstehens, kontemplativer Pausen, Arbeitsbeginn und -ende (siehe auch Seite 59). Das ist natürlich illusionär, denn unsere Zeit ist geprägt von Arrhythmie. Darf ich sagen, dass sich darin auch das Wesen des Antichrist ausspricht? Doch es ist auch ein Anteil der Freiheit darin geborgen, womit nicht Freizügigkeit oder gar Beliebigkeit gemeint ist. Takt zwingt, duldet keine Abweichung, ganz anders aller Rhythmus. Es ist wieder die Frage des Maßes, wie viel Arrhythmie ich mir, meinem Leib und meiner Seele zumuten kann, ohne krank zu werden. Oder wie ich die Arrhythmie ausgleiche. Rudolf Steiner wies darauf hin, dass – wenn man sich zum Meditieren entschließt – es einerseits der Treue bedarf, dies nun auch wirklich wie vorgenommen und ohne Ausnahmen zu tun, und dass man andererseits darauf achten sollte, es möglichst immer zur gleichen Tageszeit zu tun. In der Kultur des Gebets war das von alters her selbstverständlich, ob in christlichen Klöstern oder Kirchen oder im Islam. Da stand oder steht das Gebet über allen Pflichten des Alltags.

ein rhythmisches Leben führen

Ausgleich von Arrhythmie

Also noch einmal mit Blick auf die Pflege und Stärkung der Immunität:

Aus Freiheit sollte man dem Tag bestimmte Rhythmen einfügen, die so gewählt werden, dass sie auch eingehalten werden können. Es sind ja meist nur kurze Phasen nötig, zum Beispiel für Zeiten der Kontemplation oder auch einer bestimmten Handlung, das Füttern der Vögel im Winter, das Gießen von Pflanzen oder Ähnliches. Sehr angestrebt werden sollte ein Rhythmus des Essens, der Mahlzeiten, besonders wichtig für Kinder und junge Menschen. Wichtig ist auch, in der Rekonvaleszenz nach einer Krankheit den Tag ganz rhythmisch zu gestalten.

Wie weit vorausschauend war es von Rudolf Steiner, der zunehmenden Arrhythmie modernen Lebens durch die Bewegungskunst Eurythmie einen Ausgleich zu schaffen. Das Wort sagt schon alles: »schöner Rhythmus«; der Arzt möchte frei übersetzen: »gesunder Rhythmus«. Jeden Tag ein- oder zweimal wenige Grundübungen, das bewirkt einen unfassbaren Ausgleich negativer Wirkungen der alltäglichen Arrhythmie.[69]

Wachsein und Schlafen

Ein großer, für die Gesundheit enorm wichtiger Rhythmus ist der Wechsel von Wachsein und Schlafen. Im Schlaf wird wieder aufgebaut, was unser Bewusstsein im Wachzustand abbaute, ja zerstörte. Deshalb ist ein gesundes Maß an Schlaf von großer Bedeutung. Wobei das Maß sehr individuell ist. Sechs bis acht Stunden gelten als guter Durchschnitt, Abweichungen davon sind möglich. Auch das Lebensalter spielt eine Rolle. Kinder brauchen mehr Schlaf als Erwachsene oder gar alte Menschen. Doch auch unabhängig von der Dauer ist Schlaf von existenzieller Bedeutung für unser Gesundsein, ist er doch selber rhythmisch geordnet, und jede Störung oder auch Schlafmangel bedeuten Kränkungen, die auch zur Krankheit werden können, zum Beispiel einer Infektanfälligkeit. Mit dem Blick auf die Schlafrhythmik ist auch das Immunsystem davon betroffen. Schlafstörungen oder -mangel können seine Funktion durchaus beeinträchtigen.

Vorsätze zur Tat werden lassen

Und noch etwas kann den Rhythmus pflegen und stärken – oder im anderen Fall eben auch schwächen: einen Vorsatz auch wirklich zur Tat werden zu lassen, und zwar so, wie der Entschluss gefasst wurde. »Der Weg zur Hölle ist mit guten Vorsätzen gepflastert«, sagt der Volksmund, und zwar mit solchen, die nie zur Tat wurden.

Noch ein letzter kleiner Hinweis, als Frage gestellt: Ist die zunehmende Anzahl funktioneller Krankheiten Folge der vielen Arrhythmien unseres täglichen Lebens, die wir nicht ausgleichen?

Gedächtnis

Das Immungedächtnis ist eine ganz wichtige Funktion unserer Immunität. Das einmal als fremd Erkannte und die darauf gefundene richtige Antwort muss nicht jedes Mal neu gesucht, sondern kann augenblicklich abgerufen werden. Diese Immunfähigkeit ist letztlich auch ein von Impfungen genutzter Effekt. Dabei ist interessant, dass das Zeitmaß der Erinnerungsfähigkeit offensichtlich sehr unterschiedlich ist, weshalb für bestimmte Impfungen in größeren zeitlichen Abständen Auffrischungen notwendig werden.

Impfungen

Das Grundprinzip des Lebensleibs für alle Art von Gedächtnisbildung ist seine Fähigkeit zu speichern. Dieser Begriff wurde typischerweise auch auf den Bereich der Computer übertragen, wenn von Datenspeichern gesprochen wird. Diese Speicherfähigkeit wurde zum Beispiel bei der Leber schon angesprochen (siehe Seite 61). Sie gilt sowohl für die Stoffeswelt als auch für Erlebtes, das bewahrt werden soll.

Will ich das Immunsystem in seiner Gedächtnisbildung und der Erinnerungsfähigkeit unterstützen, helfen Gedächtnistraining und Reproduktion. Auf Seite 60 f. wurden Übungen genannt, die hierbei eine Hilfe sein können.

Befinden

Als letztes der für den Lebensleib so wesentlichen Elemente, die einen Anteil an der Immunität haben, sei noch einmal das bereits geschilderte Befinden angesprochen (siehe Seite 62 f.). In ihm äußert sich der Lebensleib über die Wahrnehmung des tief im Verborgenen tätigen, wahrnehmenden Lebenssinns. Er ist verbunden mit der Blutzirkulation und dem Herzen, denn von diesen geht die Wahrnehmung von allem aus, was überhaupt im Organismus geschieht. Das Blut trägt die Informationen zum Herzen, welche die Organe ihm mitteilen wollen. Das Herz wiederum sucht alle Bedürfnisse zu erfüllen, Verständigungsprobleme der Organe untereinander zu lösen und jedem das zukommen zu lassen, was er braucht. Der Lebenssinn strahlt also vom Herzen bis in jeden Winkel des Leibes, getragen auf den Wogen des strömenden Lebensleibs. Jede Störung, jedes Ungleichgewicht wird in unser Befinden gespiegelt, es bildet den hochempfindsamen Seismograf dessen, was in unseren Leibern und ihren vielfältigen Organisationen vor sich geht. Ist alles in Ordnung, schweigt es, wir sagen »Ich fühle mich wohl« oder auch »Mir fehlt nichts«. Wird dieses leibliche Behagen gestört, erleben wir Missbefinden. Dieses sollten wir immer als eine Botschaft unseres Organismus verstehen, mit der er uns auf etwas aufmerksam machen möchte. Das Befinden ist seine Sprache! Wir sollten lernen, sie zu verstehen und mit ihr zu kommunizieren.

Lebenssinn, Blutzirkulation und Herz

Botschaft des Organismus

Lebenssinn und Befinden auch für die Funktionen der Immunorganisation zu schulen, ein waches Bewusstsein für unseren Leib auszubilden, ist eine wichtige Aufgabe für den Menschen unserer Zeit. Dem Leib Interesse entgegenzutragen, ihn und seine Vielfalt mehr und mehr zu kennen, Verständnis für sein Tun zu entwickeln, das sollten wir üben, ohne dass wir ängstliche Hypochonder werden. Und zunehmend Dankbarkeit zu empfinden, ja diese eventuell auch dem Leib und seinen Organen gegenüber auszusprechen für das, was er und sie ein Leben lang für uns zu leisten bereit sind. Denken Sie an die Unermüdlichkeit des Herzens, den Fleiß der Nieren und der Leber, die kaum Ruhepausen brauchen, auch nachts tätig sind, denken Sie an Ihre Muskulatur und Sehnen und Gelenke, die immer bereit sind, aus völliger Ruhe sofort in Bewegung überzugehen, wenn Sie es wollen.

helfende Wesen

In allen diesen Funktionen, auch im Immunsystem, sind ja Wesen tätig, die uns, unserem Ich helfend zur Seite stehen: aus der elementaren Lebenswelt die Erd-, Wasser,- Luft- und Wärmegeister, aus den uns in der Entwicklung vorausgeschrittenen Geistern der dritten Hierarchie die Engel, Erzengel und Archai. Sie sind es, die die Übersicht haben, die Ordnung erhalten, die das rechte Maß wissen. Die aber auch berücksichtigen, dass der Mensch auf dem Wege ist, ein freies Wesen zu werden, die deshalb Korrespondenz mit unserem Ich suchen, weitgehend noch im Unbewussten, im Schlaf, doch mit der Richtung eines immer größeren Bewusstwerdens, was hier geschieht.

Doppelgänger

Nicht zuletzt sei auch an die sogenannten Doppelgänger unseres Wesens erinnert (siehe Seite 72), die von Geburt an in unserem Leib und der Seele wirksam sind, in vielem hilfreich, unverzichtbar, doch immer mit der Bereitschaft, jeden Mangel an Präsenz für sich, ihre Zwecke zu nutzen und sich – wenn auch zunächst nur partiell – an die Stelle des Ich zu setzen. Dann sind sie nicht mehr Helfer, sondern »Besetzer«. Das ist gemeint, wenn in den Evangelien so viel von Besessenheit gesprochen wird, die Jesus Christus und seine Jünger heilen.

Man wird sich vielleicht an dieser Stelle fragen: Und wann, bitte schön, soll ich das alles üben? Wo ist die Zeit in meinem Alltag, jedem dieser sieben Elemente Pflege und Stärkung angedeihen zu lassen? Und diese Frage ist mehr als berechtigt, immerhin folgen ja noch Übungsfelder für den Empfindungsleib und die eigentliche Seele.

Die Antwort ist nicht einfach. Der erste Blick muss sich auf alles im Tages- oder Wochenverlauf richten und ihm eine unterschiedliche Gewichtung geben: unverzichtbar – wichtig – weniger wichtig – verzichtbar, wobei jeder diese Skala noch differenzierter gestalten kann. Ich bin sicher, dass sich so Zeit finden lässt, die man seinem Leib, seiner Pflege und Stärkung, zukommen lassen kann. Wenn sich zunehmend der Gedanke damit verbindet, etwas für sich selbst, für die eigene Gesundheit zu tun, wird es allmählich leichterfallen, dieser Übungswelt Raum und Zeit zu geben.

Der Volksmund weiß es schon lange: »In der Kürze liegt die Würze!« Man wird Schwerpunkte bilden, eigene Zu- oder Abneigungen zu den beschriebenen Lebensfeldern mit heranziehen, um Entscheidungen zu treffen, welcher der Übungsbereiche aufgegriffen wird und für wie lange, um dann von einem anderen abgelöst zu werden.

Weil diese sieben Elemente alle miteinander kommunizieren, wirkt das, was man zum Übungsfeld macht, immer auch auf die anderen. Entscheidend ist, es zu tun. Und von da an immer weiter zu üben, ihm Regelmäßigkeit zu geben, es zu einem festen Anteil des täglichen Lebens werden zu lassen. Jeder Sportler, auch jeder Künstler wird bestätigen können, dass – erst einmal begonnen – das Üben oder auch Training nicht unterbrochen werden sollte. Man begegnet allerdings einer Instanz in sich, der der Volksmund die eigenartige Bezeichnung »innerer Schweinehund« gegeben hat. Dieser raunt einem immer Argumente zu, warum heute auf das Üben verzichtet werden könnte, dass es Wichtigeres gebe usw., und man muss ihn immer neu zum Schweigen bringen, indem man trotz seiner Zuflüsterungen übt. Hier entwickelt sich dann eine in jedem Menschen veranlagte, jedoch aktiv auszubildende Fähigkeit, die heute rar geworden ist: die Treue. Ich werde nicht versuchen, ihr Wesen zu erklären, gar sie zu definieren. Ein Wort Rudolf Steiners möge zu ihr hinleiten:

Regelmäßigkeit

Treue

Es bedarf der Mensch der inneren Treue,
Der Treue zu der Führung der geistigen Wesen.
Er kann auf dieser Treue auferbauen
Sein ewiges Sein und Wesen
Und das Sinnessein dadurch mit ewigem Licht
Durchströmen und durchkraften.[70]

Das ist ein Meditationstext, der die Seelenkraft der Treue stärkt und allmählich bewusster werden lässt. Die Treue ist eine wichtige Funktion einer gesunden Immunität. In ihr kann sich das Selbst so entdecken, dass es Ja zu sich sagt, zu seinen Lebenszielen, seinen Schicksalswegen. Auch zu den Abirrungen, den Umwegen, die es zu erkennen und dann auszugleichen gilt. Treue verbindet uns mit unserer geistigen Führung.

Empfindungsleib

Träger der Empfindungsseele

Der Empfindungsleib ist der Träger der Empfindungsseele, die wiederum Mittlerin für die anderen Seelenglieder ist, wenn diese mit dem Leib als ihrem Instrument zur Welt- und Selbsterkenntnis kommunizieren wollen. Seine Substanzialität ist Licht und dessen Farbigkeit. In ihm verwirklicht sich – wie bereits ausgeführt (siehe Seite 48) – der Teil der Immunorganisation, den wir als »erworben« kennzeichnen, wo wir schöpferisch tätig sind. Und seine hervorstechende Fähigkeit mit Blick auf die Immunität ist die Wahrnehmung (siehe Seite 64). Diese soll in den Mittelpunkt der übenden Schulung gestellt werden. Daneben sind die bereits erwähnte Wärmung und die Atmung von Bedeutung.

Wahrnehmung und Konzentration

Wahrnehmung lebt von der Präsenz oder Wachheit des Ich, von dessen Fähigkeit zur Konzentration. Deshalb sind alle Konzentrationsübungen von großer Hilfe. Beispiele werden in dem Abschnitt zur seelischen Immunität dargestellt (siehe Seite 148 f.).

Schulung der Wahrnehmung braucht die Überprüfung durch Reproduktion: Was genau habe ich gesehen, gehört, geschmeckt, gerochen usw.?

- Ein sehr gutes Übungsfeld ist die Natur mit allen ihren Gestaltungen und Formen. Man beginne mit scheinbar einfachen Formen, zum Beispiel einem Blatt. Man studiere es in allen Einzelheiten, dem sich ins Blatt verbreitenden Stiel, seinen Rändern, der Gesamtform, Unterschieden von Ober- und Unterseite. Die Farbigkeit lassen wir erst einmal beiseite.
- Nun nehme man ein Blatt Papier, einen Bleistift mit relativ weicher Mine und zeichne das Blatt ab. Dabei kommt es auf Genauigkeit an. Das wird nicht gleich so ausfallen, wie man es sich vorgestellt hat, sodass eine tägliche Übung daraus werden kann.

- Immer mehr wird es gelingen, das Blatt wirklich so zu zeichnen, wie es die Natur geschaffen hat.
- Ist man so weit gekommen, lege man das Blatt, nachdem es sorgfältig angeschaut wurde, beiseite und decke es ab. Dann zeichne man es aus dem Gedächtnis. Auch hier braucht es Geduld, bis man mit dem Ergebnis zufrieden ist und die Übereinstimmung von Blatt und Zeichnung bestmöglich gelungen ist.

Dieselbe Übung kann man auch mit Blüten machen, was schwieriger ist, oder mit Kristallformen, zum Beispiel einem Bergkristall, was eher leichter gelingt.

Diese Wahrnehmungsübung lässt sich steigern, indem man zum Beispiel eine ganze Pflanzengestalt erfasst, vielleicht einen Baum, die Augen schließt und ihn nun als inneres Bild gestaltet. Und immer neu prüft, wie genau das innere Bild der äußeren Wirklichkeit entspricht.

- Man kann sich an Düften schulen, an bestimmten Formen von Früchten, an Geräuschen, wenn beispielsweise ein Rhythmus mit den Händen geklatscht wird, den man wiederholt.
- Die Früchte – Bucheckern, verschiedene Nüsse, Nadelbaumzapfen, Eicheln, Kastanien etc. – gibt man in einen Kasten, in den man mit der Hand greifen kann, ohne den Inhalt zuvor zu sehen. Dann ertastet man die einzelnen Früchte und versucht sie mündlich oder schriftlich zu beschreiben.

ungenaue Wahrnehmung im Alltag

Angeregt von diesen Beispielen lassen sich leicht vielfältigste eigene Übungen ausdenken. Dabei wird man entdecken, wie – jedenfalls überwiegend – ungenau oder gar schlampig man ohne solche Übungen im Alltag wahrnimmt. Verschiedene Zeugenaussagen ein und desselben Vorfalls, vielleicht eines Unfalls oder auch eines Naturereignisses, ja auch eines Menschen, den man zum ersten Mal sieht und dann aus dem Gedächtnis beschreiben soll, zeigen zumeist große Abweichungen voneinander.

Die *Wärmung,* die in den Leibern einen eigenen Wärmeorganismus bildet, der in sich sehr differenziert ist, wie die Thermografie nachweist, wurde auf Seite 65 bereits angesprochen. Ihr tiefster Quell ist die Liebefähigkeit der Seele, deren Wesen selbstlos ist und die im Christlichen Nächstenliebe oder Barmherzigkeit heißt. Denn das Herz verwandelt diese Liebe in leibliche Wärme, die Rudolf Steiner Wärmeäther nannte. Sie ist keine physikalische Messgröße, sondern ein Lebensvorgang.

Verstehen und Vorurteilslosigkeit

Wie schulen wir Liebefähigkeit? Das ist keine leichte Aufgabe. Eine Voraussetzung schafft das Verstehen, eine weitere Vorurteilslosigkeit. Das Christuswort »Liebe deinen nächsten wie dich selbst« spricht es aus.

Man bedenke, wie verständnisvoll man in der Regel mit sich selbst umgeht, Ungeschicklichkeiten oder Versagen verzeiht, die man bei anderen (»Nächsten«) heftig kritisiert. Lege man doch den gleichen Maßstab bei allem an, den man bei sich selber anwendet. Schule man die Fähigkeit, alles, was einem begegnet, erst einmal ganz unbefangen so zu nehmen, wie es ist. Und wenn es einem nicht gefällt, suche man zu entdecken, welches Potenzial, welche Möglichkeiten in dem anderen stecken, die er selber bewusst noch nicht wahrgenommen hat. Und suche eventuell Wege, ihn weckend zu fördern. Nicht das, was ist, sollte man zu sehen versuchen, sondern das, was entstehen will.

Auch hier bietet die Natur Übungsmöglichkeiten: im Winter zu erahnen, welche Werdekraft in allem scheinbar Erstorbenen liegt, die sich im Frühjahr dann zeigt, oft fast explosiv. Einen gerodeten, als geschändet erlebten Wald so innerlich vorausschauend zu sehen, wie er nach Jahren der Aufforstung erscheinen wird. Vom Gärtner gestutzte Hecken, Obstbäume oder auch Stauden so zu sehen, wie sie nach der folgenden Wachstumsperiode sein werden. Das alles stärkt die Liebefähigkeit und damit die Wärmebildung in Seele und Leib, die für unser Ich eine entscheidende Voraussetzung schafft, Immunität zu bilden und zu erhalten.

Atmung verbreitet sich durch den ganzen Organismus, sie ist Ausdruck der Begegnung von Seele und Leib.[71] Auch die Haut atmet, alle Sinnesorgane atmen, denn auch die Wahrnehmung bis zur Urteilsbildung ist ein Atmungsvorgang. Ergreift sie die Tiefen der Gewebe bis in die einzelne Zelle hinein und aus ihr wieder heraus, nennen wir diesen Aspekt der Atmung Ein- und Ausscheidung. Die Atmung als Anteil unserer Immunität ist keine Sonderfrage, sie ist Teil ihrer universellen Bedeutung für alle Prozesse im Organismus, denn es kann oder darf keinen Ort geben, den die Atmung nicht durchwirkt. Altes, spirituelles Üben der Atmung finden wir im Yoga, in der westlichen Welt sind es Übungen mit Blick auf den Tonus wie zum Beispiel Feldenkrais oder auch autogenes Training.

universelle Bedeutung der Atmung

In der Anthroposophie wird das Üben der Atmung besonders mit der Sprache verbunden. Hier einzelne konkrete Übungen vorzuschlagen, würde den Rahmen dieser Darstellung sprengen.

Wesentlich ist, die Sprache ganz vom Atem getragen zu entwickeln, einen Sprachstrom zu erleben. Eine weitere Steigerung kann der Gesang sein. Versuchen Sie, die Atmung in ihrer umfassenden Art an sich selber wahrzunehmen, zu prüfen, ob sie ohne allen Druck, ohne Gepresstsein einfach strömt, welche Tiefe sie als Lungenatmung hat, ob man der Haut genügend Freiheit lässt, zu atmen, oder sie durch übertriebene Kosmetik darin einschränkt. Dabei sollte man bedenken, dass alle Art der Wahrnehmungsschulung immer auch die Atmung schult.

Auch in der Meditation kann auf das Atmen geachtet werden, ja es kann das Wesen der Einatmung ebenso wie das der Ausatmung innerlich begleitet und zum Beispiel mit Wärmung verbunden werden. Gleiches lässt sich im Einschlafen und Aufwachen erüben, denn auch in ihnen entdecken wir einen großen Atmungsvorgang. Alles zusammenführend finden wir zum Rhythmus, der dem Atem die Grundlage gibt. Und so ist alles zum Rhythmus Gesagte auch übertragbar auf die Atmung. Das kann als Beispiel die Gestaltung des Tageslaufs betreffen, den Wochenrhythmus, den Wechsel von Tätigsein und Kontemplation, Anspannung und Entspannung. Die Übungswelt scheint hier unbegrenzt zu sein.

Arzneimittel als Helfer

Das Immunsystem kann durchaus auch durch Arzneistoffe beeinflusst werden. Regen sie es an, stärken sie es, wird von Immunstimulation gesprochen. Wird es gebremst, gar unterdrückt, wird dies Immunsuppression genannt.

In der Entwicklung von Immunsuppressiva war die Schulmedizin sehr erfolgreich. Anlass dafür war die Organtransplantation, denn erst als es gelang, die heftigen Immunreaktionen gegen das eingepflanzte neue, jedoch fremde Organ zu beherrschen, wurde die Transplantationsmedizin eine Erfolgsgeschichte.

Arzneimittel aus der Natur

Immunstimulantia sind fast ausschließlich Arzneimittel aus der Natur, rechnen zur Komplementärmedizin und werden weitgehend bis heute nicht ernst genommen oder sogar bekämpft. Besonders dann, wenn mit ihnen unerwünschte bzw. Nebenwirkungen verbunden sind, was bei den synthetischen

Immunsuppressiva kommentarlos in Kauf genommen wird. Argumentativ wird dann von einer Nutzen-Risiko-Bewertung gesprochen, wobei immer die Schulmedizin gewinnt, weil sie sich als allein gültige, Evidenz-basierte Wissenschaft definiert. Da schaffen auch noch so viele dieser Wissenschaft entsprechende Belege keine Abhilfe, denn es gilt, dass »nicht sein kann, was nicht sein darf« (Christian Morgenstern).[72]

Inzwischen wurden für viele Indikationen neue sogenannte Immunologika (Wirkstoffe, die das Immunsystem beeinflussen) entwickelt, die besonders bei chronischen Erkrankungen Anwendung finden. Sie haben Antikörpercharakter und lösen immunologische Reaktionen möglichst punktgenau aus. Typisch für solche Arzneimittelwirkungen ist ihr zwingendes Agieren, während Arzneimittel aus der Natur tendenziell mit dem Organismus interagieren, das heißt ihm Hilfe anbieten, die er annehmen, aber auch ablehnen kann, weil er zum Beispiel auf seine Selbstheilungskräfte baut.

Interaktion mit dem Organismus

Hier sollen nur solche Arzneimittel angeführt und empfohlen werden, für die eine sehr lange ärztliche und eigene Erfahrung besteht und auch eine Ratio ihrer Wirkungsweise erarbeitet wurde. Diese Darstellung erfolgt nur in einer Kurzfassung, doch so, dass sie dem Anwender verständlich und nachvollziehbar wird.

Die meisten das Immunsystem beeinflussenden Natursubstanzen aus dem Mineral-, Pflanzen und Tierreich bedürfen der Verordnung durch einen mit ihnen erfahrenen Arzt oder Heilpraktiker. Sie sind nicht zur Selbstmedikation geeignet. Viele von ihnen haben eine Giftwirkung; von der Art ihrer Verordnung und der Dosis hängt ab, ob sie Gift oder Arznei sein können. Überwiegend wird für sie die aus der Homöopathie stammende Potenzierung in bestimmten rhythmischen Verdünnungsschritten genutzt.

Beispiele

Beispiele aus dem Mineralischen sind *Phosphor* und *Arsen*, aus der Pflanzenwelt die Nachtschattengewächse *(Tollkirsche, Bilsenkraut, Stechapfel,* auch die *unreife Tomate)* sowie *tierische Gifte* etwa von Insekten und Schlangen. Die stärkste und kompletteste Immunwirkung aber hat die *weißbeerige Mistel (Viscum album)*, die sich sogar gegen synthetisches Kortison (eigentlich ein körpereigenes Hormon der Nebennierenrinde) oder auch immunsuppressiv wirkende Zytostatika der Chemotherapie bei Krebs durchsetzen kann. Gerade für die Mistel existiert eine umfassende Forschung über die komplexe und differenzierte Wirksamkeit und Beeinflussung des Immunsystems, sodass es eigentlich unverständlich bleibt, wieso sie nicht längst Teil aller modernen immunologischen Forschung ist.

Drei Helfer des menschlichen Immunsystems und ihre eigenverantwortliche Anwendung (Selbstmedikation) seien nun geschildert: der *Lebensbaum*, der *Sonnenhut* und das *Meteoreisen*. Sie werden aus der eigenen Erfahrung und Begründung ihrer Helferfunktion für die Stärkung der Immunität empfohlen.

Lebensbaum (Thuja occidentalis)

Zwischenform von Nadel und Blatt

Der Lebensbaum gehört zu den Nadelhölzern, zeigt eine Nadelbildung aber nur als ganz junge Pflanze und verändert die Nadeln im Älterwerden in Richtung einer Blattbildung (»Schuppenblätter«), ohne diese ganz zu erreichen. Das Entstandene ist dann wie eine Zwischenform von Nadel und Blatt.

Der Lebensbaum wird gerne als Heckenpflanze genutzt und wir begegnen ihm häufig auf Friedhöfen. Als besondere Inhaltsstoffe bildet er ein ätherisches Öl, das reich an Thujon ist, das als solches starke Giftwirkung hat.

ätherisches Öl und Gerbstoffe

Grundsätzlich sind ätherische Öle Wärmeträger, was sie eng mit dem Ich des Menschen verbindet. Lebensbäume bilden auch Gerbstoffe, welche ihren Namen davon haben, dass sie zum Gerben von Tierhäuten benutzt werden, sodass Leder entsteht. In dieser Eigenschaft können wir etwas Abtötendes und zugleich Erhaltendes erleben, was das natürliche Verwesen verhindert. Da ist der Lebensbaum stark mit den Erdkräften verbunden, während das ätherische Öl einen besonderen Bezug zum Kosmischen hat. Das sieht man auch an der Gestalt des Lebensbaums, der schlank wie eine Kerze aufragt und Erde und Himmel verbindet.

Medizinisch sprechen wir von Thuja occidentalis, benutzen also den botanischen Namen. In der Pflanzenheilkunde (Phytotherapie) wird Thuja als immunstimulierend bezeichnet, ohne dass es für diese Indikation wissenschaftliche Belege gibt. In der Volksmedizin wird sie äußerlich zur Behandlung von Warzen angewandt.

unvollständige Verdauungstätigkeit

Rudolf Steiner hat Thuja in Vorträgen für Ärzte als eine Pflanze geschildert, die dem Organismus hilft, eine unvollständige Verdauungstätigkeit zu Ende zu führen. Der Begriff der Phagozytose wird nicht genannt, lässt sich ärztlich im Verständnis der Aussagen Steiners aber so formulieren. Noch allgemeiner und zugleich präziser kann ich auch sagen: Thuja hilft dem Ich bei seiner Tätigkeit, Fremdwirkungen im Organismus zu überwinden, indem sie den immunologischen Aspekt der Verdauung unterstützt. Diesen haben wir ja als wichtigsten Anteil der angeborenen Immunität geschildert,

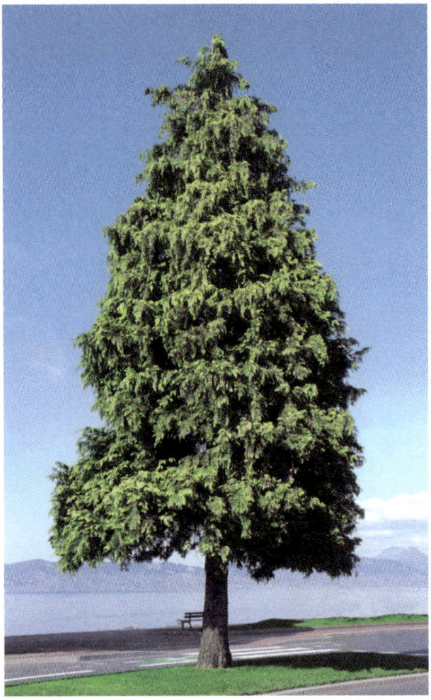

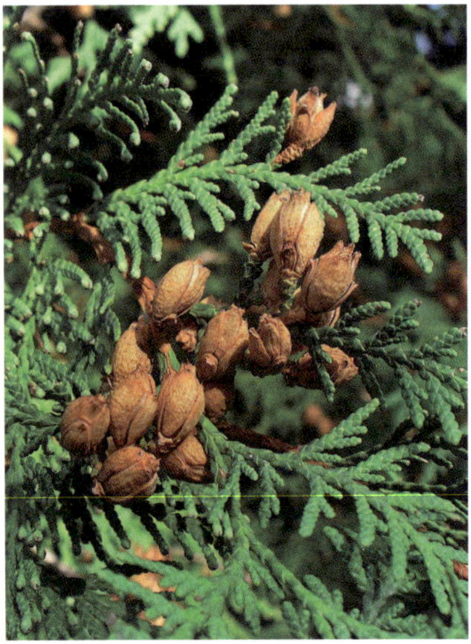

die durch den Lebensleib vermittelt wird (siehe Seite 33). Bei dieser Unterstützung der Ich-Tätigkeit ist der Giftanteil (Thujon) des Lebensbaums entscheidend. Denn Gifte jedweder Art fordern das Ich heraus, seine Kräfte mit ihnen zu messen. Sie haben dabei auch einen weckenden Aspekt, fördern die Ich-Präsenz. Dazu passt für den Lebensbaum, dass Thujon ein Nervengift ist. Hier kommt die schon angeklungene Aussage von Paracelsus zur Geltung: »Es ist eine Frage der Dosis, ob etwas Gift oder Arznei ist.«

Zur Unterstützung des Immunsystems, besonders wenn es starken und länger dauernden Fremdwirkungen ausgesetzt wird, zum Beispiel durch eine Infektionskrankheit, Impfungen oder eine Antibiotikatherapie, ist die Verordnung und Einnahme von *Thuja occidentalis D3,* 3-mal täglich 10 bis 20 Tropfen, von großer Hilfe. Die Tropfenmenge ist abhängig vom Alter und den Kräfteverhältnissen des betreffenden Menschen. Kinder und sehr alte oder geschwächte Menschen brauchen eher weniger, der gesunde Erwachsene kann gut die Maximaldosis vertragen. Die Anwendung ist grundsätzlich zeitlich zu begrenzen, typischerweise auf 2 bis maximal 4 Wochen.

Charakteristisch für den abendländischen Lebensbaum (Thuja occidentalis) ist seine schlanke und hohe Form (oben).

Zapfen des Lebensbaums (unten).

Sonnenhut (Echinacea purpurea / angustifolia)

Der Sonnenhut ist auf dem nordamerikanischen Kontinent zu Hause und war schon bei der indigenen Bevölkerung eine Heilpflanze. Bei uns ist er inzwischen eine beliebte Gartenpflanze. Zur Arzneipflanze der westlichen Medizin wurde er über die Homöopathie, zunächst in Nordamerika, dann auch in Europa. Ein mit der Homöopathie vertrauter Arzt entdeckte die Pflanze bei den Ureinwohnern Nordamerikas und ließ sich berichten, dass sie bei eiternden oder auch durch Pfeilgifte infizierten Wunden erfolgreich angewendet wurde. So waren lange Zeit auch die wichtigsten Einsatzgebiete eiternde Wunden, Furunkel und Blutvergiftungen (Sepsis). Die immunogene Wirkung wurde erst später beschrieben, durch den Arzneimittelhersteller Madaus und sein Präparat *Echinacin®* dann aber zunehmend wissenschaftlich erforscht.

schon lange als Heilpflanze eingesetzt

Heute existiert eine umfangreiche Literatur sowohl experimenteller Grundlagen als auch klinischer Forschung. Dadurch weiß man, dass der Sonnenhut komplexer wirkt als zum Beispiel Thuja. Denn seine Wirkung erfasst nicht nur die angeborene, sondern auch die erworbene Immunität. So regt er die Produktion der lymphatischen T-Helferzellen an und auch wichtiger Botenstoffe (Zytokine und Interleukine) sowie den sogenannten Tumornekrosefaktor. Er wird deshalb nicht wie Thuja zur Unterstützung eines stärker belasteten oder überforderten Immunsystems eingesetzt, sondern schon im akuten Krankheitsstadium fieberhafter Infektions- oder Entzündungskrankheiten. Und er hat eindeutig auch vorbeugende Wirkungen, beispielsweise gegenüber Erkältungs- oder Grippeerkrankungen. Ich habe meinen Patienten als Alternative zur Grippeschutzimpfung immer Echinacea empfohlen, bevorzugt den purpurfarbenen Sonnenhut, wie er im *Echinacin®* verarbeitet ist.

Der Sonnenhut war schon bei den Ureinwohnern Nordamerikas als Heilpflanze bekannt. Auffällig ist der köpfchenförmige Blütenstand.

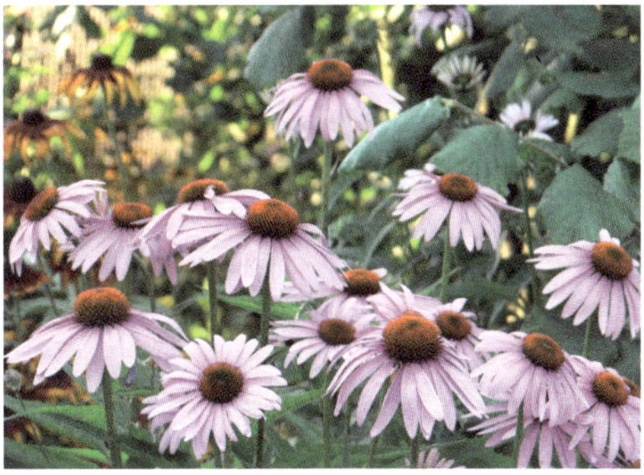

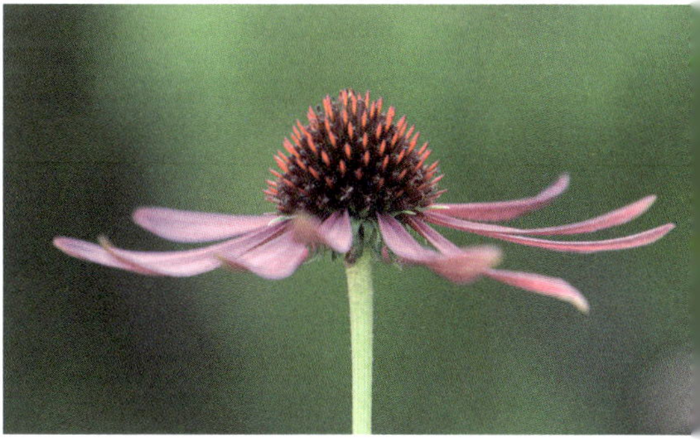

Meine Verordnung lautete: von Mitte Oktober bis etwa Ende Februar jeden Morgen 20 bis 30 Tropfen ohne Unterbrechung. Damit sind wirklich alle so Behandelten gut und ohne ernsthafte Infekte durch die Erkältungsmonate gekommen. Ich habe mich dabei über eine von der Gesundheitsbehörde (damals Bundesgesundheitsamt) erlassene Anwendungseinschränkung hinweggesetzt, welche die Einnahmedauer auf 2 Wochen beschränkte. Zugrunde gelegt wurden vor allem tierexperimentelle Untersuchungsergebnisse, die bei längerer Anwendung unverhältnismäßig hoher Dosen negative Auswirkungen auf die Immunreaktionen zeigten. Die äußerst umfangreichen und über viele Jahrzehnte gehenden praktischen Erfahrungen haben Entsprechendes beim Menschen nie erkennen lassen. Doch führt jeder Beipackzettel eines Echinacea-Präparates diesen Warnhinweis »nicht länger als 2 Wochen hintereinander einnehmen« auf. Bei akuten Erkrankungen wird das auch kaum notwendig sein, in der beschriebenen Prävention ist das jedoch anders. Wer da sehr vorsichtig sein will, kann ja immer nach 4 Wochen 1 bis 2 Wochen pausieren und dann fortsetzen. Denn bei pflanzlichen Arzneimitteln hört die Wirkung nicht kurze Zeit nach Beendigung der Einnahme auf, sie haben immer über mehrere Wochen einen wirksamen Nachklang.

Einnahmedauer

Der Sonnenhut bietet also eine gute Unterstützung des Immunsystems bei der Auseinandersetzung mit akuten Infektions- und Entzündungskrankheiten, er kann diesen sogar entgegenwirken im Sinne einer Prävention.

bei akuten Erkrankungen und zur Prävention

Kindern unter zehn Jahren sollten Echinacea-Präparate nicht gegeben werden, ihr unfertiges Immunsystem könnte überfordert werden. Und auch bei immungeschwächten oder auch sehr alten Menschen ist Echinacea kein Mittel der Wahl, da wird man besser zum Lebensbaum (Thuja) greifen. Oder das Immunsystem wird aufgebaut und gestärkt durch eine ärztlich verordnete und begleitete Misteltherapie, wofür sich besonders potenzierte Mistelpräparate bewährt haben.

Meteoreisen (Ferrum sidereum)

kosmischer Ursprung

Meteoreisen ist eine ganz besondere Substanz und auch eine besondere Arznei. Denn im Gegensatz zu dem von der Erde gebildeten Eisen ist es kosmischer Natur. Es kommt zur Erde durch kleine Meteoriten, die wir auch Sternschnuppen nennen, manchmal auch in größerer Masse, wobei ein solcher Einschlag dann sichtbare Krater hinterlässt. Es vereint in sich die Pole von Erde und Kosmos, die sonst überwiegend getrennt sind, auch wenn sie sich ständig begegnen.

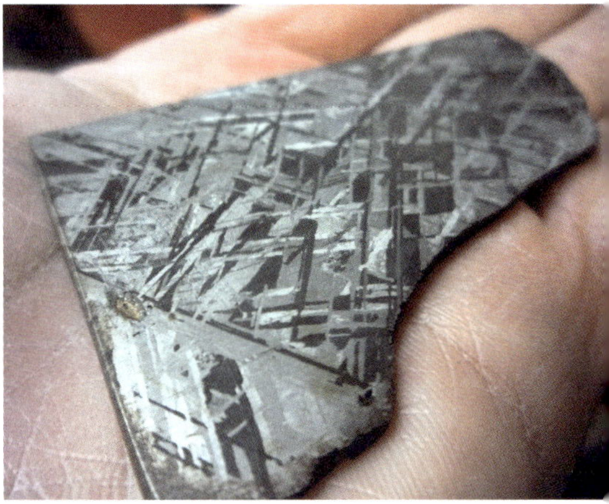

Meteoreisen hat eine charakteristische Kristallstruktur, die man Widmanstätten-Figuren nennt.

Auch im Menschen sind beide vorhanden, und ein Aspekt des Erdenlebens ist es, den Erdenmenschen und den Geistesmenschen wieder zusammenzubringen. Sie sind entwicklungsgeschichtlich auseinandergeraten in dem Geschehen, welches die christliche Weltanschauung den Sündenfall nennt. Damals, im alten Lemurien, teilte sich der Mensch im Bilde von Mann und Frau (Adam und Eva) in einen mehr erdgerichteten und einen mehr kosmisch orientierten Pol. Damit ist nicht der einzelne Mensch in seiner männlich oder weiblich ausgeprägten Gestalt gemeint, sondern ein Ur-Männliches (Erde) und ein Ur-Weibliches (Kosmos, auch Sophia genannt). Äußerlich unterscheiden sich Mann und Frau in bestimmten »Geschlechtsorganen«. Der gemeinsame Ursprung als »Mensch« zeigt sich jedoch zum Beispiel daran, dass beide sowohl weibliche (Östrogene) als auch männliche (Androgene) Sexualhormone bilden, nur in unterschiedlicher mengenmäßiger Verteilung. Bis in unsere Zeit hat sich eine männlich dominierte Welt einseitig betont entwickelt, deren geistiger Pol der Materialismus ist. Man nehme auch das Beispiel der katholischen Kirche, in der bis heute das Priesteramt ausschließlich Männern vorbehalten ist.

Geistesmensch und Erdenmensch

Aller heute immer deutlichere Kampf um Gleichberechtigung von Frau und Mann ist äußerer Ausdruck für ein tiefsitzendes Bewusstsein, Getrenntes wieder zusammenzufügen. In einer Meditation Rudolf Steiners für Ärzte und Priester wird dieses Zusammenführen mit der Kraft des Christus verbunden, der »harmonisch Geistesmensch in Erdenmenschen« zeugt.[73] Er selber ist ja diese Vereinigung: Als ganz und gar kosmisches (göttliches) Wesen hat er sich im Menschen Jesus von Nazareth vollkommen mit dem »gefallenen« Erdenmenschen vereinigt, ist einen Menschtod am Kreuz gestorben, ganz in die Tiefen der Erde eingetaucht (sogenannte Höllenfahrt) und wieder auferstanden, nun jedoch der Erde und den Menschen verbunden »bis an das Ende der Zeiten« (Matthäus 28,20). Er ist damit »der Mensch« (Ecce homo), wie es der Römer Pontius Pilatus als richtendes Gegenüber für den Augenblick erkannte.

Meteoreisen ist ein substanzielles Bild für dieses Geschehen: eine kosmische Sternensubstanz, die in die Erdatmosphäre eindringt und sich mit der Erde bis in Dichte und Schwere verbindet. Und dennoch sein kosmisches Wesen nicht einbüßt. So kann es Vorbild und Helfer des Menschen-Ich sein, wenn es sein kosmisches Wesen einem Stoffleib einprägt und ihn einzigartig gestaltet, sodass es von ihm »keine Kopie gibt« (siehe Seite 13).

tieferes Geheimnis des Immunsystems

Dafür ist das Immunsystem geschaffen, das ist sein tieferes Geheimnis. In seinem Tätigsein wird ständig Geistesmensch mit Erdenmensch verbunden. Meteoreisen oder Ferrum sidereum ist also ein Weltengeschenk, das dieser Ich-Tätigkeit unmittelbar entspricht und dem Ich Lehrer und Helfer zugleich sein kann.

akute Erkrankung

Wird das Immunsystem durch eine akute Erkrankung beansprucht und gefordert, können wir es beispielsweise durch *Ferrum sidereum D6* begleitend unterstützen, etwa als Pulver (Trituratio) 3-mal täglich die Menge eines Mokkalöffels (die alte Verordnungsangabe »1 Messerspitze« entsprach Zeiten, als die Messer breit und rund endeten, nicht spitz wie die Steakmesser heute).

Rekonvaleszenz

Ist ein Mensch und mit ihm sein Immunsystem nach einer akuten Erkrankung, besonders grippalen Infekten, geschwächt, kann es durch Meteoreisen in hoher Potenz *(Ferrum sidereum D20)* in seiner Rekonvaleszenz gefördert werden, zum Beispiel für 2 bis 4 Wochen morgens und abends 1 Tablette (Weleda). In der hohen Potenz wird sein kosmischer Anteil stark betont, der gebraucht wird, weil die Krankheit zu stark den Erdenmenschen beansprucht hat.

längerfristige Verordnung

Bei Kindern und jungen Menschen, bei denen ein geschwächtes Immunsystem angenommen werden kann, weil sie sehr infektanfällig sind oder auch konstitutionell geschwächt wirken, kann Meteoreisen durchaus auch als eine längerfristige Verordnung bedacht werden, dann beispielsweise als *D10* und möglichst in Absprache mit einem Arzt oder Heilpraktiker.

Hat man als Erwachsener von sich aus das Anliegen, seinem Immunsystem etwas Gutes zu tun, dann kann man durchaus für 4 Wochen morgens 1 Tablette *Ferrum sidereum D20* einnehmen, möglichst früh und deutlich vor dem Frühstück. Man fördert dadurch die Verbindung von Ich und leiblich-seelisch veranlagten Immunprozessen, also seinem Immunsystem.

Seelische Immunität

Einige Gedanken seien auch zur Pflege und Stärkung der seelischen Immunität hinzugefügt. Sie kann ja viel unmittelbarer aktiv angesprochen werden als die leibvermittelte Immunität.

Die Seele ist Vermittlerin von Ich (Geist) und Körper (Leib). Ein unmittelbares Aufeinandertreffen dieser beiden nannte Steiner einen Zerstörungsprozess des Leibes. Sieht man das Ich als Flamme (Nietzsche), kann auch von einem leiblichen Verbrennen gesprochen werden. Klassische Entzündungskrankheiten sind hierfür ein erlebbares und bildhaftes Geschehen, besonders bei gleichzeitigem hohem Fieber. Es ist ganz konkret gesagt, wenn man solche Erkrankungen in diesem Kontext als ein »Zu-geistig-Werden« eines Organs oder auch größerer Anteile des Organismus beschreibt.

»Nebenübungen«

Es ist meine ganz persönliche Anschauung, dass Rudolf Steiner mit den sechs Grundübungen des Seelenlebens, die allgemein als Nebenübungen bezeichnet werden, eine ideale seelenbezogene Immunitätsschulung vermittelt hat. Ich erinnere daran, wie sehr im Mittelpunkt aktiv gestalteter Immunität die vollkommene Präsenz oder Geistesgegenwart des Ich gefordert ist.

Grundübungen

Ausbildung seelischer »Eigenschaften«

Steiner hat die fünf bzw. sechs Grundübungen als Voraussetzung für einen gesunden und gefahrlosen Schulungsweg höherer Bewusstseinsstufen, die er Imagination, Inspiration und Intuition nannte, bezeichnet.[74] Es ist meine eigene Überzeugung, dass sie ebenso von hohem Nutzen für die Entwicklung und Erhaltung der seelischen Immunität sind. Sie bilden seelische »Eigenschaften« aus, mittels derer das Ich die leiblich-seelische Integrität schafft, die hier Immunität genannt wird und deren Tätigkeitsfelder als Immunsystem oder -organisation beschrieben werden. Diese seelischen Eigenschaften sind: Beherrschung des Denkens, Beherrschung des Willens, Gelassenheit, Positivität und Unbefangenheit, als sechste Übung oder Eigenschaft das harmonische Verbinden der genannten fünf. Jede soll kurz charakterisiert werden, sodass idealerweise das Interesse so geweckt wird, dass die originäre Darstellung Steiners aufgesucht und dort studiert wird.

Beherrschung des Denkens

Denken ist eine Seelenfähigkeit, die für den einzelnen Menschen von immer größerer Bedeutung für sein Bewusstsein von sich selbst ist oder wird. In ihr entdeckt er die Veranlagung zur Freiheit. Ein altes Lied der Freiheitskämpfer im 19. Jahrhundert beginnt mit den Worten: »Die Gedanken sind frei ...« Damit wird klar, dass nicht das gegebene Denken gemeint sein kann, das jedem Menschen eigen ist, sondern das auf dieses aufbauende selbstständige, immunologisch gesprochen »erworbene« Denken. Ist das »angeborene« allgemein und menschenverbindend (sozial), erweist sich das erworbene Denken als individuell und menschentrennend (antisozial). Es verbindet die Menschen aber wieder durch die Fähigkeit des Verstehens, welches ein Willensakt im Denken ist. Denk-Verständnis schafft eine Gemeinschaft freier Menschen.

gegebenes und erworbenes Denken

Für das Erüben der sicheren Beherrschung des Denkens nannte Steiner auch Begriffe wie Konzentration oder Kontrolle.

- Gegenüber der aus Tiefen des Unbewusstseins auftauchenden Gedankenflut soll nun ein möglichst einfacher und überschaubarer Gegenstand zum Inhalt des Denkens gemacht werden, der ausschließlicher Inhalt ist und von keinem Nebengedanken oder Abweichungen unterbrochen wird. Steiner selber gibt als Beispiel einen Bleistift an: Welche Bestandteile setzen ihn zusammen, wie werden seine Anteile (»Materialien«) gewonnen oder hergestellt, wie werden sie zusammengefügt, oder wer hat den Bleistift erfunden usw.?
- Diese Übung für fünf Minuten täglich, eventuell auch mit anderen Inhalten, doch ebenfalls das gleiche Thema mehrfach wiederholend, gibt dem Denken eine starke Sicherheit. Es kann immer besser richtig und falsch unterscheiden, wie es das Ich immunologisch in der Trennung von Selbst und Nicht-Selbst können muss.
- Man wird anfänglich – auch wenn man glaubt, ein geübter Denker zu sein – fast sicher die Erfahrung machen, dass man leicht von dem Leitgedanken abgelenkt wird, dass sich banale Zwischengedanken einstellen, »obwohl ich das doch gar nicht will«!
- Deshalb kann auch eine Vorübung hilfreich sein: alles Denken (für den Augenblick) auszulöschen, zum Schweigen zu bringen. Wie einfach ist es, den Atem anzuhalten, wie schwer Gleiches beim Denken.

- Man kann die Denkübung allmählich auch auf komplexere Inhalte ausdehnen: das Entstehen einer Pflanze aus dem in der Erde ruhenden Samen wurde als Beispiel schon erwähnt (siehe Seite 124 f.).

Herrscher des Denkens

Je treuer und länger man übt, umso mehr wird man Herrscher seines Denkens, umso sicherer lebt das Ich in der wahrnehmenden Beurteilung von Selbst und Fremd. In einer Zeit, in der diese so ganz und gar menschliche Fähigkeit des Denkens mehr und mehr auf Apparate übertragen und abgegeben wird, scheint mir diese Übungswelt, die durchaus dem Training eines Sportlers oder dem Üben eines Musikers vergleichbar ist, immer notwendiger und drängender, ganz besonders auch für junge Menschen. Und sie trägt zu einem starken und fähigen Immunsystem bei.

Beherrschung des Willens

der handelnde Mensch

Der eigentliche Wille lebt und wirkt ganz im Unbewussten, er ist der Antreiber aller Stoffwechsel- und Bewegungsvorgänge, deren Wirkungen sich uns in das vorstellende Bewusstsein spiegeln, sodass wir von den Willensvorgängen wissen können. Anders der handelnde Mensch. Er entschließt sich, bestimmte Taten auszuführen. Hier ist das Denken Anstoßgeber für den Willen. Vieles davon verläuft instinktiv oder spontan. Die Handlung folgt nicht einem gefassten Entschluss, sie tritt einfach auf. Dieser Teil ist stark mit dem angeborenen Immunsystem verbunden, spontane Immunreaktionen sind geradezu typisch für diesen Teil der Immunität. Man denke an den Heuschnupfen oder auch an eine sich in Minutenschnelle über die ganze Haut ausbreitende Nesselsucht (Urtika) als Reaktion auf Pollen oder ein Nahrungsmittel, dem wir überschießend abwehrend entgegentreten. Der handelnde Mensch dagegen schickt dem Tun einen bestimmten Gedanken voraus: »Ich will heute mein Zimmer aufräumen«, und macht das dann auch.

sich seltener dem Instinkt und der Begierde überlassen

Mehr und mehr wird der Mensch als Anteil seiner Freiheit in seinem Tun eigenen (»wachen«) Entschlüssen folgen und sich immer seltener dem Instinkt oder der Begierde überlassen. Das gilt auch für das Immunsystem, in welchem das Ich immer weniger einfach reagiert, ohne »nachzudenken«, einfach auf das Fremde drauflos schlägt, ohne dadurch entdecken zu können, dass es sich möglicherweise um ein sehr nützliches Angebot für den Organismus handelt. Das Ich soll den Willen immer bewusster handhaben. Das schult dann vor allem die erworbene Immunität.

- Rudolf Steiner regt an, sich für Monate für jeden Tag eine bestimmte Tat vorzunehmen, die zu bestimmter Zeit mit definierter Dauer ausgeführt wird. Wieder kommt es nicht auf den Inhalt oder die Größe der Tat an, sondern auf das übende und durch keine Ausrede verschobene Tun.
- Aus dem bereits Dargestellten bietet es sich mit Blick auf das Immunsystem an, die Zeit der täglichen Kontemplation (siehe die erste Übung) mit der Willensübung zu verbinden: ein Gebet zu sprechen, eine Meditationsübung zu vollziehen, eine Gedichtzeile zu durchfühlen oder einem besonderen Weisheitswort nachzusinnen.
- Es kann auch eine praktische Übung sein: Holz hacken, eine bestimmte Pflanze zu wässern und sich ihr dabei innerlich zu verbinden oder auch einen Baum aufzusuchen und an ihn gelehnt zur Ruhe zu finden.

Beispiele von Willensübungen

In dem sehr lesenswerten Vortrag *Nervosität und Ichheit* hat Rudolf Steiner verschiedene spezielle Willensübungen beschrieben.[75] Dazu gehört zum Beispiel, seine Handschrift zu ändern, Dinge am Abend von ihrem gewohnten Platz an einen anderen zu legen und sich diesen gut einzuprägen, um am Morgen sofort zu wissen, wo der Gegenstand sich nun befindet. Es gehört auch dazu, bestimmte Wünsche, die mehr aus dem Halbbewussten der Empfindungen auftauchen, zu unterdrücken. Besser noch, denkend ihre Sinnhaftigkeit und Notwendigkeit zu prüfen und dann zu entscheiden, ob man sich diesen Wunsch erfüllt, ihn zurückstellt oder ganz löscht. Wenn das Prinzip dieser Übungen verstanden und bejaht wird, kann hier der Phantasie freier Lauf gelassen werden und man selber Übungen entwerfen, die im Kontext des Lebens und Alltags sinnvoll erscheinen und auch gut zu praktizieren sind. Das bedeutet, sich etwas Leistbares vorzunehmen und es dann auch zu tun! Und zwar – wie von Rudolf Steiner angeregt – über Monate!

Gelassenheit

Gleichmut und Hektik

Gelassenheit oder, mit einem anderen Wort Steiners, Gleichmut zu haben ist in unserer von Hektik geprägten Zeit wirklich nicht einfach. Worüber kann man sich nicht alles aufregen. Wobei eine interessante Beobachtung sein kann, dass sich das meist vor allem auf von anderen und nicht auf von mir Stammendes bezieht. Sich selber gegenüber ist man doch meistens erstaunlich großzügig.

Gelassenheit sollte vor allem eine Seeleneigenschaft in der zweiten Lebenshälfte sein. Da gibt es das schöne Bild vom Fels in der Brandung, der unerschütterlich im tosenden Meer vollständige Ruhe behält.

Gelassenheit bedeutet nicht Teilnahmslosigkeit oder Gleichgültigkeit. Man darf Freude oder Trauer empfinden, heiter oder gedämpft sein, lachen oder weinen. Doch immer »beherrscht«, nicht von dem Gefühl bestimmt (oder übermannt). Steiner formuliert das folgendermaßen: »Wer über nichts lachen kann, beherrscht sein Leben ebenso wenig wie derjenige, welcher, ohne sich zu beherrschen, fortwährend zum Lachen gereizt wird.«[76] Das Unwillkürliche soll beherrscht werden, das »Willkürliche«, das heißt von mir Gewollte, soll vorherrschen.

das Unwillkürliche beherrschen

Wir sind so gewohnt, der Gefühlswelt ihre Spontaneität zuzugestehen, dass es uns eher schwerfällt, die Gelassenheit nicht als Ausdruck von fehlender Empathie oder eben Gleichgültigkeit misszuverstehen. Doch kann die Idee von der Polarität zu Hilfe kommen, die in ihrer Gegensätzlichkeit nur gesund ist, weil ein Drittes, meist Verborgenes sie ausgleicht, im Gleichgewicht hält. Wir hatten bei Sympathie und Antipathie das ausgleichende Interesse, das wörtliche Dazwischen-Sein, als auch für das Immunsystem gültig beschrieben (siehe Seite 39 ff.).

In der Gefühlswelt ist das der Standpunkt. Ein auffälliges Wort, das »fest und ruhig an einem Ort stehen« ausdrücken will, ich möchte ergänzen: »aufrecht stehen«. Ihm entgegen steht die Beliebigkeit, im Bild der Wetterfahne, die sich mit jedem Wind in eine andere Richtung bewegt, oder auch das im Wind schwankende Schilfrohr. Diese Sprachbilder zeigen, dass die Menschen das hier Angesprochene kennen, schätzen und dem auch Ausdruck geben. Denn wer will ein Mensch sein, der sein Fähnchen immer in den Wind hängt?

»aufrecht stehen«

Wie übt man Gelassenheit? Eine Voraussetzung scheint mir das Erüben von Ergebenheit zu sein. Schon dieses Wort kann für den modernen Menschen inakzeptabel sein. Wo er doch anstrebt, immer mehr auf sich selbst gestellt zu sein, keine Autorität über sich Gewalt ausüben lassen will, wo doch Adel und Klassen- oder (Standes-)Kastendenken an Bedeutung verlor und ganz überwunden werden soll. Doch kann der Mensch schon ganz und nur sein eigener Herr sein? Ist er nicht zwangsläufig in vielem von anderem abhängig, schon weil er Kindheit und Jugend durchläuft, ehe er mündig gesprochen wird? Und setzt sich das im weiteren Leben nicht fort durch soziale Bedingungen, Krankheiten,

Herkunft usw.? Stoßen wir bei diesen Fragen nicht auf eine Weltengesetzmäßigkeit, die wir Schicksal nennen, das modernes agnostisches Denken zum Zufall verwandelt?

Rudolf Steiner hat diesen Fragenkomplex in einem Satz ausgesprochen: »Wir sind die Sklaven der Vergangenheit, aber die Herren der Zukunft.«[77] In diesem Satz begegnen sich Notwendigkeit und Freiheit unseres Lebens.

Ergebenheit

Und noch ein Gedanke zur Ergebenheit, die eben nicht Unterwerfung meint. Als Christ beten wir im Vaterunser »*Dein* Wille geschehe«, des *Vaters* Wille, des Göttlichen, aus dem alle Schöpfung stammt.

In seinen Mysteriendramen hat Rudolf Steiner eine Gestalt geschaffen, die er Dr. Strader nennt, Naturwissenschaftler, Zweifler, der einer Geisteswissenschaft begegnet, die ihm zunächst ganz fremd ist und der er besonders durch eine Frau immer näher tritt. Auf seinem von Verlust, Einsamkeit und bitterer Selbsterkenntnis geprägten Lebensweg kommt er zu einer Einsicht, die die hier gemeinte Ergebenheit und daraus sich bildende Gelassenheit in meinem Erleben einzigartig zum Ausdruck bringt und Lebensmotiv werden kann: »Doch wird geschehen, was geschehen soll.«[78]

Eine Begriffsbildung Rudolf Steiners kann das Angesprochene verdeutlichen: »Die geistige Führung des Menschen und der Menschheit«.[79] Wer dieses Geführtsein im Hintergrund seines Lebens weiß und die Freiheit anstrebt und damit Irrtum und Umwege als Entwicklungsimpulse zulässt, kann Gelassenheit in sich entwickeln.

- Es hilft als eine beispielhafte Übung, sich ganz in einen Sonnenuntergang zu vertiefen und dabei zu denken, dass die Sonne mit absoluter Verlässlichkeit am nächsten Morgen wieder aufgeht, auch wenn Wolken sie vielleicht verbergen.
- Oder am Abend auf den Tag zurückzuschauen und dankbar zu entdecken, was am Tag eintrat, das wir gar nicht vermuteten, womit wir beschenkt wurden und anderes mehr. Dankbarkeit üben schult auch die Gelassenheit.
- Man kann auch im Winter vorausdenken, wie es im Frühling wieder grünen und blühen wird, im Anblick eines von der Holzwirtschaft gerodeten Waldes in die zerstörte Natur hinein das Bild in sich entstehen lassen, wie das Unterholz in wenigen Jahren die Leere erobert und die

Wunde schließt, wie die neu gepflanzten Bäume an Größe gewinnen und ein neuer, vielleicht noch schönerer Wald entsteht (siehe auch Seite 138).

Das leitet schon über zu der nächsten Seeleneigenschaft, die es auszubilden gilt.

Positivität

Auch dem Leben in Positivität steht heute eine ganze Tatsachenwelt als Hinderer entgegen. Das zeigt sich zum Beispiel in der umfassenden Medienlandschaft, wo unter dem Motto »Good news are no news« (siehe Seite 53) die Auflagen einer Zeitung gesteigert werden, weil man mehr Zuschauer vor den Bildschirm des Fernsehers bannt (oder an das Display des Handys etc.), wenn man über Schlechtes, Unglücke oder Katastrophen berichtet, wenn man eine Pandemie mit Angst und Schrecken verbindet. Was zeitgleich alles an Gutem, Förderndem, Schönem passiert oder existiert, ist dagegen kaum eine Nachricht wert. *Medien*

Christian Morgenstern notierte einmal in seinem Tagebuch, eine Zeitung könne doch auch einmal bringen, was heute und gestern alles *nicht* passiert sei: keine Erdbeben, kein Flugzeugabsturz, kein Terroranschlag usw. Und er setzte hinzu: Eine solche Zeitung konne eigentlich jeder sich selber schreiben.

Und genau hier liegt das Übungsfeld. Mir sind in meiner langen ärztlichen Praxis so viele Menschen begegnet, die – wenn ich sie auf ihre skeptisch-pessimistische Haltung ansprach – vehement widersprachen: »Ich bin keineswegs Pessimist, ich bin lediglich Realist.« Ohne dass sie bemerkten, welche Negativität sich in ihrem realistischen Weltbild verbarg. *Pessimismus*

- Vielleicht führen Sie zu Beginn dieser Grundübung eine Art »Kontobuch«, in welchem Sie jeden Tag Ihre Erlebnisse in die Spalten »positiv« und »negativ« eintragen. Beobachten Sie dabei nicht nur das Mengenverhältnis und achten Sie darauf, ob es Ihnen genauso leicht fällt, Positives zu erinnern wie Negatives.
- Positivität schult sich auch gut an der Natur und ihrer Schönheit. Sie können beispielsweise eine Blüte ganz intensiv betrachten, ihre Geometrie, ihre Farbigkeit, ihren Duft wahrnehmen. Vielleicht kommt gerade

noch eine Hummel oder Biene, und dann können wir erleben, mit welcher Intensität der Pollen gesucht und aufgenommen wird, nicht um ihn gleich selber zu essen, sondern um ihn in die Gemeinschaft des Volkes zu tragen.

- Wie ruhig wird unsere Seele, wenn wir mit ihr nachts in einen klaren Sternenhimmel schauen und eine Schönheit empfinden, die so unverändert seit Jahrhunderten, ja seit Urzeiten von Menschenseelen bestaunt werden konnte. Die ganz unabhängig davon ist, was vielleicht an Schrecklichem, Zerstörerischem hier auf der Erde geschieht.
- Wir können dann noch weitergehen und uns in diesen sternklaren Weiten lebendige Wesen vorstellen, nicht sogenannte Außerirdische oder Aliens, sondern Menschen, denen wir nahe waren und die verstorben sind, Menschen, die sich vorbereiten, wieder auf die Erde zu kommen, die Ungeborenen. Und mit ihnen allen die Engel, Erzengel, die Vielfalt der Hierarchien.

Geben wir uns die Zeit für eine solche ruhevolle Betrachtung, staunen wir über diese Welten, dann weitet sich die Seele und nimmt in sich Kräfte auf, die sie weiter durch den Tag und die Nacht begleiten und sie wie die Kinderseele sagen lassen: »Die Welt ist gut und schön.«

Positivität, ohne kritiklos zu sein

Rudolf Steiner sieht in dieser Übung das Zusammenwirken von Denken und Fühlen, so wie in den ersten drei Übungen das Denken, der Wille und das Fühlen einzeln angesprochen und zum Inhalt gemacht werden.

Wieder kann jeder für sich die eigene Phantasie walten lassen, wie er sich zu einer Seelenstimmung erzieht, die Ja zu sich, seinem Leben und der Welt sagen kann, ohne dabei kritiklos zu werden und nicht auch das Negative wahrzunehmen.

Unbefangenheit

Empfänglichkeit für Neues

»Das Denken in Verbindung mit dem Willen erfährt eine gewisse Reifung, wenn man versucht, sich niemals durch etwas, was man erlebt oder erfahren hat, die unbefangene Empfänglichkeit für neue Erlebnisse rauben zu lassen.« So formuliert Rudolf Steiner seinen Blick auf die fünfte Grundübung in seiner *Geheimwissenschaft im Umriss.*[80] Damit verbindet sich die Idee, im ganzen Leben bis ins »Hohe Alter« immer bereit zu sein, Neues zu lernen, auch nichts für unmöglich zu halten, bevor ich es nicht gründlich geprüft habe. Als Arzt habe ich diese Fähigkeit immer als eine der wichtigsten Voraussetzungen für ein gesundes Altwerden genannt, wenn ich gefragt wurde.[81] Die spontane Reaktion auf ein Erlebnis oder die Aussage eines anderen Menschen im Sinne von »Das gibt es nicht« sollte einem nicht im Wege stehen, seiner Kenntnis Neues und Unerwartetes hinzuzufügen. Das gilt auch für das Immunsystem, dem scheinbar Bekanntes begegnet, auf das es wie gewohnt reagieren will. Bei genauerem Betrachten zeigt sich jedoch, dass da zwar nur eine kleine Abweichung existiert, es dadurch aber doch ein Neues geworden ist und eine ihm entsprechende Antwort gefunden werden muss.

Dem steht nun die Welt der Vor-Urteile entgegen. Rudolf Steiner soll gesagt haben, dass schon zu seiner Zeit die Kinder mit mitgebrachten Vorurteilen geboren würden; ein tief verstörender, aber auch nachdenkenswerter Aspekt. Unbefangenheit heißt also auch Vorurteilslosigkeit. Da wird jeder selbstkritische Mensch verstehen und auch akzeptieren, dass diese Seeleneigenschaft erübt werden muss.

Vorurteilslosigkeit

Wie schaffe ich es, an jedem neuen Tag jedem Ereignis so gegenüberzutreten, dass ich es als erstmalig erfasse und ein wirklich darauf sich richtendes Urteil in mir suche? Wieder möchte ich meinen Arztberuf als Beispiel nehmen: Ich kann hundertmal eine bestimmte Krankheit wie Lungenentzündung oder Magengeschwür diagnostizieren. Durch den Menschen, der diese Krankheit hat, ist sie erst- und einmalig. Und so sollte auch eine Therapie entstehen, nicht vorgegebenen Leitlinien folgend, sondern ganz individuell.

Die Krankheit folgt durchaus einem Typus – ein Ausdruck, den Goethe in seiner Naturwissenschaft anwendete –, und so gibt es typische Krankheiten und auch typische Therapien. Sie bilden eine Grundlage, müssen aber immer neu befragt werden, weil das Individuum den Typus modifiziert. Das ist eines der tiefen Missverständnisse der modernen Medizin, die an die Stelle des Typus eine Norm gesetzt hat, die es aber in der Wirklichkeit nicht gibt. So knechten Therapie-Schemata den Kranken, und wenn sich sein innerer Mensch durch sein Immunsystem gegen die ihm nicht entsprechende Therapie sträubt, spricht die Medizin von Nebenwirkungen oder unerwünschten Wirkungen, begreift aber nicht, dass sie Korrekturen an der gewählten Therapie vornehmen müsste.

Typus und Modifikation

Goethes Methode, sich von den Phänomenen der Natur belehren zu lassen und ihnen nicht eigenes Theoretisieren oder Kategorisieren überzustülpen, ist gelebte oder praktizierte Unbefangenheit. Das brachte ihn in starke Polarität gegenüber berühmten Naturforschern wie Carl von Linné für die Botanik oder Isaac Newton für die Farben- bzw. Lichtlehre. Doch genau an Goethes Methode können wir unsere Übungswelt entwickeln.

- Betrachten Sie ganz unbefangen die Natur: ein Blatt, eine Frucht, den Gang eines Wildtieres, die Gestalt eines Baums und die Unterschiede in den Jahreszeiten.
- Dabei muss der Blick auch auf den Beobachter selbst gerichtet bleiben: Lasse ich die Eindrücke einfach auf mich wirken, oder schleicht sich rasch ein vorgeprägtes Urteil ein (gefiedert, gezahnt, rund, eckig usw.)? Das wird am Anfang des Übens so sein, und das Üben besteht darin, diese in mir existierenden Urteile zum Schweigen zu bringen.
- Im Grunde genommen muss ich ein Lauschen erüben, eine unbefangene, vorurteilsfreie Form des Hörens, die aus dem Herzen kommt, nicht vom Ohr stammt. Ich muss lauschen, was auch Warten einschließt: Was teilt sich mir mit, nicht: Was denke ich hinein.

Die Natur ist ein so gutes Übungsfeld, weil sie unschuldig ist, sie erwartet nichts von uns, auch wenn es ihr wichtig ist, von Menschen wahrgenommen zu werden. Wie schön und auch exakt ist Goethes Formulierung »offenbares Geheimnis«. Ein Geheimnisvolles, das bereit ist, sich uns zu offenbaren! Welches Geschenk wird uns gemacht, wie achtlos gehen wir oft vorüber.

Übung auf Menschen ausweiten

Eine Steigerung besteht darin, die Unbefangenheitsübung auf Menschen auszuweiten, die innere Kraft zu entwickeln, dem anderen zuzuhören, nicht schon in Gedanken mit eigenem Reden zu beginnen, Gegenmeinungen oder Antworten zu formulieren. Das ist eine Kunst, die Disziplin erfordert. Die der Arzt zum Beispiel bei der Anamnese-Erhebung praktiziert und schult. Das eigene Leben wird viel farbiger und reicher, wenn wir aller Welt mit Unbefangenheit begegnen.

harmonisches Zusammenklingen

Diese fünf Grundübungen zum Ausbilden der Seeleneigenschaften von Denken, Fühlen und Handeln und ihr Zusammenwirken können dann in einem sechsten Übungsschritt zu einem harmonischen Zusammenklingen weiterentwickelt werden, indem zwei oder drei davon wechselnd gemeinsam, das heißt am gleichen Tag geübt werden. Und natürlich sind auch Übungen denkbar und sinnvoll, die andere Seeleneigenschaften fördern. Mit Blick auf das

Immunsystem bieten sich diese fünf bzw. sechs aber an, weil sie von vielen Menschen über lange Zeit erprobt wurden und Steiner bei dieser Auswahl sicher das Allgemeinmenschliche im Blick hatte, das die Individuen verbindet. Sie üben oder schulen die Ich-Hoheit in der Seele, wie sie ganz besonders für alle Immunprozesse gebraucht wird und dort unverzichtbare Voraussetzung für eine gesunde Funktion (aller Organe) ist.

Ich-Hoheit in der Seele

Grenzbildung

Wie wichtig es ist, dass der Mensch Grenzen nach außen und nach innen bildet, wurde schon erwähnt (siehe Seite 37 f.). Es wurde auch das Bild mittelalterlicher Städte mit ihren Wehrtürmen und Stadttoren gewählt, um die Aufgabe des Immunsystems im ständigen Bilden einer Immunität anschaulich zu machen. An den Toren stehen Wächter, die darüber wachen und entscheiden, wer hinein- und auch wer hinausgelassen wird. Sie müssen sehr wach und auch stark und tapfer sein, weil auch Ungutes, sogar Feindliches an den Toren stehen kann. Sie müssen diejenigen identifizieren, die die Tore passieren möchten. Da wird genau hingeschaut, auch abgetastet, gefragt. Es sind also Grenzen, die nicht verschließen und etwas abkapseln, sondern solche, wo sich Kommunikation vollzieht. In der Sprache der Biologie: permeable Grenzen (Membranen), in beide Richtungen überschreitbar, aber eben bewacht. Im Leib ist das durch die Haut und Schleimhäute anschaubar und auch gut wissenschaftlich untersucht. Bei beiden sind Wege hinein und hinaus möglich, doch ein wachsames Ich bestimmt, wer und wie viel hinein oder heraus darf.

durchlässige, permeable Grenzen

Ein Beispiel sei hier gegeben: Ein bestimmtes Maß von Feuchtigkeit scheiden wir jeden Tag über die Haut aus. Wir nennen diesen Ausscheidungsteil Schweiß in Abgrenzung von Harn, Tränenflüssigkeit, Schleim oder Kot. Es sind physiologisch etwa 1,5 Liter, die so – von uns unbemerkt – ausgeschieden werden, tagtäglich, das ganze Leben lang. In der Medizin wird für diesen Vorgang der klangvolle Begriff »Transpiratio insensibilis« gebraucht, ein »unsichtbares Schwitzen«. Durch starke körperliche Anstrengung kann diese Menge erheblich größer werden, und dann merken wir es auch und sagen: »Ich schwitze.« Das kann durch Krankheit enorm gesteigert werden und heißt dann Hyperhidrosis, eine sehr unangenehme und von der Schulmedizin kaum behandelbare Störung. Immer steht im Hintergrund eine Störung der Wächterfunktion des Ich.

Die Seele ist grundsätzlich weltoffen, ihre Tendenz ist, alles aufzunehmen, ihre Tore sind die zwölf Sinnesorgane (siehe Seite 64). Sie hat es viel schwerer, auch genügend wieder hinauszulassen, was durch die vielen Emotionen und Gefühle durchaus veranlagt ist. Deshalb ist es auch so gesund, Emotionen und Gefühle »zu zeigen«, wir sagen auch »zu äußern«, das heißt aus sich herauszusetzen.

»offene Tore« der Sinnesorgane

Die offenen Tore unserer Sinnesorgane werden heute durch einen Teil des Wirtschaftslebens schamlos ausgenutzt, der sich Werbung nennt. Was an Geräuschen, Bildern, Kälte und Wärme im umfassenderen Sinn dringt alles auf uns ein, wenn wir beispielsweise in einen Supermarkt gehen, ein Flugzeug besteigen, aber auch durch die Pseudobilderwelt der Bildschirme, ob als Fernsehen oder Internet.

Wie schütze ich diese Eintrittspforten der Sinnesorgane?
Da gibt es nur eine Antwort: indem ich in ihnen als Ich ganz präsent, das heißt wach anwesend bin. Das schule ich über die Wahrnehmung (siehe Seite 136 f.), die nur gesund ist, wenn ich sie als Aktivität des Ich verstehe.

Wirklichkeit und Schein

Das Auge ist kein Apparat, in den Bilder wie beim Fotografieren hineinfallen (denn kein Mensch wird denken, dass die Kamera »sieht«), sondern es ist ein Tor zur Welt für das Ich, um ihr zu begegnen und sie in Bildern sich zu eigen zu machen. Auch die Bilder der Wahrnehmung sind keine Wirklichkeit, sind Schein, weil wir ja überwiegend nur Außenseiten, Oberflächen sehen. Deshalb der Begriff »oberflächlich«!

Ohne Frage träumen die »Iche« der meisten Menschen heute über ihre Sinnesorgane in die Welt, und diese kann recht ungehindert in ihn einwandern, ob nun als Werbung, als Ideologien oder auch als Viren und Bakterien. Und bei nicht wenigen Menschen muss ich sogar eher sagen: »Sie schlafen!« Das hat Auswirkungen auf das Immunsystem, das lässt Krankheiten entstehen, die das nur können, weil die Wahrnehmungsfunktion des Immunsystems schläft. Und das kann beispielsweise zusammen mit anderen Bedingungen zur weit verbreiteten Krebskrankheit führen, zu den weltweit verbreiteten chronischen Lebererkrankungen, die man abstrakt Hepatitis B oder C nennt, zu vielfältigen Infektionskrankheiten als Epidemien oder auch Pandemie. Dieser Zusammenhang muss entdeckt und vor allem akzeptiert werden, dann wird verständlich werden, dass nicht Impfungen das Allheilmittel sind, sondern ein waches, geschultes Wahrnehmen, gesunde, aktive Sinnesorgane.

Schulung der Wahrnehmung

Alle Arten von Übungen zur Wahrnehmungsschulung, für die Beispiele in diesem Buch angesprochen worden sind (siehe Seite 136 f.), verstärken die Wächterfunktion an den Toren zur Welt, die wir Sinnesorgane nennen, stärken und pflegen unsere Immunität, und – um das noch attraktiv zu machen – belasten nicht die Kassen des Gesundheitssystems! Und sie machen uns reicher, bereichern unser Leben, bringen Freude und Zufriedenheit (Staunen) in die Seele und letztlich auch eine stärkere Gesundheit.

Das eigene Tun, die damit verbundene Aktivität, die ja nicht immer einfach dem Alltag abgerungen werden kann, hat in der Natur einen Helfer, der die eigenen Kräfte fördert und unterstützt: die Kieselsäure, den Quarz.

Quarz (Kieselsäure)

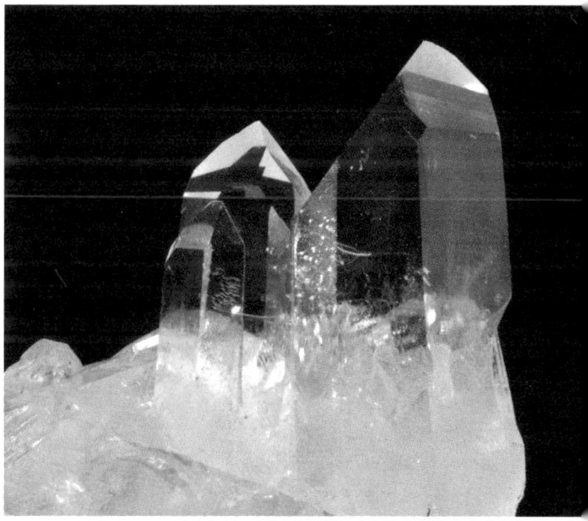

Der Bergkristall fällt oft durch seine hohe Transparenz auf.

»Die Kieselsäure hat eine zweifache Aufgabe. Sie setzt im Innern den bloßen Wachstums-, Ernährungs- etc. Vorgängen eine Grenze. Und sie schließt nach außen die bloßen Naturwirkungen von dem Innern des Organismus ab, sodass dieser innerhalb seines Bereichs nicht die Naturwirkungen zur Fortsetzung bringen muss, sondern seine eigenen entfalten kann.«[82] Diese beiden Sätze geben exakt wieder, was im Vorausgehenden angesprochen wurde: eine Grenzbildung nach innen und nach außen. In seinem zusammen mit der Ärztin Ita Wegman verfassten medizinischen Fachbuch *Grundlegendes für eine Erweiterung der Heilkunst nach geisteswissenschaftlichen Erkenntnissen* widmet Rudolf Steiner der Kieselsäure ein eigenes Kapitel mit dem Titel »Von der therapeutischen Denkweise«.[83]

Ein weiterer Schlüsselsatz in diesem lautet: Die Kieselsäure »bildet die physische Grundlage der Ich-Organisation«.[84] Sie durchzieht den gesamten Organismus in überwiegend feinstofflicher Art, nur in wenigen Geweben ist sie auch grobstofflicher vorhanden (Bindegewebe, Haare, Knochen, Nabelschnur).

Bergkristall als Urbild

Sie bildet einen eigenen Kieselsäureorganismus und durch ihn die leibliche Grundlage der Sinnesorganisation. Ihr Urbild ist der Bergkristall in seiner strengen Form, großen Härte und doch wunderbaren Durchsichtigkeit. Rudolf Steiner sprach auch davon, dass Quarz ganz geistdurchlässig sei, was ihn als dem Geist – im Menschen dem Ich – dienend beschreibt. So bildet er auch eine physisch-leibliche Struktur aller Ich-Tätigkeiten unseres Immunsystems.

Es ist schwierig bis unmöglich, Kieselsäure zur Unterstützung des Immunsystems zur Selbstmedikation zu empfehlen. Zu differenziert ist sein Erscheinen in der Natur (Mineral, Pflanze und Tier) und damit sein Bezug zum menschlichen Organismus und seinen Organen oder Geweben, als dass man eine allgemeine Empfehlung aussprechen könnte. Auch besteht ein großer Unterschied, ob ich Quarz stofflich verordne (bis zu der Potenz D6) oder stark dynamisiert (sogenannte Hochpotenzen).

Stofflich wirkt Quarz schwerpunktmäßig auf die Sinnes-Nerven-Organisation, die mit unserem Wachbewusstsein verbunden ist, dynamisiert auf die Stoffwechsel-Bewegungs-Organisation, in welcher der Wille wirkt. Im Mineralischen bildet er eine Vielfalt seiner Salze, der Silikate, zum Beispiel in vielen Halbedel- und Edelsteinen. Auch mit Metallen geht er Verbindungen ein. Und einige der »großen« Heilpflanzen wirken kieselig, zum Beispiel die Arnika, die Wegwarte, die Walderdbeere und der Schachtelhalm. Letzterer ist auch in messbaren Mengen quarzhaltig, und seine dadurch bewirkte Sprödigkeit wurde früher zum Putzen von Zinngeschirr genutzt, was ihm

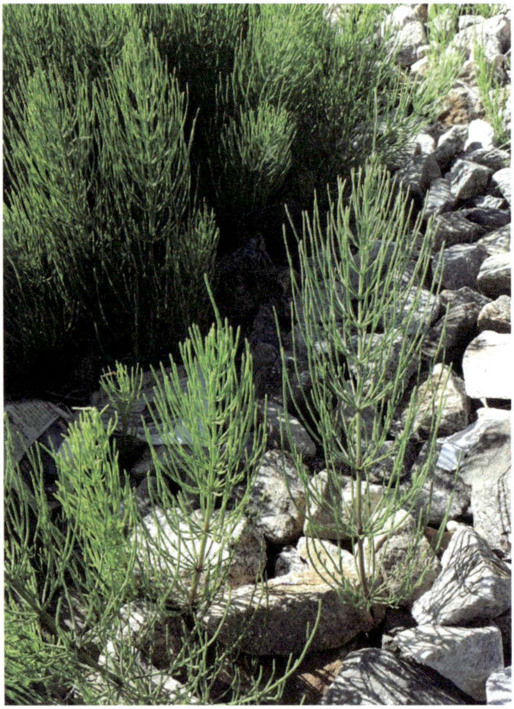

Der Ackerschachtelhalm (Equisetum arvense) enthält viel Kieselsäure.

den Namen Zinnkraut verlieh. Seine botanische Bezeichnung lautet Equisetum arvense.

Schachtelhalm-Tee

Schachtelhalm-Tee kann einer Selbstmedikation zugeordnet werden. Um eine ausreichende Quarzwirkung zu erreichen, muss dieser Tee ungewöhnlich lange gekocht werden, idealerweise einige Stunden. Man kann eine größere Menge kalt ansetzen (zum Beispiel 5 Esslöffel Schachtelhalmkraut in 1 Liter Wasser), aufkochen und dann auf kleiner Flamme köcheln lassen. Nach dem Abseihen hat man einen Sud, den man dann zur Grundlage von seinem täglichen Becher Tee machen kann, im Verhältnis 1:5 mit heißem Wasser »verdünnt«. Das getrocknete Kraut (Droge) bezieht man am besten aus einer Apotheke, weil dort eine unverfälschte Ware garantiert ist. Kennt man in der Natur umweltgeschützte Plätze, an denen Schachtelhalm wächst, kann man ihn auch selber ernten, das Kraut trocknen und daraus seinen Tee zubereiten. Ein- bis zweimal im Jahr für jeweils 4 Wochen ist das eine sinnvolle Unterstützung der grenzbildenden Tätigkeit des Ich.

Equisetum arvense Silicea cultum

Trotz der Einschränkungen im Zusammenhang mit der Selbstmedikation möchte ich mit einem Arzneimittel der Anthroposophischen Medizin eine Ausnahme machen. Es wird von der Firma Weleda hergestellt und heißt *Equisetum arvense Silicea cultum (D3)*. Ihm liegt ein ganz eigener Herstellungsprozess zugrunde. Der Schachtelhalm im Arzneigarten wird mit Kiesel zusätzlich gedüngt, die später geerntete Pflanze kompostiert und in drei Folgejahren wieder auf denselben Acker mit Schachtelhalm aufgebracht. Erst die Pflanzen des dritten Jahres werden dann zur Arzneimittelherstellung verwendet. Dieses Prinzip wurde im Besonderen für Metalle und bestimmte Pflanzen von Rudolf Steiner angeregt und wird unter der Bezeichnung »vegetabilisierte Metalle« geführt. Beim Schachtelhalm wird als »Dünger« Kieselsäure statt eines Metalls verwendet. Die Pflanze, so kann man diesen Prozess verstehen, nimmt die Kieselsäure in ihre Lebensprozesse auf und bereitet sie so für den menschlichen Organismus vor, dass er leichter damit umgehen und die Arznei in die eigenen Lebensprozesse aufnehmen kann. Vergleichbar dem Tee nimmt man zweimal im Jahr (Frühjahr und Herbst) morgens und abends je 10 Tropfen von *Equisetum arvense Silicea cultum D3* für 4 Wochen als Unterstützung (Pflege und Stärkung) des Immunsystems und fördert in diesem die Wahrnehmungsfähigkeit und Grenzbildung.

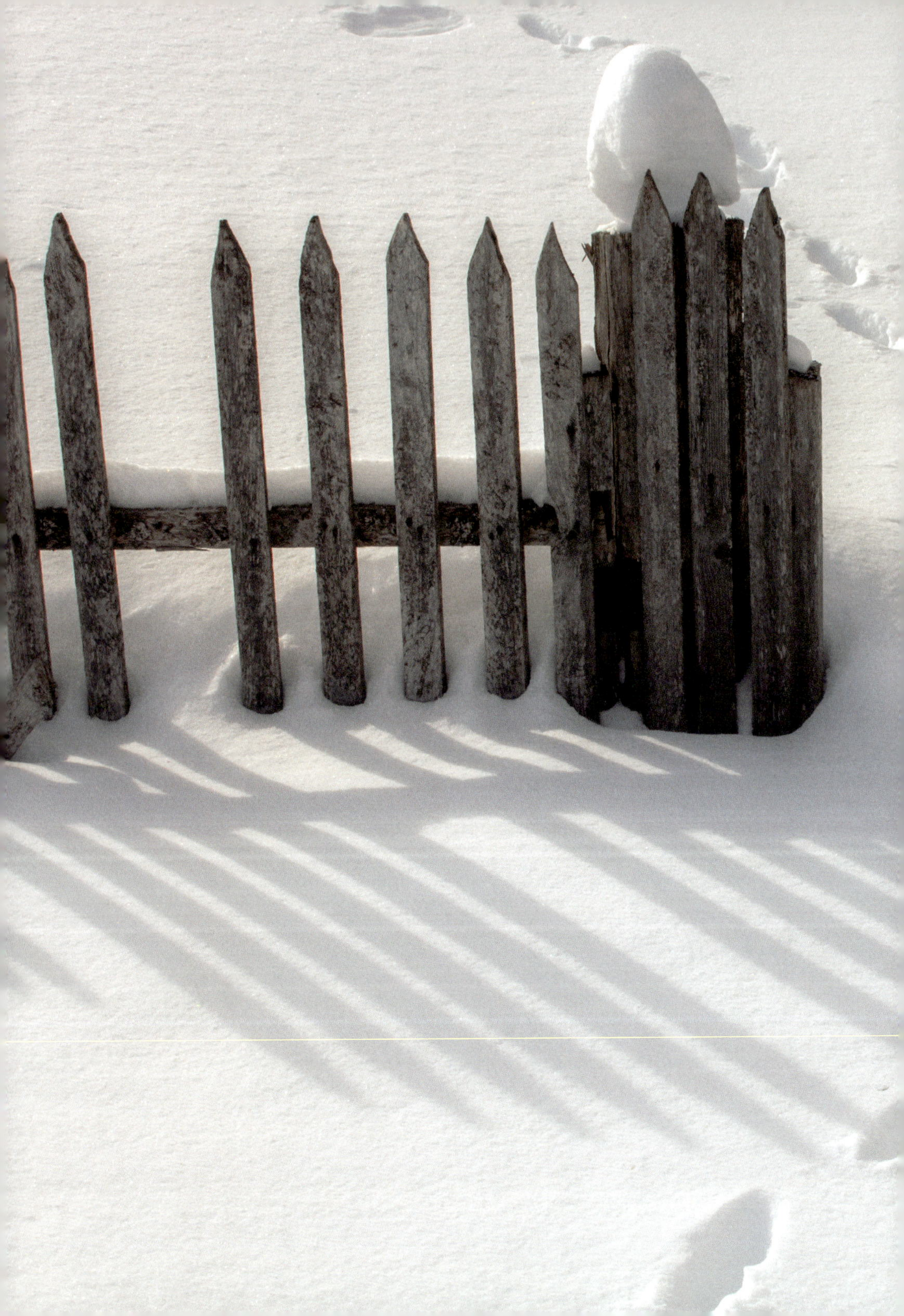

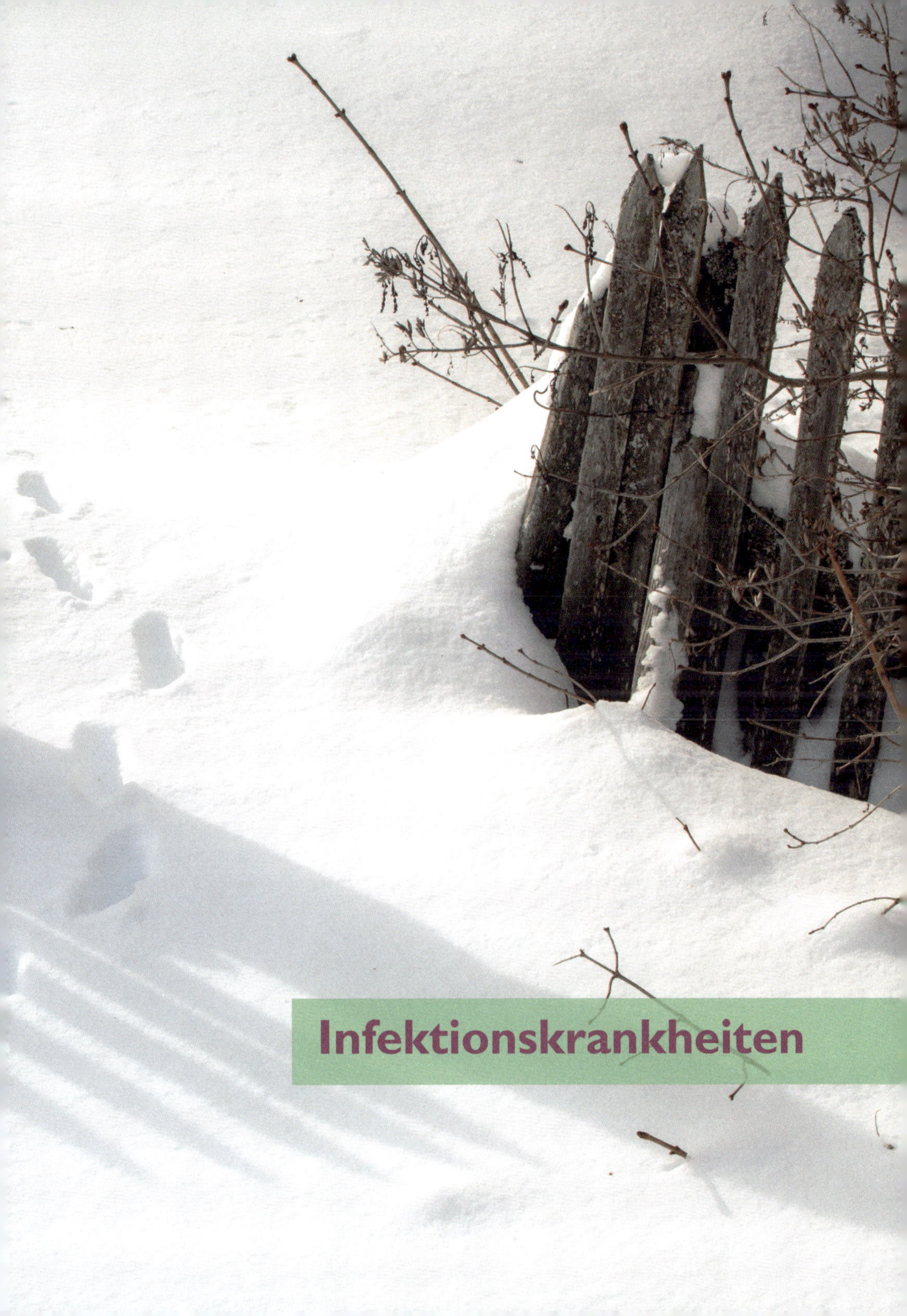

Infektionskrankheiten

Grundsätzliches

Eine besondere Form der Entzündungskrankheiten sind die Infektionskrankheiten, welche die Menschheit über sehr große Zeiträume begleiten, man denke an den Aussatz (Lepra) oder die Tuberkulose. Die Grundstruktur aller Krankheiten entspricht den elementarischen Bereichen des menschlichen Leibes, ergibt also eine Vierheit von Sklerose-, Geschwulst-, Allergie- und Entzündungskrankheiten. Ihnen liegen organische Fähigkeiten zugrunde, die im Krankwerden von ihrem richtigen Platz im Organismus abgelenkt, in ihrem Ausmaß einseitig und zu stark oder zu schwach werden. Ich kann auch sagen: In der Krankheit geschieht etwas am falschen Ort zur falschen Zeit und mit falscher Intensität. Unsere Gesundheit ist Ausdruck davon, die unterschiedlichen Fähigkeiten und die mit ihnen verbundenen Kräfte immer in einem den Voraussetzungen des Organismus entsprechenden Gleichgewicht zu halten, ihre Ordnung zu überwachen und ein Überhandnehmen an einem Ort und dadurch Verdrängung von anderen zu verhindern. Das ist die Aufgabe des Ich.

Gesundheit als Gleichgewicht von Fähigkeiten

Gesundheit ist ein hochdynamischer Prozess, wir haben sie nicht, sondern müssen sie andauernd neu erzeugen. Dabei wirkt das Immunsystem als Steuerungsinstrument ganz entscheidend mit. Gesundheit bildet eine labile, schwingende Mitte, und Abweichungen in die eine oder andere Richtung bilden die Krankheiten. Wir entdecken die bereits angesprochenen Widersacherkräfte, die in Leib und Seele ihren Wohnsitz haben und so an uns angepasst sind, dass sie von alters her Doppelgänger genannt werden (siehe Seite 81). Sie werden aus alter Anschauung und Tradition auch als ahrimanische und luziferische Wesen bezeichnet.

Sklerose- und Geschwulstkrankheiten

Nehmen wir das Bild einer Waage, so verlagert sich ihr Schwerpunkt nach der einen (»ahrimanischen«) Seite in den Grundtypen von Sklerose- und Geschwulstkrankheiten. Diese bedeuten »Wucherung« des Gewebes über das gesunde Maß und die gesunde Form hinaus, es entstehen sogenannte »gutartige« Geschwülste wie Adenome, Myome, Meningiome, Zysten und Polypen. Die Krebskrankheit ist damit nicht gemeint, ihre Geschwulstbildung wird als »bösartig« abgegrenzt. Sklerose wiederum bedeutet Verhärtung, Verfestigung, Stoffansammlung, aus denen die sichtbaren Gewebe und Organe ihre Form und Größe erhalten. In der Krankheit wird das »maßlos«. Unser Überfluss im Wirtschaftsleben ist ein soziales Abbild davon.

Verlagert sich der Schwerpunkt der Waagschalen zu der anderen (»luziferischen«) Seite, erscheinen die Allergie- und Entzündungskrankheiten. Ihnen ist die Stoffverflüchtigung oder -auflösung eigen, sie »verduften«.

Allergie- und Entzündungskrankheiten

In einem Fall wird der Mensch zu irdisch, zu sehr Natur, im anderen Fall wird der Mensch zu kosmisch, der Organismus zu geistig. Mit dem Ideal der Gesundheit in der Mitte können wir auch von ahrimanischer Untergesundheit (im tieferen Sinne die eigentlichen Krankheiten) und luziferischer Übergesundheit sprechen. Diese vier Grundtypen im Elementarbereich des physischen Körpers haben Entsprechungen auf den Ebenen des Lebensleibs und des Empfindungsleibs, sodass wir dreimal vier Grundtypen von Krankheiten haben (siehe das Schema). Dabei gibt es vielerlei Überschneidungen oder Verbindungen. Und es bilden sich auch Polaritäten, zum Beispiel Sklerose und Entzündung oder Geschwulst und Allergie. Daraus lässt sich ein Verständnis für viele rational begründete Therapien ableiten, da beispielsweise Entzündung im richtigen Maß ein Zuviel an Sklerose aufheben kann.

Astralische Ebene			
Zwang	Depression	Wahn	Manie
Ätherische Ebene			
Neurasthenie	Hypochondrie	Hysterie	Nervosität
Physische Ebene			
Sklerose	Geschwulst	Allergie	Entzündung

Die vier Grundtypen von Krankheiten.

Der menschliche Organismus und das Zusammenwirken von gegliedertem Leib und ebenso gegliederter Seele ist hochkomplex, viel mehr, als es die vorwiegend eindimensional denkende moderne Medizin wahrnimmt. Hier soll nur einmal der Blick auf das Ganze geworfen werden, um verständlich zu machen, dass Entzündungs*krankheit* richtig verstanden ein Zuviel an Gesundheit, Übergesundheit bedeutet. Therapie erfordert hier, das Zuviel wieder an Orte im Organismus zurückzuleiten, von denen es sich verlagerte, »flüchtete«, um im Bilde zu bleiben. Vertreibt oder unterbindet man die solcherart verlagerten, am richtigen Ort gesunden Kräfte, fehlen sie an anderer Stelle, der Organismus wird geschwächt. Das kann jeder im Nachklang einer Antibiotika- oder Antiphlogistika-Therapie (das heißt einer Therapie mit entzündungs-

Entzündungskrankheiten als »Übergesundheit«

hemmenden Medikamenten) erleben, wenn er darauf achtet. Allergie und Entzündung, die immer auch Verdauung einschließt, sind ganz wichtige Elemente des Immunsystems.

Fieber und intensivierte Ich-Tätigkeit

Entzündungskrankheiten verbinden sich mit dem Element der Wärme, immer ist im Besonderen unser Ich involviert. Das gemeinsame Erscheinungsbild ist das Fieber, welches sowohl gesteigerte Wärme (»Feuer«) als auch intensivierte Ich-Tätigkeit (»Flamme«) ausdrückt. Kann man sich mit dieser Anschauung verbinden, wird nachvollziehbar, dass ein Vertreiben oder Verhindern des Fiebers grundsätzlich problematisch ist. Das Fieber muss genutzt, in seiner Wirkung geleitet werden, damit es seinen Sinn erfüllen kann. Vor allem meint diese Aussage die Ich-Tätigkeit, die sich im Fieber ausdrückt.

Erreger als Ursache oder Begleiter von Krankheiten?

Eine Besonderheit ist auch, dass sich Entzündungskrankheiten mit einem Fremden verbinden, das gemeinhin Erreger genannt wird, ein guter Begriff im Zusammenhang mit luziferischen Kräften. Denn Luzifer ist nie ein »Beruhiger«. Die wichtigsten Erreger stammen biologisch aus den Kategorien der Viren und Bakterien, sind richtig angeschaut Vertreter des Mineralischen (Viren) und des Pflanzenreichs (Bakterien). Es war eine Revolution der Medizin, als Robert Koch (1843–1910) Bakterien als Erreger von Milzbrand, Tuberkulose und Cholera entdeckte. Und es gab heftige Auseinandersetzungen der Wissenschaftler, ob Erreger die Ursache von Krankheiten seien oder nur ihre Begleiter. Der zu seiner Zeit sehr bekannte Forscher und Arzt Max von Pettenkofer (1818–1901) vertrat vehement den Standpunkt, dass es der Zustand des kranken Organismus, sein verändertes Milieu sei, was dem Erreger erst die Möglichkeit gibt, dort Platz zu greifen, dass die Krankheit also *vor* dem Erreger eintrete. »Der Erreger ist nichts, das Terrain ist alles«, soll er gesagt haben. Dieser Streit ist (in der Schulmedizin) längst entschieden: Der Erreger ist heute alles, von einem gestörten Terrain hat man leider keine Vorstellung mehr.

Wenden wir uns nun den Infektionskrankheiten zu, so können auch sie uns zum Nachdenken bringen, was denn nun Ursache und was Folge ist. Denn sie weisen eine Eigenschaft auf, die andere Entzündungskrankheiten nicht haben: Sie sind ansteckend.

Ansteckung

Infektion meint Ansteckung, wir könnten also auch von Ansteckungskrankheiten sprechen. Eine Arteriosklerose ist nicht ansteckend, auch Darmpolypen stecken nicht an. Wieso dann diese besonderen Krankheiten wie Lepra, Pest, Cholera, Tuberkulose, Aids oder aktuell Covid-19? Und dann ist da ja auch noch eine bestimmte Gruppe, die man Kinderkrankheiten nennt: Masern, Scharlach, Mumps, Windpocken etc. Sind es die Erreger, die uns anstecken, haben sie einen Trieb, gar Willen in sich, das zu tun? Und warum leben wir dann in dieser erstaunlichen Koexistenz mit Milliarden von Erregern, deren Gesamtmasse Biom genannt wird (wobei die Endsilbe -om in der Medizin eigentlich immer auf eine Geschwulst hinweist)?

Koexistenz mit Erregern

Die Frage nach der Ansteckung wird so nicht gestellt, sie ist einfach Fakt. Und doch könnte sie auf der Suche nach einer Antwort den Blick frei machen auf die komplexe Wirklichkeit Mensch, die den Darstellungen in diesem Buch zugrunde gelegt wird.

Außer Frage steht, dass der menschliche Organismus kein mechanischer Automat ist, dass sein Leib und seine Seele komplex gegliederte Einheiten sind mit sehr eigenen Gesetzmäßigkeiten, die dennoch in Wechselwirkungen treten und gemeinsam dem in uns dienen, was der eigentliche Mensch ist, das Ewige an uns, das Ich. Dieses ist der Lebenskünstler, der die Seele als sein Instrument nutzt, der Handwerker, dessen Werkzeuge die Organe des Leibes sind, der die Welt mit seinen Werken bereichert und sich selber entwickelt, der aber auch zerstören kann. Das Ich ist willenhafter Natur, aus göttlichem Willen geschaffen. Ist es diesem Ich nicht zuzutrauen, dass es sich an einer Krankheit, die ein anderer hat, beteiligen, das heißt anstecken *will?* So wie man in der Adventszeit seine Kerze an der eines anderen entzündet? Sagen wir nicht »Ich habe mich angesteckt«, jedenfalls häufiger als »Der andere hat mich angesteckt«?

das Ich ist willenhafter Natur

Da sind wir mitten in unserem Thema der Immunität, der Immunologie, des Immunsystems. Denn das Selbst, unser Ich, erkennt alles Nicht-Selbst, weist es also ab, es sei denn, es gewährt ihm – vielleicht sogar bewusst und freiwillig? – Einlass. Kann man möglicherweise auch sagen: »weil ich es will«?

Natürlich: Solange Krankheit als ein Betriebsunfall gesehen wird, eine Panne, die schnell behoben werden muss, wird man ein solches aktives Krankwerden als absurd abtun. Doch wird die moderne Medizin mehr und mehr mit der Individualität Mensch konfrontiert. Gerade die so furchterregende Krebskrankheit fordert immer deutlicher »individualisierte« Therapien, wie man das nennt. Die lange Jahrzehnte prägende Vorstellung, alles sei genetisch erklärbar, wackelt. Wenn jedoch tatsächlich ein Ich eine bestimmte Krankheit will und sich mit ihr ansteckt, was macht diese so interessant, dass das geschieht?

»aktives Krankwerden«

Jetzt kommen wir auf einen Kernpunkt zukunftsweisender Medizin: Gerade die Entzündungskrankheiten und im Besonderen die ansteckenden Formen ermöglichen dem Ich, sich und seine Helfer (Seele und Leib) zu verwandeln. Krankheiten sind – oder können es sein – große Helfer auf dem Weg der Biografie. Dort, wo der mir bewusste Wille einen neuen Schritt nicht vollzieht, vielleicht nicht wagt, kann der unbewusste Anteil durch Krankheit etwas in Bewegung bringen, was vorwärts führt. Infektionskrankheiten können in ihrer wahren Bestimmung biografische Anstöße sein.

akute, zeitlich begrenzte Krankheiten

Deshalb sind sie im Unterschied zu vielen anderen Krankheiten eigentlich immer akut und zeitlich begrenzt. Ja, sie können auch einen sehr ernsten Charakter haben, können uns auch an Grenzen von Leben und Tod führen, was sogar für Kinderkrankheiten gilt – und zu dem tiefen Missverständnis führte, solche Krankheiten möglichst weltweit und für immer auszurotten. Es gehört auch zu den Infektionskrankheiten, dass sie ganze Gruppen von Menschen krank machen, ganze Völker, Kontinente, als Pandemie auch die ganze Welt überziehen. Dann geht die biografische Frage an die Menschheit, nicht an den einzelnen Menschen oder eine bestimmte Gemeinschaft.

Seelenkraft der Nachahmung

Welche Kraft wird bei einer Ansteckung genutzt? Es ist die Seelenkraft der Nachahmung. Ihre größte Bedeutung hat sie in der Kindheit, denn der Mensch als Kind entwickelt sich im Nachahmen. Deshalb ist Erziehung so schwierig, weil sie immer Selbsterziehung voraussetzt. Denn alle Nachahmung folgt Vorbildern. Das ist nicht nur äußerlich zu verstehen, sondern auch innerlich. Sich ernähren ist auch eine Form der Erziehung. Die Nahrung der Natur schafft Vorbilder für den eigenen Stoffaufbau des Leibes, sein Wachstum, Ab- und Aufbau usw.

Wieder fällt der Blick auf unser Ich und das Immunsystem als sein Instrument, das Gelernte in eine gesunde Entwicklung umzusetzen. Welche Tiefen diese Nachahmungskraft auch bis ins hohe Alter haben kann, wie instinktiv sie dann erscheint, zeigen Phänomene, die jeder kennt. Wie ansteckend kann Gähnen sein oder ein Juckreiz eines anderen, der sich kratzt. Auch Lachen hat etwas Ansteckendes, sogar Weinen.

Ich komme noch einmal zurück zum »Willen, sich anzustecken«. In meiner Zeit als junger Arzt gab es im Alltag eines Krankenhauses noch viel mehr Patienten mit Infektionskrankheiten, ja ganze Infektionsstationen oder Isolierzimmer. Ich bewunderte die Krankenschwestern, die ohne Scheu oder gar Angst und damals ohne den Aufwand an Schutzkleidung, der heute üblich ist, diese Kranken mit der gleichen Nähe und Intensität pflegten wie alle anderen Kranken. Wenn ich das zur Sprache brachte, lachten sie nur und sagten: »Ach, Doktorchen, wir haben doch die stille Feiung.« Ein durchaus offizieller medizinischer Terminus. Sie waren sich sicher, nicht krank zu werden, weil sie ihre Arbeit liebten und sich ihr verpflichtet erlebten, vereinfacht, »weil sie es nicht wollten«. Was nicht so einfach ist, wie es ausgesprochen werden kann. Denn der größte Teil unseres Willens lebt in den Tiefen des Unbewussten, verbunden mit der Nachtseite des Ich. Wenn sich Pflegende oder Ärzte infizierten, waren es meistens jüngere und unerfahrenere. Oder die ängstlichen. Infektionskrankheiten fordern grundsätzlich das Ich und sein Immunsystem heraus, sich mit ihnen zu messen, durch ihre Überwindung Kräfte zu gewinnen und biografische Schritte zu tun. Wenn das dem Ich gelingt, ist es gewöhnlich gegen diese Krankheit für den Rest des Lebens immun.

Herausforderung des Ich

Immunität

Hat das Ich mittels seines Immunsystems eine Infektionskrankheit durchschaut und ganz überwunden, ist es ihr gegenüber auch in späteren Zeiten immun. Äußerlich gesehen durch Antikörper, tiefer geblickt, weil es diese Lehre gelernt hat und nicht erneut lernen muss. Insofern sind die Infektionskrankheiten wie Lehrer für das Ich, um das Immunsystem zu schulen und immer mehr zum Garanten der Identität von Leib und Seele zu entwickeln.

Zeit der Kindheit

Die wichtigste Zeit des Lernens ist die Kindheit, und so kann es nicht verwundern, dass für diesen Lebensabschnitt eine Vielfalt von akuten Infektionskrankheiten geradezu »angeboten« wird. Jede von ihnen fördert auf ihre Weise das Ausbilden von Immunsystem und Immunität und leistet ihren Beitrag bei der Individuation des Leibes (siehe Seite 29). Nur eine ausschließlich naturwissenschaftlich und vor allem mechanistisch denkende Medizin konnte eine solche Entwicklungschance so missverstehen, dass alle Anstrengungen unternommen wurden, die Kinderkrankheiten möglichst weltweit auszurotten. Was für die Pocken und die Kinderlähmung durchaus berechtigt ist, gilt jedoch nicht im gleichen Maße für Masern, Windpocken, Scharlach, Röteln oder Mumps. Die Diphtherie bildet eine Mittelstellung, weil sie schon zu größerer Intensität und schweren Verläufen tendiert. Hinzu kommt, dass mit Mitteln der komplementären Medizin, zum Beispiel Homöopathie und

Anthroposophischer Medizin, die Kinderkrankheiten gut und zuverlässig behandelbar sind und dabei ihren vermeintlichen Schrecken verlieren.[85]

Provokation schwerer Verläufe

Viele Komplikationen und schwere Verläufe können dadurch provoziert werden, dass man das für diese Krankheiten typische, oft hohe Fieber sofort durch Medikamente vertreibt, anstatt es so zu unterstützen und zu leiten, dass es seinen positiven Beitrag zur Krankheitsüberwindung leisten kann. Die meistens beteiligten Viren sind wärmeempfindlich (thermolabil), schon eine Körpertemperatur von 39 °C nimmt ihnen die Möglichkeit, sich zu vermehren, sie verlassen den Organismus wieder bzw. werden »verdaut«. Antibiotika werden höchstens beim Scharlach gebraucht, aber auch bei ihm gibt es andere erfolgreiche Wege der Therapie.

Natürlich besteht das Problem, dass die Dominanz der Schulmedizin dafür gesorgt hat, dass nur wenige Ärzte oder Heilpraktiker im Verhältnis zur Gesamtzahl der Ärzte kompetent in der Lage sind, komplementäre Therapien anzuwenden. Hier müsste schon ein Umdenken für die gesamte Medizin erfolgen und der einmal sogar im Arzneimittelgesetz ausgesprochene Pluralismus Wirklichkeit werden. Doch lohnt es sich, für seine Kinder auf die Suche zu gehen und einen Arzt zu finden, der den Kinderkrankheiten eine Chance zur Entfaltung gibt, verbunden mit der Sicherheit und Verantwortung, dass sie einen guten Verlauf nehmen.

Andere Infektionskrankheiten wie beispielsweise akute Leberentzündungen (Hepatitis) zeigen ein ähnliches Problem, denn die Schulmedizin hat eigentlich erst Therapieformen, wenn ein chronischer Verlauf eingetreten ist. Auch hier sucht man sein Heil im präventiven Impfen. Und doch gibt es diese chronischen Hepatitiden (B und C) weltweit millionenfach.

sind Impfungen ein sinnvoller Weg?

Ein letzter Blick kann auf die verschiedenen Grippeerkrankungen und jetzt – ganz aktuell – Covid-19 gerichtet werden. Wieder treffen wir auf die Strategie Impfen, während die vielfältigen Therapiemöglichkeiten komplementärer Medizin unbeachtet bleiben. Doch ist das Verhindern von Krankheiten durch Impfungen eigentlich ein sinnvoller Weg? Ist nicht vielleicht sogar eine Verlagerung der Dominanz akuter Entzündungskrankheiten seit der Mitte des 20. Jahrhunderts zu den heute dominierenden »primär« chronischen Entzündungskrankheiten, die überwiegend als unheilbar gelten, ein denkbares Ergebnis dieses Irrtums? Als Beispiele hierfür seien die chronisch-rheumatischen Erkrankungen erwähnt, während es das »akute rheumatische Fieber«, wie es früher genannt wurde und häufig in der Jugend auftrat, kaum noch gibt, oder – wie später noch dargestellt wird – die Autoimmunkrankheiten als denkbare Folge unterdrückter Infektionskrankheiten in der frühen Kindheit. Betrachtet man in diesem Zusammenhang die Polarität von Entzündung und Sklerose – müssen wir uns dann wundern, dass degenerative, chronische Erkrankungen überhandnehmen? Ein wirklich großer und wichtiger Lernbereich wird dem Immunsystem genommen, dessen Zeitpunkt und Sinnhaftigkeit wir selber als Ich, wenn auch aus einem Tiefbewusstsein heraus, bestimmen können.

Überhandnehmen degenerativer, chronischer Erkrankungen

Es fällt immer wieder auf, dass sich eben nicht jeder Mensch ansteckt, wenn dazu Gelegenheit ist, auch nicht im Kindesalter. Früher haben Mütter oft Kinder gerade zusammengebracht, wenn eine Kinderkrankheit ausbrach, und waren enttäuscht, wenn sich ihr Kind nicht ansteckte. Man konnte den Eindruck haben, das verborgene Ich des Kindes wusste, dass es für seine Entwicklung des Individualleibs gerade nicht der geeignete oder notwendige Zeitpunkt war, und wartete auf eine spätere Gelegenheit oder auch nicht, weil es ganz entbehrlich war. Denn es gibt viele Möglichkeiten, sein Immunsystem zu entwickeln, nicht nur die Kinder- oder, allgemeiner, die Infektionskrankheiten.

Impfungen

Ein besonders heiß umkämpftes Thema schon seit Jahrzehnten, intensiviert in den letzten Jahren durch die Impfpflicht für Masern und aktuell durch die Corona-Pandemie, ist also das Für und Wider von Impfungen. Obwohl die Befürworter der Impfungen in der Überzahl sind, gibt es unter ihnen solche, die denen, die eine freie Entscheidung fordern und im Impfen eben nicht das Maß aller Dinge sehen, mit einer gewissen Aggressivität gegenübertreten. In diesem Zusammenhang fällt dann häufig der diskreditierend gemeinte Begriff »Esoteriker«. Ich möchte den Versuch unternehmen, auf dem Boden des bisher Dargestellten und des zugrunde liegenden differenzierten Menschenbildes aufzuzeigen, was Impfung in Bezug auf das Immunsystem und das dieses steuernde Ich bedeutet.

Bedeutung einer Impfung für Immunsystem und Ich

Infiziert sich ein Mensch mit einer ansteckenden Krankheit, in deren Kontext ein mineralisches (Virus) oder pflanzliches Fremdes (Bakterium) Einlass in den Organismus findet, erkennt das Ich mithilfe des Immunsystems dieses Nicht-Selbst und veranlasst alle beschriebenen Gegenmaßnahmen der angeborenen oder erworbenen Immunität (Abwehr). Der »Erreger« wird eliminiert oder – was erst allmählich verstanden wurde – es wird ein »Stillhalteabkommen« vereinbart. Das Fremde darf bleiben, solange es dem Organismus nicht schadet. Das wurde besonders durch die Hepatitisforschung entdeckt, denn man fand Situationen, in denen die Leber voller Viren war, ohne Zeichen einer Krankheit bzw. Entzündung aufzuweisen. Solche virusbeladenen Leberorgane zeigten eine völlig normale Funktion. Man schuf den Begriff »Carrier«, übersetzt »Träger«. Parallel wurde konstatiert, dass die für die Hepatitis typische Entzündung nicht die Krankheit ist, sondern Ausdruck der immunologischen Reaktion, also ein autonom eingeleiteter Heilungsversuch.

Ergebnisse der Hepatitisforschung

Die bis dahin übliche immunsuppressive Behandlung mit Kortisonen und Immunsuppressiva wurde als kontraproduktiv abgeschafft und stattdessen eine eher entzündungsfördernde Behandlung mit Interferonen begonnen, die man auch eine immunstimulierende nennen kann. Die unterschiedlichen Formen und Verläufe der Hepatitiden wurden mit Blick auf die Immunreaktion als anerg (das heißt keine Reaktion), hypoerg (zu schwache Reaktion), normerg (genau angepasste Reaktion) und hypererg (überschießende Reaktion) gekennzeichnet. Anergie führt zum Carrier-Status, Hypoergie zum chronischen Verlauf (Entzündung als ein Schwelfeuer statt eines Brandes) und Hyperergie zur Selbstzerstörung des betreffenden Organs, bei der Leber also zur sogenannten fulminanten Hepatitis oder akuten Leberdystrophie. Normergie allein hat eine Ausheilung zur Folge.

Gleiches gilt letztlich für alle Infektionskrankheiten. Grundsätzlich ist das Immunsystem normalerweise in der Lage, mit der Krankheit fertigzuwerden, vor allem, wenn es nicht von außen durch ungeeignete Arzneimittel behindert wird. Und doch ist ja auffällig, dass es bei Infektionskrankheiten nicht selten schwere Krankheitsverläufe gibt, auch tödliche. Man denke an die großen Seuchen wie Pest und Cholera, auch an die Diphtherie, man denke an die schweren Lähmungen als bleibende Behinderungen bei der Kinderlähmung (Poliomyelitis). Ist es dann nicht doch ein Geschenk, wenn man durch vorbeugende Impfungen solche Schicksale verhindern kann?

schwere Krankheitsverläufe

Vor einer Antwort darauf müssen weitere Fakten dazugestellt werden. Impfungen sind nicht immer harmlos, auch sie haben das Potenzial, statt Nutzen Schaden anzurichten. Deshalb werden im Für und Wider immer auch die Impfschäden betrachtet, wobei überwiegend nur kurzfristig auftretende Schäden registriert werden, kaum aber denkbare oder auch erwiesene Langzeitschäden, die oft Jahre oder Jahrzehnte später auftreten. Eine Schweizer

Arbeitsgruppe um Hansueli Albonico hat epidemiologisch aufgezeigt, dass Impfungen im Kindesalter mit späteren gehäuften Krebserkrankungen im Erwachsenenalter korrelieren.[86] Eine sehr angesehene schwedische Studie hat ergeben, dass geimpfte gegenüber nicht-geimpften Jugendlichen ein deutlich (statistisch signifikantes!) höheres Allergierisiko haben.[87] In der Frühzeit der Poliomyelitis-Impfung kam es zu Lähmungserscheinungen. Und natürlich gibt es auch Todesfälle als Impffolge.

mögliche Langzeitschäden von Impfungen

Alle diese Komplikationen werden allerdings von Vertretern der Schulmedizin damit gerechtfertigt, dass solche Nachteile durch den immensen Nutzen in Kauf genommen werden können. Krass formuliert: Wenn einige Menschen bleibende Schäden oder gar den Tod erleiden, um vielen zu helfen und deren möglichen Tod zu verhindern, sei das absolut gerechtfertigt. Eine solche Auffassung finden wir weltgeschichtlich bei dem Hohepriester Kaiphas, der im Erleben der Auferweckung des Lazarus durch Christus zu seinen ratlosen Mitstreitern sagt: »Ihr habt keine Einsicht und bedenkt nicht, dass es zu eurem Besten ist, wenn ein einzelner Mensch stirbt für das auserwählte Volk und nicht das ganze Volk zugrunde geht« (Johannes 11,49–50). Ist es auch heute unsere (ethische) Überzeugung, es sei gerechtfertigt, dass gesunde und unschuldige Menschen Schaden oder gar den Tod erleiden, wenn dadurch viele von uns vor einer Krankheit geschützt werden, die wir vielleicht nie bekommen hätten?

Impfen als soziale Frage

Diese Aspekte sollen das Impfen auch als soziale Frage erleben lassen. Habe ich nicht eine Verpflichtung gegenüber den Mitmenschen, sie vor einer Krankheit zu schützen, mit der ich sie infizieren könnte? Wobei sogleich klar wird, dass es völlig offen bleibt, ob ich die ansteckende Krankheit je bekommen hätte. Und natürlich muss auch hier der Sinn einer Krankheit bedacht werden, die als Infektionskrankheit das Potenzial hat, biografische Anstöße zu geben, Verwandlung zu ermöglichen (siehe Seite 167 ff.) oder Training für das Immunsystem zu sein. Denn seine Reaktion bestimmt ja – wie bei der Hepatitis gezeigt – den Verlauf der Krankheit. Mit Blick auf die Biografie tritt eine solche Erkrankung möglicherweise zu einem Zeitpunkt ein, an dem sie gebraucht wird und hilfreich ist. Impfen wir, setzen wir einen willkürlichen Zeitpunkt, an dem die Individualität diese Auseinandersetzung unter Umständen weder biografisch braucht noch darauf vorbereitet ist. Denn im Prinzip rufen wir ja durch jede Impfung die entsprechende Erkrankung hervor, wenn auch in stark abgemilderter Form, vielleicht ohne alle Symptome.

Alles bisher Gesagte – und das ist nur ein kleiner Ausschnitt von allem, was im Für und Wider angeschaut werden könnte – zeigt nach meiner Auffassung überdeutlich, dass jedes Entscheiden für oder gegen eine Impfung ein absolut freies sein muss. Es kann kein Einzelner, es dürfte kein Staat fordern oder gar gesetzlich fixieren, sich impfen lassen zu müssen. Genauso muss jeder, der für sich entscheidet, eine bestimmte Impfung nicht zu wollen, dem, der sie für sich will, diese Freiheit seiner Entscheidung zugestehen.

Das gilt auch für das Kind, für das Eltern die Entscheidung stellvertretend übernehmen müssen. Wie kann es sein, dass Eltern quasi entmündigt werden, die der Empfehlung einer »Ständigen Impfkommission« (Stiko) zu einer Impfung nicht folgen wollen, weil eine entsprechende Impfung auch in einem Lebensabschnitt durchgeführt werden kann, in dem das Kind, nun Jugendlicher oder Erwachsener, dann selber entscheiden kann? Oder weil sie der Überzeugung sind, dass eine bestimmte Krankheit, sollte ihr Kind daran erkranken, auch eine Entwicklungshilfe sein kann? Solches konnten Eltern und Ärzte früher regelmäßig feststellen, ehe mit dem Impfpass und seinen Druckmitteln unsere Zeit kam, in der immer seltener Kinderkrankheiten zu beobachten sind.

Entwicklungsschritte durch Krankheiten

Mein Fazit dieser kurzen, viel zu kurzen Abwägung eines Für und Wider von Impfungen ist ein scheinbar ganz einfaches: Es gibt hier kein Für und Wider, sondern nur ein Sowohl-als-Auch. Es gibt Fakten darüber, was Impfungen verhindern können und welche Risiken damit verbunden sind, und Gleiches gilt für Entscheidungen gegen eine Impfung verbunden mit der Akzeptanz, dass eine Krankheit möglicherweise auch einen biografischen Sinn hat, dass es therapeutische Möglichkeiten gibt, die den Krankheitsverlauf weitgehend beherrschbar machen. So wie es jedem in einer freien Gesellschaft freigestellt bleibt, sich ein Auto zu kaufen (das ja durchaus ein vergleichbares Risiko bis hin zu einem tödlichen Ausgang birgt) oder nicht, sollte auch jeder Mensch für sich, Eltern für ihre Kinder frei entscheiden können, zu einer empfohlenen Impfung Ja oder Nein zu sagen.

Zusammenschau

Entzündungs- und im Besonderen Infektionskrankheiten können etwas Förderndes im Lebenslauf haben, sie können eine Voraussetzung für Veränderungen oder Wandlung schaffen. Sie sind eher Ausdruck von zu viel als von zu wenig Gesundheit (siehe Seite 165). Das Immunsystem agiert bei ihnen sehr aktiv und stark, angetrieben vom Ich, das sich im Fieber zeigt. Überwiegend erfassen Infektionskrankheiten den ganzen Organismus, sind nicht auf ein Organ fixiert oder eine bestimmte Stelle in ihm, obwohl es das natürlich auch gibt. Als Beispiel hierfür sei das Furunkel genannt. Die Entzündung ist der vom Immunsystem eingeleitete Heilungsversuch, nicht die Krankheit. Diese ist eigentlich immer eine Kältung, weshalb bei bestimmten Infektionskrankheiten auch von Erkältungen gesprochen wird. Gerade bei akut beginnenden Infektionen setzt die Symptomatik mit einem Frösteln oder auch Frieren ein. Dieses geht in einen Schüttelfrost über, begleitet von einer vehement ansteigenden Körpertemperatur, die oft 40 °C und mehr erreicht. Dann glüht der Organismus. Erst anschließend folgen spezifische Symptome: Brechdurchfall, Halsschmerzen, Husten, Hautausschläge, Drüsenschwellungen und vieles mehr. Ein merkwürdiges Symptom sind auch die Gliederschmerzen, ziehende Gelenkschmerzen, nicht selten auch hämmernde Kopfschmerzen.

Entzündung als Heilungsversuch

All dies lässt erkennen, dass hier eine Attacke unmittelbar auf das Ich erfolgt, ich kann sagen: ein geistiger Angriff, der bei gesunden Voraussetzungen von Ich und Immunsystem ebenso heftig abgewehrt wird. Der Krankheitsverlauf spiegelt die Präsenz und Kraft des Ich, sich zur Wehr zu setzen und seine Immunität zu schützen.

schwere oder chronifizierende Verläufe

Schwerere oder auch chronifizierende Verläufe lassen erkennen, dass es an Ich-Präsenz, an Wachheit inneren Erkennens mangelt, dass das Immunsystem geschwächt ist oder – nicht ausreichend vom Ich gesteuert – überschießend reagiert. Dann ist der Arzt oder Heilpraktiker, der Therapeut ganz allgemein, gefordert, helfend einzugreifen, und zwar bei den Arzneimitteln mit solchen, die den eigenen Heilkräften des Organismus zur Seite stehen, sie nicht behindern oder gar unterdrücken (Immunsuppression), oder mit äußeren Anwendungen wie Wickel und Auflagen (mit Heilsubstanzen). Und es muss für Ruhe und Abgeschiedenheit gesorgt werden, damit das Ich sich ganz auf die akut gestellte Aufgabe konzentrieren kann. Das Fieber wird einige Tage andauern, maximal sieben Tage, um dann allmählich, manchmal auch sturzartig, abzuklingen.

Immer wird bei einem solchen natürlichen Verlauf der ganze Mensch gewinnen, als Ich, in seinen Leibesgliedern, in seinem Immunsystem. Ein Ausschließen der Entzündungs- oder Infektionskrankheiten, ein Verhindern oder Vertreiben nimmt der Menschheit ein Förderungspotenzial für seine leiblich-seelische und auch biografisch-geistige Entwicklung. Es stört das Gleichgewicht verhärtender und auflösender Krankheitstendenzen und lässt den Waagebalken der heute so dominanten degenerativen und chronischen Erkrankungen tiefer sinken. Hier sollte die moderne Medizin umdenken.

SARS-CoV-2 (Covid-19)

Ende 2019 nimmt ein Virus von der chinesischen Stadt Wuhan aus seinen Weg in die Welt zu den Menschen, um sie in einer Pandemie mit vielen Toten und Schwerkranken durchzurütteln. Es hat keinen Namen, nur die Kennzeichnung SARS-CoV-2, und lässt eine Krankheit erscheinen, die zunächst als Lungenentzündung aufgefasst wird. Bald zeigt sich, dass die Lungen Eintrittspforten sind, von dort jedoch der ganze Organismus ergriffen werden kann, auch das Blut, das überschießend gerinnt (Thrombosen). Diese Krankheit hat bis heute keinen Namen, nicht so wie Pest, Cholera, Tuberkulose, auch sie bleibt eine Chiffre: Covid-19. Weil unserer Zeit die Phantasie oder Einsicht fehlt, einen Namen zu kreieren? Weil eine Tendenz zur Namenlosigkeit und nur Insidern verständlichen Abkürzungen oder Nummerierungen besteht? Oder weil diese Krankheit ihr wahres Gesicht, ihren Namen nicht erkennen lassen will?

ergreift oft den ganzen Organismus

Ich und Immunsystem sind stark eingebunden, denn vor allem sehr alte Menschen oder solche mit schweren Vorerkrankungen von Organen oder dem Stoffwechsel selbst trifft die Krankheit schwer, und viele sterben daran. Der Altersdiabetes (Typ 2) und starkes Übergewicht spielen auch eine Rolle. Aber auch übermäßige Aktivitäten des Immunsystems mit hohem Fieber, der Organismus verglüht gleichsam. Hochdosiertes Kortison (Dexamethason) wird verordnet, scheint auch zu helfen. Doch ist alle Therapie auch der Intensivmedizin davon bestimmt, dass dieses Virus mit scheinbar hoher Intelligenz immer neue Wege einschlägt, sich verschiedenes Aussehen gibt (Mutanten), nicht wirklich zu fassen ist.

Wissenschaftliche Kategorien der modernen Medizin wie die doppelblinde, randomisierte, plazebokontrollierte studienbasierte Evidenz werden angesichts der Pandemie-Situation erst einmal außer Kraft gesetzt. Aus Mangel an Erfahrung mit Covid-19 werden verschiedene Wege einfach ausprobiert: Medikamente wie Antimalariamittel oder Remdesivir, das schon bei seiner Erstindikation gegen das Ebolavirus keinen Erfolg brachte, Kortison, mechanische Druckbeatmung oder Blutgerinnungshemmer. In der Frühphase der

Mangel an Erfahrung

Pandemie gibt es viele Tote im Zusammenhang mit solchen Therapien, deren Nutzlosigkeit oder Kontraindikation erst allmählich erkannt wird. Viele, sogar die meisten Menschen erkranken wie bei einer leichten Grippe oder haben gar keine Symptome. Eine große Variabilität und unterschiedliche Verläufe drücken aus, dass Krankheit und Virus die Vielfalt der Individualitäten erkennen können und damit »spielen«. Allerdings sterben weltweit auch mehrere Millionen Menschen im Zusammenhang mit Covid-19.

unterschiedliche Verläufe

Auch nach mehr als zwei Jahren Pandemie wissen wir höchstens ansatzweise, wofür das Virus und die mit ihm verbundene Krankheit eigentlich steht, ob auch sie einen Sinn hat, Förderung ermöglicht, Veränderung. Deutlich ist zunächst, dass es eine Menschheitskrankheit ist, nicht die eines einzelnen Menschen oder Volkes. Dadurch taucht die Globalisierung als Frage auf. Das Virus vermittelt sich über die Luft, als Aerosol, letztlich über die Atmung. Die Menschheit maskiert sich! Atmung und Luft sind tief soziale Elemente, verbinden Mensch und Welt, Mensch und Natur, Mensch und Mensch. Sind wir gemeinsam mit Menschen in einem Raum, atmen wir zusammen die dort vorhandene Luft, empfinden keinen Ekel, die Luft einzuatmen, die andere gerade ausatmen. Atmet der Mensch unter anderem Kohlensäure (Kohlendioxid) aus, nehmen die Pflanzen das gerne auf, bauen ihren Pflanzenstoff auf und geben uns Sauerstoff in die Luft und Atmung zurück.

Atmung und Luft als soziale Elemente

Wir blicken auf die Klimaveränderung, die viel mehr beinhaltet als die Erderwärmung und die die Frage in sich birgt: Erlebst du Mensch dich als Teil dieser Natur von Mineral, Pflanze und Tier, siehst du deine Verantwortlichkeit für ihr Dasein, oder sind sie nur Ressourcen für dich? Damit steht wohl auch im Zusammenhang, dass das Virus von den Tieren auf die Menschheit übersprang, dass Schlachthöfe sich als »Hotspots« erwiesen.

Klimaveränderung

Die eigenartige Beziehung zu Stoffwechselkrankheiten wie Diabetes Typ II oder Fettleibigkeit, eventuell als Metabolisches Syndrom zusammen mit Bluthochdruck, richtet den Blick auf das Konsumverhalten, den Überfluss, allerdings mit unfassbarer Diskrepanz zum Hunger und zur Armut.

Die hohe Variabilität des Virus schließlich zeigt, dass es das Allgemeinmenschliche abgrenzen kann von der Einzelpersönlichkeit, sich auf die Individualität hin ausrichtet.

hohe Variabilität des Virus

Mit diesen ganzen Phänomenen wollen wir nun versuchen, tiefer in ein Verständnis von Virus und Krankheit einzudringen, zu befragen, ob wir einer Infektionskrankheit begegnen wie anderen oder ob wir einer Krankheit gegenüberstehen, die kein früheres Vorbild hat.

Globalisierung

Zwei Begriffe stehen sich gegenüber: global und kosmopolitisch. Die Definitionen des Brockhaus Lexikons lauten:

- *global*: erdumfassend, gesamt, allgemein, pauschal.
- *kosmopolitisch*: Bestrebungen, aus den nationalen Bindungen herauszutreten und zu einer grundlegenden Gemeinsamkeit und Brüderlichkeit aller Menschen zu gelangen.

Die Globalisierung wurde durch das erdumspannende »Netz«, das Internet, rasant beschleunigt. Kosmopolitismus strahlt aus den die Erde umgebenden Weiten des Alls, ist besonders verbunden mit der geistigen Wesenheit, die von alters her den Namen Michael trägt, übersetzt »Wer ist wie Gott«. Der

Erzengel Michael

Erzengel Michael ist seit dem letzten Drittel des 19. Jahrhunderts für 250 bis 300 Jahre Regent der Menschheit, ein kosmischer Held der Freiheit. Er war über lange Zeiträume der Verwalter und Schützer der kosmischen Intelligenz, die nun zur Erde gerichtet den Menschen übergeben wurde. Mit ihr kann sich der Mensch aus Freiheit und wachem Bewusstsein wieder der realen Geistwelt verbinden. Sie nährt sein Denken, welches der Mensch durch Konzentration und Meditation zu höherer, das heißt sinnlichkeitsungebundener Erkenntnis steigern kann. Der Mensch taucht dann über Imagination,

Verbindung zur Welt des Geistes

Inspiration und Intuition[88] ein in die unsichtbare, doch alles Physische durchdringende Welt des Geistes, der er selber als Ich angehört. Das beschreibt den Weg echter Religiosität, abgeleitet vom Lateinischen »religio« = »wieder verbinden«. Gedanken Friedrich Schillers aus seiner Ode *An die Freude* gehören hierhin:[89]

> Freude, schöner Götterfunken,
> Tochter aus Elysium,
> Wir betreten freudetrunken
> Himmlische, Dein Heiligtum.
> Deine Zauber *binden wieder,*
> Was die *Mode streng geteilt;*
> *Alle Menschen werden Brüder,*
> Wo dein sanfter Flügel weilt.

Menschenverbindende Brüderlichkeit ist die entwicklungsgeschichtliche Forderung unserer Zeit, als eines von drei Idealen auch der Französischen Revolution (1789–1799). Rudolf Steiner hat in seiner zukunftsweisenden Struktur eines sozialen Lebens die Brüderlichkeit dem Wirtschaftsleben zugeordnet, so wie Freiheit dem Geistesleben und Gleichheit dem Rechtsleben.[90] Rufen nicht alle Nöte unserer Zeit nach einer solchen Neuordnung?

Vernetzung statt Gemeinsamkeit

Zu Michael gehört immer der Drache. Dieser hat das Gegenbild einer Globalisierung entworfen, statt Gemeinsamkeit aller Menschen der auf die Spitze getriebene Egoismus, der letztlich zum Krieg »jedes gegen jeden« oder »aller gegen alle« führen muss. Er bietet nicht Gemeinsamkeit an, sondern Vernetzung, ein Netz, in dem sich alle fangen lassen, in ihm zappeln, wie das Insekt im Spinnennetz. Er speist es mit der zum Menschen gelangten kosmischen Intelligenz, die er den Menschen raubt und zu seiner eigenen macht, indem er sie an Apparate oder Maschinen fesselt. Er nennt sie »künstlich«, um davon abzulenken, dass sie geraubte menschliche und ehemals kosmische Intelligenz ist, die so dem Menschen immer mehr verloren geht und zu einer – mit der Formulierung von Manfred Spitzer – »digitalen Demenz«[91] führen wird. Statt Individualität Uniformität, statt eigenen Denkens Meinungsbildung. Und der Drache nennt sein System Social media, obwohl er trennt, statt zu verbinden, in allen Bereichen unserer Gesellschaft. Hier klingt Schillers Voraussicht an: »was die Mode streng geteilt«! »Mode« steht für Mehrheitsmeinung, »Teilung« bezieht sich auf Gedanken, die erlaubt sind, und solche, die man nicht denken darf. Im Mittelalter gab es das schon einmal als Häresie der Inquisition.

Weckruf an die Menschheit

Diese Gedanken müssen so deutlich formuliert werden, weil es um einen Weckruf geht, ehe die Menschheit »global« in den Schlaf der Automatisierung sinkt, in dem sie zum Ausführenden von Absichten wird, die nicht ihre eigenen sind. Diese Auseinandersetzung symbolisiert sich im Kampf Michaels mit dem Drachen, der noch lange nicht entschieden ist, denn die Menschen sind das Zünglein an der Waage, weil es um sie geht.

Globalisierung und Internet stehen gegen Kosmopolitismus und freies, kreatives Denken. Wie immer in der Wirklichkeit geht es dabei nicht um ein Entweder-Oder, sondern um ein Sowohl-als-Auch. Das Internet ist ja nicht als solches böse oder schlecht, es sind die Absichten, die sich mit ihm verbinden und im Verborgenen wirken. Der Drache wird immer als Höhlenbewohner gedacht, er zeigt sich nicht. Da muss der Mensch schon wie ein Siegfried zu ihm in die Höhle vordringen. Deshalb abschließend die Frage: Offenbart die Pandemie nicht diese Problematik, und kann sie uns diese bewusst machen?

Atmung

Die Atmung ist eines der größten Geschenke an den Menschen, was jeder Mensch mit Atemnot sofort bestätigen wird, oder auch eine Sängerin oder ein Schauspieler. An der Atmung kann der Begriff von Gnade deutlich werden.

In der Schöpfungsgeschichte nach Mose erweckte Gott den Menschen zum Leben, indem er ihm seinen Atem (Odem) einblies. Mit dem ersten Atemzug beginnt das Leben, mit dem letzten endet es. Die Atmung verbindet Seele und Leib,[92] in der Einatmung drängt die Seele zum Leib, durchdringt ihn bis in die einzelne Zelle. Mit jeder Ausatmung entlässt der Leib die Seele wieder, denn jeder hat seine ganz eigenen Gesetzmäßigkeiten, die grundverschieden sind. Deshalb ist Atmung nur eine Berührung, ein rhythmisch wechselndes Aufeinander-Zustreben und sich wieder Verlassen. Atmung setzt allerdings Luft voraus, ohne sie kann man nicht atmen. Auch die Luft ist ein Geschenk, das – bisher zumindest – allen Menschen gleichermaßen zur Verfügung steht, ob alt oder jung, reich oder arm, Frau oder Mann.

Atmung verbindet Leib und Seele

Luft verbindet, Luft ist ein, ja vielleicht *das* soziale Element. Auch weil sie immer Licht in sich birgt. Diese Luft nutzt das SARS-CoV-2-Virus zu seiner Verbreitung, mit der Luft dringt es in die Atmung und mit dieser an jeden Ort, zu jeder Zelle im Organismus. Und es verfinstert alles, weil es nicht aus dem Licht, sondern aus der Finsternis stammt. Finsternis ist die Grundlage aller Schwere, so wie Licht die der Leichte, des Auftriebs. Diese Schwere erlebt der Covid-19-Kranke, besonders in den möglicherweise auftretenden Nachwirkungen, die phantasielos »Long Covid« genannt werden. Eines der Hauptsymptome bei der akuten Erkrankung wird als »schwere Atmung« beschrieben, als ob sich ein Gewicht auf den Brustkorb legt, gegen das man anatmen muss. Die Lungen funktionieren, doch wird ihr Raum der Ausdehnung beengt. So kommt es auch zu einer mangelnden Sauerstoffsättigung des Bluts, weil nur noch oberflächlich ventiliert statt geatmet wird, die Atmung dringt nicht in die Tiefe. Das Blut wird von dieser Schwere ergriffen und droht zu gerinnen, was ein Aspekt schwerer und tödlicher Verläufe ist.

Erlebnis der Schwere

Auch die Finsternis ist eine Drachenkraft, Anteil der Schöpfung, sinnvoll überall, wo Festes oder Schweres entstehen soll, im Menschen zum Beispiel das Skelett. Doch sie gehört nicht in die Luft. Plötzlich wollen Menschen die Luft nicht mehr mit anderen teilen, schützen sich durch Masken, nehmen Abstand voneinander. Statt sozialen Miteinanders entsteht soziales Distanzieren, statt Gemeinschaft entsteht Vereinsamung.

Und wieder tauchen Fragen auf: Gibt es hier nicht deutliche Hinweise, worum es in der Zukunft geht? Wie schaffen wir Brüderlichkeit unter den Menschen, ganz besonders mit Blick auf das Wirtschaftsleben, das alles soziale Leben in unserer Zeit dominiert? Wird hier nicht ein Leitmotiv christlichen Lebens berührt: »Liebe deinen Nächsten so wie dich selbst« (Lukas 10, 25–37), eingebettet in die Erzählung vom barmherzigen Samariter?

wie schaffen wir Brüderlichkeit?

Mensch und Natur

Die zunehmende Erderwärmung und die damit verbundene Klimakatastrophe ist nur ein Aspekt einer viel größeren Katastrophe: des nun schon über lange Zeiträume andauernden Missbrauchs der Natur durch uns Menschen. In einer von Materialismus und Kapitalismus geprägten Zeit wird die Natur nur noch als Ressource gesehen, die es uns ermöglicht, einen Überfluss zu erzeugen, der weit über das hinausgeht, was wirklich gebraucht wird. Supermärkte, Kaufhäuser, Autohäuser, Energie- und Wasserverbrauch seien einige Beispiele von Hunderten, die uns allmählich zu ersticken drohen.

Missbrauch der Natur

Wer erlebt die Natur noch als lebendige Vielfalt von Wesen, als Ausdruck einer Schöpfung, zu der auch wir Menschen gehören, von der wir ein Teil sind, der unglaublich von der Natur profitiert? Sie gibt uns Wärme, Licht, Luft zum Atmen, Wasser, Nahrung. Sie umgibt uns mit Schönheit, unfassbarer Farbigkeit, mit Licht und Weite, Wind und einem Himmel, dessen Bläue Dichter besungen haben und dessen sternklare Nächte uns Staunen und Verehrung lehren können. Unser ganzes Sinnesleben ist auf die Natur gerichtet, schult sich an ihr, und – ganz wichtig – gibt uns ein Ichgefühl. Denn sie bildet unser wichtigstes Gegenüber. Ohne diese Natur wäre Menschsein gar nicht möglich.

Wieder ist es Rudolf Steiner, der in seiner Beschreibung der Entstehung von Welt und Mensch aus einem Urbeginn hin zu einem Ziel, das ebenfalls in urfernen Zeiten liegt, den Gedanken einer gemeinsamen Entwicklung von Mensch und Natur ausspricht. Die Entwicklung des Menschen war nur möglich, indem er bestimmte Anteile seiner Natur zurückließ, sie quasi aus sich aussonderte. Die zurückgelassenen »Reste« begleiten die Menschheitsentwicklung als drei Naturreiche: Mineral, Pflanze und Tier. Diese Sonderung machte es möglich, dass der Mensch ein Bewusstsein entwickelte, das ihm

gemeinsame Entwicklung von Mensch und Natur

zur Selbsterkenntnis verhelfen kann, das ihn seine Einzigartigkeit als Ich oder Individualität erleben lässt, das ihn zur Freiheit veranlagt. Denn diese ist Teil seiner Bestimmung.[93] Ohne in Einzelheiten zu gehen, wird aus dem Angedeuteten ersichtlich, dass wir uns gegenüber der Natur verschuldet haben, weil wir uns auf ihre Kosten entwickelten. Weshalb wir ihr zu danken haben, sie pflegen sollten, sie erleben lassen sollten, dass wir von ihrem Opfer und dessen schöpferischer Notwendigkeit wissen. Und wir sollten mit ihr kommunizieren, weil alles, was lebt, auf Kommunikation veranlagt ist.

Verschuldung gegenüber der Natur

Das führt zu einem weiteren Gedanken, den wirklich zu erfassen dem von Materialismus und Kapitalismus geprägten Menschen noch schwerer fallen wird: dem Gedanken, dass diese belebte Natur durchwoben ist von Geist, nicht als Abstraktion, sondern von realen seelischen und geisttragenden Wesen. In den Märchen und Sagen finden wir noch Bilder und Namen solcher Naturwesen, Zwerge, Nixen, Elfen, Feen, Riesen usw. Es gibt Baumgeister, Stein- und Sandwesen, Quellgeister, alles in der Natur ist Ausdruck solcher Wesen, die bei Rudolf Steiner Elementar- und Naturwesen heißen. Elementar, weil sie in den Elementen von Erde, Wasser, Luft und Feuer wirksam sind und Dirigenten und Baumeister alles dessen, was aus diesen vier Naturreichen sinnliche Gestalt angenommen hat.

Elementar- und Naturwesen

Die stoffliche Erscheinung nehmen unsere Naturwissenschaften noch wahr, wenn auch in einer gedachten Abstraktion und nicht in ihrer Wirklichkeit. Doch schon an den Lebensvorgängen scheitern sie, versuchen sie chemisch-physikalisch zu verstehen und mechanistisch zu beschreiben. Das Beseelte, das sich am deutlichsten im Tierreich zeigt, ignorieren moderne Naturwissenschaften vollständig, es ist ihnen nur Erscheinungsbild von automatisierten Abläufen auf letztlich molekularer Ebene. Diese Naturwissenschaften haben über die Jahrzehnte unser Bild von der Natur so geprägt, dass sie (zumeist) nur noch als Vorratskammer unserer Bedürfnisse gesehen und – wie einleitend gesagt – missbraucht wird.

Was hat das alles mit der Pandemie zu tun, was letztlich auch mit dem Ich und der Immunität und deren Werkzeug Immunsystem? Viren sind ein Teil der ganzen Natur, mineralischer Art, und sie erfüllen wichtige Aufgaben bei der Fortentwicklung von Pflanze, Tier und Mensch.[94] Ist der Gedanke wirklich undenkbar, dass die Natur mithilfe einer virusbegleiteten Pandemie die Menschheit wachrütteln will, ihr Verhalten ihr gegenüber zu überdenken und zu ändern? Das Virus ist ein Bote, nicht die Krankheit, auch nicht ihr Verursacher. Covid-19 macht das Leid der Natur deutlich, indem es Leid zu

die Menschheit wachrütteln

den Menschen trägt. Der setzt sich mittels seines Immunsystems zur Wehr, weil er die Botschaft ungern hören möchte. Oder er ist zu schwach, sich zu wehren, und wird von der Krankheit überwältigt.

Leid der Natur

Ein Aspekt dieser Krankheit ist das Leid der Natur, ihr Missbrauch, die Ignoranz der Menschen, die sie erlebt. Und da der Mensch selber Natur ist, ein viertes Naturreich in seiner Leiblichkeit bildet, wird dieser Leib Schauplatz des unendlichen Leids der Natur. Welche menschliche Gier begegnet ihr, wenn Nashörner wegen ihres Horns, Elefanten wegen ihrer Elfenbeinzähne getötet werden, oder denken wir an die Schlachthöfe, in denen beispielsweise jeden Tag 25.000 (!) Schweine »verarbeitet« werden (wobei auffällt, dass es in Schlachthöfen immer wieder zu massenhaften Infektionen mit Covid-19 kam). Stellen Sie sich als Gegenbild einen Bauernhof vor, auf dem in sorgsamer Begleitung ein Schwein oder auch Schaf geschlachtet wird, damit die Familie sich davon ernährt. Wie viele Tiere sind immer noch Versuchen in Laboratorien ausgesetzt, um an ihnen neue Arzneistoffe auszuprobieren, bestimmte Strahlendosen auf Verträglichkeit oder Toxizität zu prüfen. Weil man das nicht als Menschenversuche durchführen kann, ist es deshalb am Tier gerechtfertigt? Der Mensch dringt auch immer mehr in die noch verbliebenen Lebensräume der Wildtiere ein und nimmt sie ihnen, was zum Artensterben beiträgt.

Tierwelt

Pflanzen

Fragen über Fragen, auch in Bezug auf die Pflanzen. Ist es einer Weizenpflanze gleichgültig, dass ihr Halm genetisch auf ein Drittel verkürzt wird, weil nur die Ähre wirtschaftlich interessiert, das Stroh aber nicht mehr gebraucht wird? Früher wurde es jedoch hochgeschätzt, als Bodenbelag der Ställe, als Baumaterial und anderes. Ist es für viele Pflanzen kein Leid, mit schwer toxischen Chemikalien bespritzt zu werden, um den Ernteertrag nicht durch »Schädlinge« vermindert zu sehen? Was erlebt ein Baum, der über hundert Jahre und länger an einem Platz stand, sich verwurzelte, und der nun gefällt wird, weil er den Menschen im Wege ist, vielleicht nur weil er Schatten wirft oder den Ausblick auf einen Fluss oder die Berge schmälert? Und all das sind nur Beispiele; viel, viel mehr geschieht jeden Tag weltweit zuhauf. Ist uns das bewusst, und was tun wir, um das zu ändern? Musste erst eine Pandemie Leid bei uns Menschen erzeugen, damit wir – endlich! – das Leiden der Natur beenden und ein geschwisterliches Verhältnis zu ihr begründen? Es ist eine Frage, die auf diese Zusammenhänge verweist, keine Behauptung. Eine Antwort darauf kann aber nicht allein durch eine Impfung gegeben werden.

Wirtschaftsleben

Grundelemente des Wirtschaftslebens sind die Produktion und der Konsum. Durch lange Zeitläufe bestimmte Letzterer, was produziert wurde. Ein Mensch brauchte Schuhe und ging zum Schuhmacher, der ihm die Schuhe passgenau anfertigte. So arbeiteten die Handwerker und die Landwirte auf Bestellung und gemäß ihrer Möglichkeiten. Erst im 19. Jahrhundert begann sich die Produktion unabhängig von den Anforderungen der Konsumenten zu machen und den Spieß umzudrehen. Es wurde so viel wie möglich produziert und der Konsument durch Werbung überzeugt, dass er das Produzierte braucht. Das verband sich mit der Industrialisierung, dem Fortschritt der Technik und zunehmender Dienstleistungen. Große Kaufhäuser wurden gebaut, Reklame perfektioniert, später kamen Supermärkte hinzu und Einkaufszentren. Und so entstand der Überfluss, leider auch die Wegwerfgesellschaft, weil eben längst nicht alles Produzierte konsumiert werden konnte. Unfassbare Mengen von Lebensmitteln werden weggeworfen, obwohl viel Hunger in der Welt existiert; bestellte und zurückgesandte Waren werden vernichtet, weil das billiger ist als sie aufzuarbeiten und neu anzubieten oder gar zu verschenken. Riesige Autohalden zeigen, dass trotz ständig steigender Verkaufszahlen längst nicht alles einen Abnehmer findet. Oft stehen auch gute und funktionsfähige Gebrauchtwagen herum, weil es ja chic ist, alle zwei oder drei Jahre ein neues Auto zu haben, obwohl das alte tadellos seine Dienste tut.

Produktion und Konsum

Überfluss

Interessant ist, dass Rudolf Steiner – einmal mehr vorausschauend – von dieser gesamten Entwicklung als einem »sozialen Karzinom« sprach.[95] Ein treffendes Bild für den Arzt, weil die Krebszelle auch nicht nach dem fragt, was der Organismus braucht und wie viel davon, sondern autonom den Körper mit ihren Zellen durchwuchert, bis er erstickt. Diese Art der Erstickung droht zunehmend auch der modernen Gesellschaft (Steiner nannte sie »sozialen Organismus«), es drohen Wirtschaftskrisen und auch Wirtschaftskriege. Und da kommt die Pandemie und stellt alles infrage: Brauchen wir das alles, ist weniger nicht auch genug, haben viele von uns nicht schon zu viel, können aber trotzdem nicht genug bekommen und sind auch unfähig, davon abzugeben?

»soziales Karzinom«

Der Staat zahlt der Wirtschaft enorme Hilfsgelder, subventioniert, und so wird Geld verbraucht, das an anderer Stelle bitter benötigt wird, zum Beispiel bei selbstständigen Berufen, besonders im Kulturleben, bei schuldlos arbeitslos gewordenen Menschen usw. Wobei wir bei einem weiteren Hauptthema des Wirtschaftslebens sind: dem Geld und dem mit ihm verbundenen Kapitalismus. Im Gegensatz zu seinem ursprünglichen Sinn als Tauschmittel in einer Gesellschaft, in der beispielsweise durch Städtegründungen ein unmittelbarer Kontakt von Produzent und Konsument nicht mehr möglich war, hat der Mensch dem Geld einen Selbstzweck gegeben. Heute kann mit Geld Geld verdient werden, heute »drucken« die Notenbanken weiteres Geld aus politischem Kalkül, ohne mit ihm einen realen Gegenwert zu schaffen.

Geld

Auch hier gibt es ein phantasievolles, der Zeit vorauseilendes Bild, wenn Goethe Mephistopheles in seiner *Faust*-Dichtung für den bankrotten Hof des Kaisers das Papiergeld erfinden lässt.[96] Bei Goethe nimmt es kein gutes Ende. Und bei uns?

Mit Geld hat sich Macht verbunden, »Geld regiert die Welt«, heißt es im Volksmund. Und in viel früheren Zeiten wurde Geld und seine Macht mit einem dämonischen Wesen im Zusammenhang gesehen, das man Mammon nannte und das den Status eines Gottes hatte. Rudolf Steiner hat in frühen esoterischen Unterweisungen für Mitglieder der Theosophischen Gesellschaft 1905 in Berlin auf Mammon hingewiesen, seinen Kampf gegen den Erzengel Michael. Er charakterisiert Mammon als »Gott der Hindernisse, der der fortschreitenden Bewegung die zerstörenden, hindernden Dinge in den Weg legt. Auf der anderen Seite sieht man in diesem Gotte Mammon den Erzeuger ganz bestimmter Gebilde, solcher Gebilde, die eben in den Infektionskrankheiten auf das menschliche Leben zerstörend wirken.«[97] Die angeführten Gebilde hatte Steiner zuvor zusammenfassend Bazillen genannt. Und auch darauf verwiesen, dass mit ihnen in Form von Infektionskrankheiten Erkrankungen auftreten würden, die früher nicht da waren.

Mammon

Eine solche Krankheit ist meines Erachtens mit Sicherheit das namenlose »Covid-19«, was auch die große Hilflosigkeit der medizinischen Wissenschaft offenbart. Die Menschheit hat dieser Erkrankung den Weg bereitet durch die angesprochene Maßlosigkeit der Produktion, die Illusion endlosen Wachstums (soziales Karzinom!), die Macht, die sie dem Geld gegeben hat. Soll vielleicht auch das durch die Pandemie aufgezeigt werden, mit dem Ziel, dass die Menschen sich und die sozialen Verhältnisse ändern und zum Guten wenden?

Mögen solche Zusammenhänge auch nur zu denken für den Zeitmenschen unmöglich sein, weil absurd, an den Haaren herbeigezogen, so bilden sie dennoch eine Wirklichkeit ab, die zu durchschauen bei ihrer Bewältigung viel hilfreicher ist, als sich darauf zu versteifen, hier würde nur blinder Zufall wüten. So könnte auch eine wirksame Therapie an der Wurzel ansetzen.

Uniformieren oder individualisieren?

Eine starke Wurzel der Probleme unserer Zeit ist die auf Charles Darwin zurückgehende wissenschaftliche Überzeugung, dass der Mensch vom Tier abstammt, ja in gewisser Konsequenz als das höchste aller Tiere gesehen wird. Es wurde schon angesprochen, dass Rudolf Steiners Forschungen zu einem ganz anderen Ergebnis kommen: Die Tierwelt stammt ebenso wie das Pflanzen- und das Mineralreich vom Menschen ab, als Aussonderung seiner Entwicklung zu einem Ich-tragenden, Selbstbewusstsein bildenden, auf Freiheit veranlagten Wesen. Diese Entwicklung sucht immer stärkere Individualisierung, hebt alle für die Naturreiche gültigen Vorstellungen von Art oder »Rasse« auf, zielt auf den Menschen in seiner gottgewollten Einzigartigkeit. Für die wiederum das Ich-Werkzeug unser Immunsystem ist.

Tierwelt stammt vom Menschen ab

Dieser vorgedachten Entwicklung stehen Kräfte des Uniformierens entgegen, die im Tierbild des Drachens symbolisiert werden. Ihr Interesse ist ganz auf den menschlichen Leib gerichtet, den sie in ihre Gewalt bringen möchten, indem sie ihn in der Welt der Maschinen und Apparate nachäffen, ohne seine geniale Vollkommenheit je erreichen zu können. Die hier angesprochenen Drachenkräfte entziehen dem Menschen die leiblich gebundene Intelligenz und übertragen sie in ein Apparatesystem, das die Erde als großes Netz umspannt. Um uns zu täuschen, wird von künstlicher Intelligenz gesprochen, als ob die Apparate diese erzeugen würden.

maschinengebundene Intelligenz

In Wirklichkeit ist die maschinengebundene Intelligenz eine gestohlene und ursprünglich kosmischer Natur, sie wurde dem Menschen überlassen, der sie verwandelt zurückgeben soll. Und der sie nun so wenig schätzt und schützt, dass der Herr der Schwere und Finsternis, zugleich der Lüge und der Täuschung, sie in seine Gewalt nehmen kann. Mit diesem zusammen tritt eine Kraft in der Menschenseele auf, deren Licht blendet, die Illusionen erzeugt, die Seele voller Wünsche stopft, die aber kaum je erfüllt werden, sondern immer neue Wünsche erzeugen. Sein Wesen vermittelt Zwänge, Abhängigkeiten. Es stärkt die Ichheit als Egoität, schürt ein Nationaldenken statt Kosmopolitismus. Aus ihm spricht »America first« ebenso wie archaisch anmutende, Kriege auslösende Gebietsansprüche oder jeder andere Inhalt, der sich zum Maß aller Dinge setzt.

Beide Kräftewesen, Ahriman und Luzifer genannt, begleiten den Menschen das ganze Leben lang, sie sind Nutznießer der Pandemie, weil Angst, Furcht und Schrecken ihnen den Boden ihres Tuns im Menschen bereiten.

Nun verbindet sich beiden, ohne mit ihnen gemeinsam zu agieren, eine dritte Wesenheit.[98] Diese hasst den Geist, am Menschen sein Ich. Sie ist ganz und gar auf Ich-Vernichtung aus, wofür es im 20. Jahrhundert und auch in unserer Zeit viele Beispiele gibt. Sie nutzt die schwindende Präsenz oder Geistesgegenwart des Menschen, nutzt den Fanatismus, den sie zum Terrorismus verwandelt bis hin zu Selbstmordkommandos. So wirkt jede für sich, und auch in der Summe nehmen diese drei Kräfte des Bösen gemeinsam Einfluss auf den ganzen Menschen, auf seinen Leib, seine Seele, auf sein Ich.

schwindende Geistesgegenwart der Menschen

Das aber ist eine der wichtigsten Erkenntnisaufgaben unserer Weltenepoche: die Unterscheidung von Gut und Böse. Was viel schwieriger ist, als der Einzelne vielleicht denkt. Denn das Böse zeigt sich oft als ein Gutes, so wie das Gute oft als Böses erscheint.

Ich sprach den Gedanken aus, dass in der Pandemie und Covid-19 wie bei allen Infektionskrankheiten auch das Angebot steckt, zu notwendigen Veränderungen aufzuwachen, einen nächsten Entwicklungsschritt zu tun (siehe Seite 178 ff.), aus der Lethargie des Wohlstands, der Automatisierung, des Überflusses erwachend endlich nach Lösungen zu suchen für Probleme, die längst erkannt sind. Man denke an das erste Auftreten des Club of Rome (»Grenzen des Wachstums«), an Rachel Carson und ihre frühen Warnungen vor einer vergifteten, ersterbenden Natur (»Der stumme Frühling«). Man denke an Manfred Spitzer (»Digitale Demenz«) und an die junge Schwedin Greta Thunberg (»Fridays for Future«). Wir haben doch seit Jahrzehnten gewusst und nicht gehandelt. Musste da nicht ein mächtiger Weckruf erfolgen, ein Schuss vor den Bug, wie man in der Nähe des Meeres sagt?

zu notwendigen Veränderungen aufwachen

Kann nicht die Frage auftauchen, wie die soziale Ordnung einer freien Gesellschaft anders aussehen kann, ja vielleicht muss, als es bisher war? Wie ein solcher »Staat« sich auf die rechtliche Ordnung begrenzen kann, in der die Gleichheit aller Menschen unabhängig von ethnischem Hintergrund, Hautfarbe, Religion, arm oder reich, jung oder alt zum Maßstab eines sozialen Miteinanders wird? Wie ein Geistesleben entsteht, das wirklich frei ist, jeden sich seine Welt gestalten lässt, innen wie außen, solange die Freiheit anderer dadurch nicht beeinträchtigt wird? Wie ein Wirtschaftsleben gefördert wird, in welchem Geschwisterlichkeit, der Blick auf andere die Richtschnur ist? Wie eine neue Gesellschaft entstehen kann, in der die Würde des (einzelnen) Menschen wirklich unantastbar ist?

Epoche der Individualisierung

Wir leben in der Epoche der Individualisierung, des Erlebnisschritts vom Ich zum existenziellen Ich-Bin, mit allen Schwierigkeiten der dadurch bedingten Egoismen, Vereinzelungen (Singles), ja Vereinsamungen. Rudolf Steiner sprach von antisozialen Trieben, die bei diesem Entwicklungsschritt notwendigerweise auftauchen, von einem »Bewusstseinsseelenzeitalter«, beginnend mit der Neuzeit im 15. Jahrhundert.[99]

Und immer wieder türmen sich gegen diese Entwicklung Diktaturen auf, welche die Menschen uniformieren, auch im Denken, welche wieder von Rassen sprechen, von Über- und Untermenschentum. Es ist bestimmt kein Zufall, dass die Wissenschaft von der Immunität des einzelnen Menschen, die Immunologie, erst Ende des 20. Jahrhunderts die öffentlichen Bühnen betrat, obwohl die Grundzüge der Abwehrkräfte, der Allergie als wesentliches Potenzial des Immunsystems schon lange vorher entdeckt und beschrieben wurden.

Was aber noch viel deutlicher werden muss, ist der Zusammenhang von Ich und Immunität. Da ist eine richtige, aber abstrahierende Wortbildung wie Psycho-Neuro-Immunologie nicht ausreichend. Denn jeder Mensch sollte entdecken: Mein Immunsystem, meine leiblich-seelisch-geistige Immunität, das bin ja »Ich«, das ist nicht unabhängig von mir, dafür bin ich mit meinem Denken, Fühlen und Handeln selbst verantwortlich. Das kann ich nicht delegieren, das ist eine Kostbarkeit in mir, die es zu schützen und zu pflegen gilt. Die Welt und ihre Menschen müssen für sich eine neue, zukunftsweisende, die Freiheit schützende Ethik beschreiben, die dem gesellschaftlichen Leben ihre Ordnung und das Verbindende gibt.

Rudolf Steiner nannte in seiner *Philosophie der Freiheit* die drei Kraftfelder von moralischer Technik, moralischer Phantasie und moralischer Intuition.[100] Gaben vor Jahrtausenden die Zehn Gebote ein ethisches Grundgerüst, hat an der Zeitenwende der Christus nur ein Gebot genannt: »Liebet einander, wie ich euch geliebt habe« (Johannes 15,12–13). Und man möchte hinzufügen: wie er uns immer noch liebt, nicht an uns verzweifelt, obwohl es nahe läge. Das Durchleben der Pandemie kann uns entdecken lassen, was unsere Zeit braucht: Menschenverständnis und Menschenliebe. Was alle Kreatur, alle Schöpfung, einschließt.

Menschenverständnis und Menschenliebe

Aus allem Dargestellten kann ein Auftrag erlebbar werden, den die Pandemie uns entdecken lassen möchte und den schon vor 2000 Jahren Johannes der

Täufer den Menschen, uns Menschen, zurief: »Ändert euren Sinn« (Matthäus 3,1–2). Das Großartige ist, dass wir dabei nicht auf andere schauen müssen, nicht nach dem Staat rufen müssen, sondern schon heute mit und bei uns anfangen können. Damit beginnen die Veränderungen, und aus kleinsten Bächlein wird allmählich ein breiter Strom.

»Ändert euren Sinn«

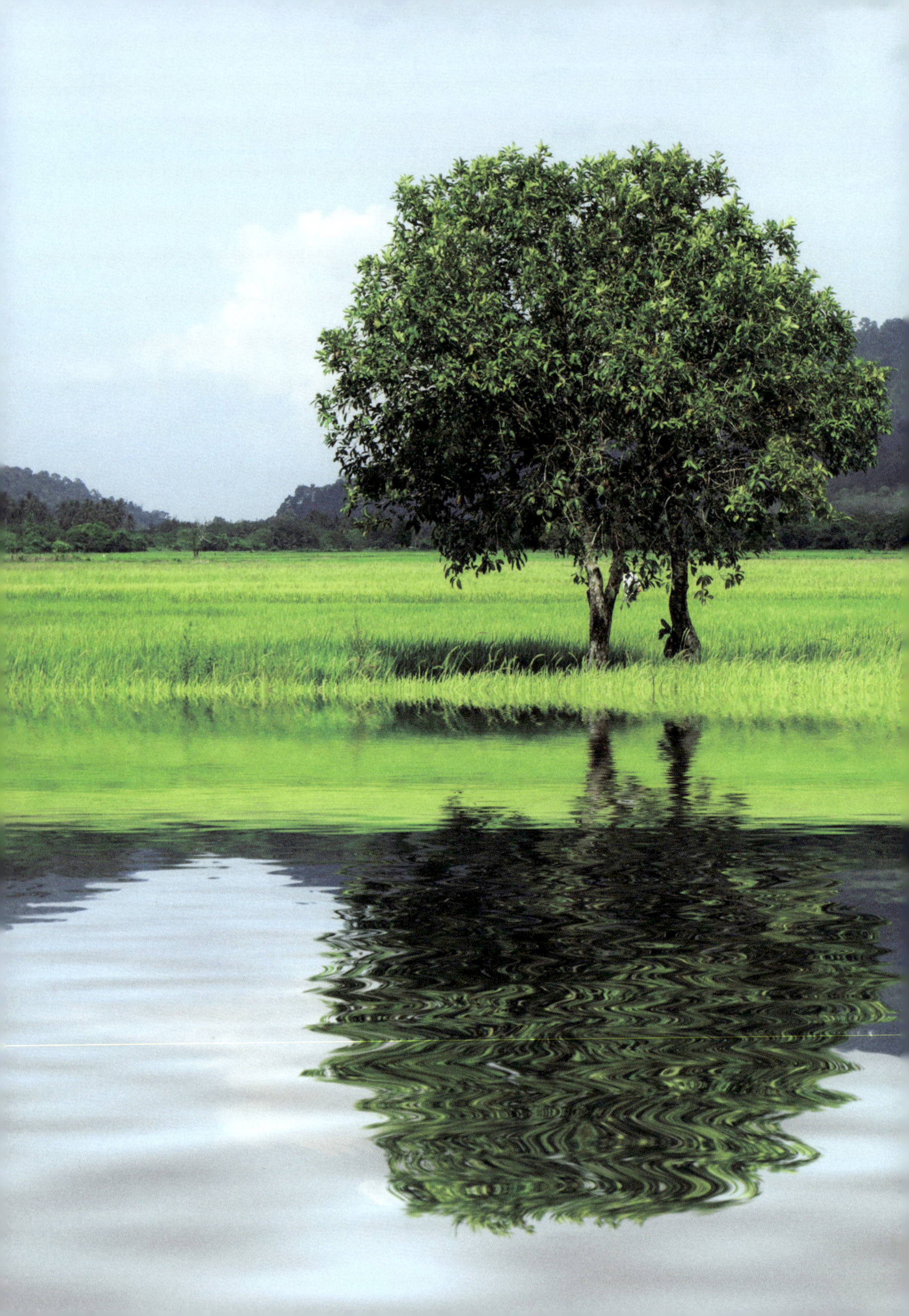

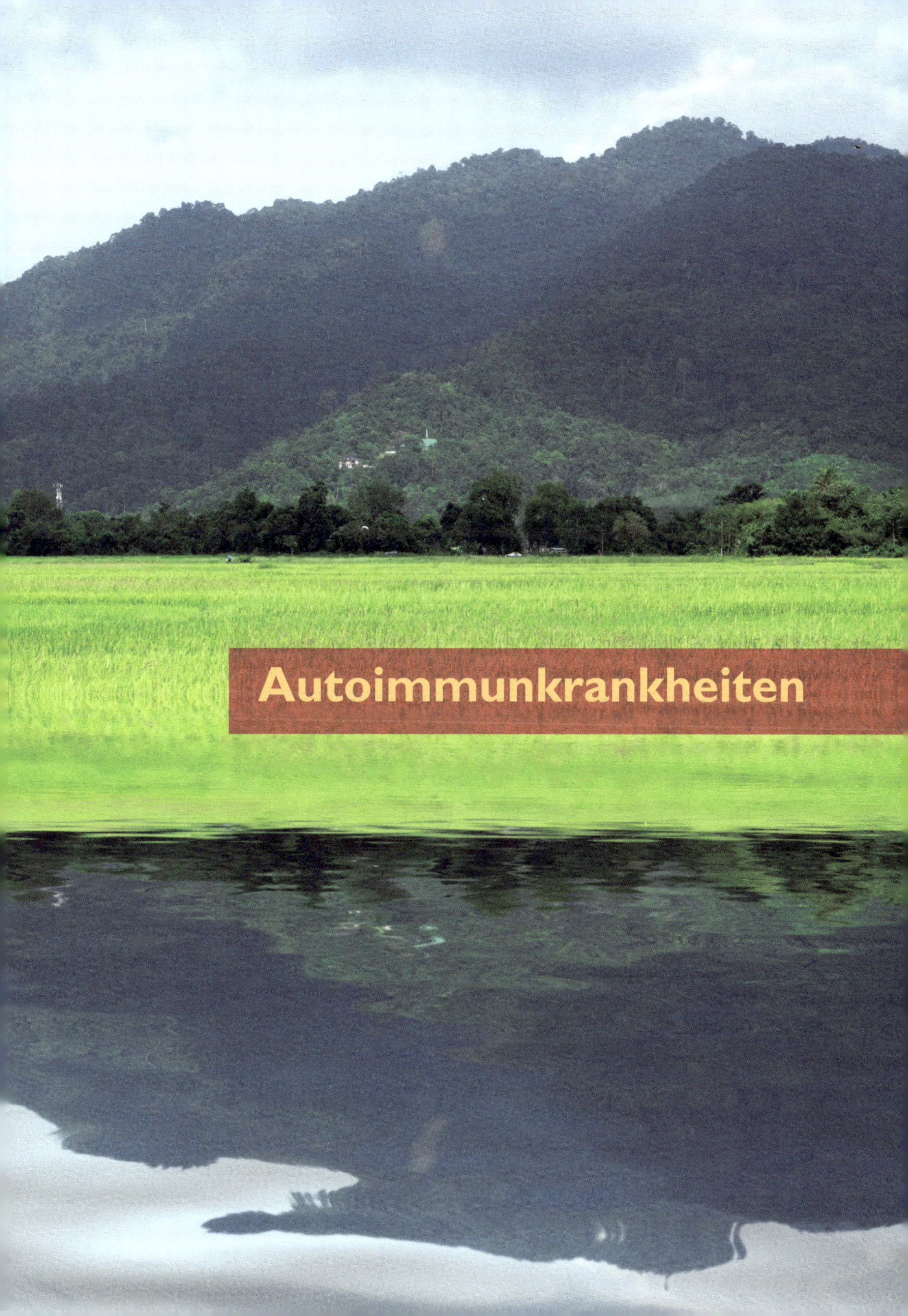

Autoimmunkrankheiten

Wenn bei den heute immer häufiger diagnostizierten sogenannten Autoimmunkrankheiten, man denke an das Beispiel der Schilddrüsenerkrankung Hashimoto-Thyreoiditis, davon ausgegangen wird, dass das Immunsystem sich gegen den eigenen Organismus wendet und ihn wie ein Fremdes angreift, verbindet sich damit eine Grundfrage: Kann das Immunsystem überhaupt krank werden? Es ist doch Werkzeug und Instrument des Ich, Immunkrankheiten wären dann ja Ich-Krankheiten. Von Rudolf Steiner stammt der bemerkenswerte Satz, den er gegenüber Ärzten in seinem Vortragskurs *Geisteswissenschaft und Medizin* aussprach: »Es ist töricht, den Ausdruck Geisteskrankheit bloß zu gebrauchen, weil der Geist immer gesund ist und der Geist eigentlich nicht erkranken kann.«[101] Später in Vorträgen für Laien heißt es: »Vor allem müssen Sie sich klar sein darüber, dass der Geist immer gesund ist. Nur der Körper kann krank werden und den Geist dann nicht in richtiger Weise benützen.«[102]

der Geist kann nicht erkranken

Dieser Hinweis auf einen immer gesunden Geist ist für den Arzt ein ungeheurer Gewinn. Denn dann weiß er, dass in jeder noch so ernsten Krankheit ein Quell der Gesundheit existiert, an den es therapeutisch anzuknüpfen gilt, um Heilung zu bewirken, und dass es so gesehen keine unheilbaren Krankheiten geben kann, weil ja ein Heiles immer in jedem Menschen ist.

immunitätsbildende Tätigkeit des Ich

Sieht man im Immunsystem ein leibliches Werkzeug und seelisches Instrument des Ich, um eine alle erfassende Immunität auszubilden, ist denkbar, dass der Leib krank wird, die Seele verstimmt, wodurch das Ich seine immunitätsbildende Tätigkeit nicht oder nur teilweise ausüben kann. Oder dass das Ich so geblendet wird, dass es nicht genügend wahrnimmt, was im Leib geschieht, zum Beispiel wenn sich eine Krebsstammzelle bildet und es ihr gelingt, unerkannt zu bleiben, sich versteckt zu halten.

Für die leiblichen Voraussetzungen des Immunsystems möchte ich sagen, dass auch sie nicht im eigentlichen Sinne krank werden können, doch können sie geschwächt oder auch gereizt bzw. übersteigert werden. Auf der seelischen Ebene sind es vor allem Unaufmerksamkeit, Ablenkung, das genannte Geblendetwerden, die dann negative Auswirkungen auf eine ordnungsgemäße Immunfunktion haben können. Wir werden also weniger von Krankheiten als vielmehr von Schwächungen oder Störungen des Immunsystems sprechen können.

Dass nun Ich und Immunsystem den eigenen leiblich-seelischen Organismus als fremd wahrnehmen und auf ihn abwehrend reagieren, ist schwer denkbar. Es sei denn, in ihm ist Fremdes, das sich als Eigenes zu tarnen versucht. Viele, besonders chronisch verlaufende Entzündungen in Organen oder Geweben haben hierin ihre Ursache, wenn zum Beispiel Unverdauliches aus synthetischen Stoffen abgelagert wird. Das längst verbotene DDT oder Dioxin sind hierfür Beispiele. Oder auch Fettablagerungen in der Leber, die sogenannte nicht alkoholbedingte Fettleberhepatitis (NASH) hat darin ihre Ursache.

Bekämpfung von Anteilen eines embryologisch gebildeten Modellleibs

Die eigentlichen Autoimmunkrankheiten sehe ich allerdings ganz anders. Bei ihnen wird tatsächlich ein leibliches Fremdes bekämpft: Anteile eines embryologisch gebildeten Modellleibs. Es ist ja eine Tatsache, dass jeder Mensch natürlicherweise Eltern braucht, die ihm – vor allem die Mutter – einen Leib schaffen. Von der väterlichen Seite stammt der Impuls zu dieser Leibbildung, der die Eizelle befruchtende Same. Aus der anthroposophischen Menschenkunde können wir lernen, dass das elterliche Modell für den Leib in drei Schritten von je sieben Jahren durch die sich »inkarnierende« (das heißt in den Leib gehende, ihn ergreifende) Individualität radikal zu einem Individualleib umgeschaffen wird: zuerst das stofftragende Leibesglied (physischer Leib), im zweiten Jahrsiebt der Lebensleib (Ätherleib) und im dritten Jahrsiebt der Empfindungsleib (Seelen- oder Astralleib). Erst jetzt, um das 21. Lebensjahr, kann das Ich als leiborientierter Anteil der Individualität den Leib ganz durchdringen, ihn als *sein* Werkzeug nutzen. Aus altem Wissen sprach man deshalb von der Mündigkeit um das 21. Lebensjahr.

Wichtig, doch hier nur erwähnt sei, dass nun das Ich in weiteren drei Jahrsiebten die drei Seelenglieder aus dem Erbstrom befreit und sich zu eigen, zu Instrumenten macht, sie individualisiert – mit Blick auf die erworbene Immunität, die ja stark seelisch bestimmt ist, ein Aspekt, der als Verständnis noch auszuarbeiten ist.

Verfrühung und Verlangsamung

Die Individualisierung der drei Leibesglieder kann gefördert, aber vor allem auch behindert werden. Rudolf Steiner nannte zwei Abweichungen von der richtigen Entwicklung mit Blick auf die Geschwindigkeit: Die Entwicklung kann zu schnell oder zu langsam verlaufen. Ersteres führt zur Verfrühung, Letzteres zur Verlangsamung. Die Auswirkungen finden sich besonders im Verhältnis zur Seele: Bei einer Verfrühung wird der Mensch seelisch determiniert, was sich in Zwanghaftigkeiten äußert. Bei einer Verlangsamung kommt es zur leiblichen Determination, der Leib bestimmt das Seelenleben.[103] Das ist dann die Voraussetzung für alle Süchte.

Die Leibesentwicklung kann aber auch darüber hinaus behindert werden. Eines der größten Hindernisse schaffen die fast zwei Jahrsiebte durchziehenden Impfungen. Sie befestigen die Erbstrukturen des Leibs, besonders in der Organbildung und ihrem Durchdrungensein mit der Lebensorganisation. Alle späteren, heute dominierenden Degenerationskrankheiten (Sklerose- und Geschwulstkrankheiten) finden hierin ihre Förderung. Dagegen waren die typischen Kinderkrankheiten wie Masern, Mumps, Windpocken usw. aktive Förderer im Ausbilden und Individualisieren der Immunität. Man kann sie bildlich als Trainer ansprechen. Ihre problematische Seite bestand in der Überforderung der noch jungen Immunität und Ich-Kraft und damit verbundenen Komplikationen, die allerdings eher selten waren. Ihre Häufung stand auch im Zusammenhang mit falschen Therapien, an erster Stelle dem Missverständnis der drastischen Fiebersenkung, wodurch die stärkste Waffe des Immunsystems stumpf wurde (siehe Seite 35).

Impfungen

Und noch eine Denkmöglichkeit: Wenn man schon vom Impfen überzeugt ist, was könnte als Förderung der auszubildenden individuellen Immunität an die Stelle der Kinderkrankheiten treten? Was wäre eine aktive Schulung des Immunsystems mit allen seinen Facetten? Rudolf Steiner wurde zu seiner Zeit, als das Impfen noch sehr anfänglich war, nach Auswirkungen der Pockenschutzimpfung gefragt. Seine Antwort ist auch für uns heute aufschlussreich. Die Pocken charakterisierte er so: Ein Zu-geistig-Werden des Menschen schaffe die Voraussetzungen, an Pocken zu erkranken. Der Organismus sei dann viel zu wenig vom Ich ergriffen, was der Krankheit den Boden bereite. Die Impfung würde denen schaden, die eine sehr materialistische Seelenhaltung hätten. Sie würde die Beziehung zum Geist noch stärker verdrängen. Sei man ein spiritueller Mensch, könne die Impfung eigentlich nicht schaden.[104]

spirituelle und materialistische Seelenhaltung

Man darf aus dem Gesagten ableiten, dass eine spirituelle Erziehung, ob als Schüler oder auch später als Selbsterziehung, manches Hindernde der Impfung wieder ausgleichen kann. Dieser Zusammenhang lässt sich zwar nicht generalisieren. Doch kann ein Allgemeines oder Typisches des Impfens durchaus darin gesehen werden, die Seele stärker an den Leib zu binden, als für eine gesunde Entwicklung gut ist. Und das ist natürlich im Kindesalter von höchster Bedeutung. Es ist ein Denkanstoß, dem »durchgeimpften« Kind dadurch einen Ausgleich zu schaffen, dass seine Erziehung kreative, künstlerische und spirituelle Schwerpunkte setzt und viel weniger abstrahierend-intellektualisierende, als es heute meist geschieht.

Die Waldorfpädagogik war und ist ein therapeutisches Angebot in dieser Richtung. Die Erziehung ist somit ein weiterer Lebensbereich, der die Ausgestaltung einer individual-spezifischen Immunität fördern oder beeinträchtigen kann.

spirituelle Erziehung

In unserer Zeit können wir davon ausgehen, dass es zumindest in der westlich orientierten Welt kaum einem Menschen gelingt, seine dreifache Leiblichkeit ganz und gar von allem Geerbten zu befreien und eine vollständige Individualstruktur aufzubauen. Es bleiben Reste des vererbten Modellleibs. Diese attackiert das Immunsystem insbesondere vom dritten Jahrzehnt an, erlebt sie (zu Recht) als fremd, will sie in einem zweiten Schritt auflösen und durch eigenes Gewebe ersetzen. Dazu nutzt der Mensch die Entzündungskraft seines Immunsystems, die Fremdes zu Eigenem verwandelt. So verstanden ist es falsch, die Entzündung bei Autoimmunkrankheiten durch Kortison oder andere Immunsuppressiva zu unterdrücken. Eine rationale Therapie fordert, die Entzündung zu nutzen und therapeutisch so zu leiten, dass ihr zerstörender Anteil seine Grenze bekommt und zugleich der aufbauende Anteil gefördert wird. Dass das möglich ist, konnten wir in unserer Krankenhausabteilung in Hamburg Rissen über zwei Jahrzehnte nachweisen.[105]

Entzündung therapeutisch leiten

Wesentlich ist die häufig zu beobachtende Heftigkeit der Immunreaktion. Sie wird als wirklich aggressiv erlebt, weshalb diese Krankheitsgruppe früher auch »Autoaggressionskrankheiten« genannt wurde. Das typische Bild findet sich in der akuten Abstoßungsreaktion nach einer Organtransplantation. Hier ist es das ganz neu verpflanzte Spenderorgan, das bekämpft wird, bei den Autoimmunkrankheiten sind es die alten »elterlichen« Reste in unterschiedlichen Organen, die attackiert werden, um sie durch individuell geprägtes Gewebe zu ersetzen. Das geschieht unter vollem Einsatz sowohl der angeborenen (zellulären) als auch der erworbenen Immunität, deren fassbarer Anteil die Antikörperbildung ist.

Autoimmunkrankheiten vollziehen sich immer sowohl auf der leiblichen als auch der seelischen Ebene eines Organs oder Gewebes. Sie sind wahrhaftig psychosomatisch. Je nach ihrer Entstehung als nicht zu Ende geführte Umwandlung des Modellleibs im ersten, zweiten oder dritten Jahrsiebt dominieren sichtbare, organisch-physische Prozesse, vom Lebensleib geprägte Funktionsstörungen oder auch der seelisch-empfindende Anteil des Organs, was die Therapie berücksichtigen muss. Ein zukünftiges ganzheitliches Organverständnis wird wissen, dass die vielfältige Seele die Organe auf zweierlei Art nutzt: Sie sind spezifische Tore, um sich der Welt zu zeigen, sie zu betreten,

leibliche und seelische Ebene ist betroffen

sich in ihr zu »äußern«, und sie haben eine Spiegelfunktion für die Seele, sich an ihnen selbst zu erleben, ob in Vorstellungen, Gefühlen oder Handlungen. Diese wahre und auch praktische Psychosomatik müsste die Grundlage für das Verständnis von Autoimmunkrankheiten werden.[106] Zwei Beispiele sollen das in aller Kürze nachvollziehbar machen, ehe der Blick noch auf Grundlegendes der Therapie gerichtet wird.

Die Schilddrüse

Basedow- und Hashimoto-Krankheit

Die Autoimmunthyreoitiden, wie Autoimmunkrankheiten der Schilddrüse fachmedizinisch genannt werden, gliedern sich in die Polarität der Basedow'schen Krankheit und der Hashimoto-Krankheit. Es war in der Frühzeit der naturwissenschaftlichen Medizin, die zur heute dominanten Schulmedizin wurde, sehr üblich, Krankheiten die Namen ihrer Erstbeschreiber zu geben. So leben der deutsche Arzt Karl von Basedow (1799–1854) und der japanische Pathologe Hakaru Hashimoto (1881–1934) durch beide Krankheitsbilder im Bewusstsein heutiger Medizinstudenten und Ärzte weiter. Die Schilddrüse gehört zu den wichtigen hormonbildenden, endokrinen Drüsenorganen. Hormone werden zu Steuerungsaufgaben genutzt, sie sind Informationsträger und vermitteln Botschaften oder Aufträge von höchster Ebene (Ich) an niedere (Lebensleib). Sie werden selber nicht tätig, sie vermitteln Tätigkeiten. Ich habe sie deshalb immer mit Vorarbeitern verglichen, auf dem Bau zum Beispiel der Polier.

Steuerung der Abbauprozesse

Leiblich werden durch die Schilddrüse die Abbauprozesse aller Stoffe gesteuert, was in der allgemeinen Physiologie auch als Verbrennungsprozesse bezeichnet wird, chemisch Oxidation. Im Stoffwechsel wird ein Stoff vollkommen zerlegt, um aus seinen Elementen neue Stofflichkeit aufzubauen. Die Schilddrüse vollzieht eine Art Aschebildung der Stoffe, eine Asche, die pluripotent unzählige Möglichkeiten neuer Stoffbildung in sich birgt. Es ist das alte mythologische Bild von der Asche, aus der sich der Vogel Phönix erhebt. Insofern hat die Schilddrüse auch eine wichtige Funktion bei allen Regenerationsvorgängen.

Seelisch wiederum bildet die Schilddrüse die Voraussetzung unserer Emotionalität, mit der wir der Welt und auch uns selbst begegnen. Das ist im hohen Maße das Zusammenwirken von Empfindungsseele und Empfindungsleib (siehe Seite 24). Die entscheidende individuelle Ausbildung fällt somit in die

Zeit des dritten Jahrsiebts, verbunden mit aller Ausgestaltung dessen, was Pubertät genannt wird. Die Feinstofflichkeit der Hormone mit hoher Wirksamkeit wird damit verständlich, denn es ist ein leiblicher Bereich, der substanziell der Dichte der Luft oder edler Gase vergleichbar ist.

Morbus Basedow

Beim Morbus Basedow wird der Seelenanteil der Schilddrüse zu stark, er treibt die Hormonproduktion und die Stoffwechsel-Verbrennungsprozesse weit über ein benötigtes gesundes Maß hinaus an, was zur Überfunktion oder Hyperthyreose führt. Das Organ droht selber verbrannt zu werden oder sich »in Luft aufzulösen«. Der gesamte Organismus wird unterernährt, weil der Baustoff für die Substanzbildung fehlt, er wurde über die Asche hinaus verbrannt. Die Gefühlswelt ist überspontan bis zur Aggressivität. Hitzegefühle, Heißhunger, Herzjagen und Durchfälle bestimmen die Symptomatik. Im Blut lassen sich hohe Antikörperspiegel nachweisen.

Morbus Hashimoto

Beim Morbus Hashimoto herrscht das Gegenteil vor. Trotz maximaler Stimulierung durch die übergeordnete Hirnanhangsdrüse (Hypophyse) werden kaum noch Hormone gebildet, die alten Stoffe ungenügend verbrannt und entsprechend weniger neu gebildet, die Regenerationsfähigkeit verschlechtert sich. Das Körpergewicht nimmt zu. Die Gefühlswelt wird träge, teilnahmslos, die Haut wird rau und sieht verquollen aus. Verstopfung, eine dicke Zunge und kloßige Sprache bilden die typische Symptomatik. Auch bei der Hashimoto-Krankheit lassen sich typische Antikörpermuster im Blut nachweisen.

Verletzungen

Während beim Morbus Basedow die Störung ganz die Empfindungswelt betrifft, ist beim Morbus Hashimoto viel stärker der Empfindungsleib betroffen. Bei ihm reichen die Behinderungen, die vor allem Verletzungen sind, weit in das zweite Jahrsiebt hinein, wohl bis etwa zum zehnten Lebensjahr. Sie erfolgen überwiegend durch die Welt der Erwachsenen, obwohl in letzter Zeit das Cybermobbing unter gleichaltrigen Jugendlichen stark zugenommen hat. Man kann von leiblich-seelischem Missbrauch sprechen, womit nicht einseitig auf sexuelle Übergriffe geschaut wird, sondern alle Arten emotioneller Einwirkungen gemeint sind. Eltern und Lehrer sind nach meinen Erfahrungen mit vielen Patienten, häufiger Frauen als Männer, hauptverantwortlich für die Verletzungen der jugendlichen Seele. Das ist zentral wichtig für die individuelle Therapie, die einen hohen begleitenden Gesprächsanteil fordert, bei dem Verständnis und Empathie wesentlich sind. Typische Therapieelemente werden noch geschildert (siehe Seite 201 ff.).

Hier soll zunächst nur das Grundprinzip von Autoimmunkrankheiten dargestellt werden, um deutlich zu machen, dass nicht das Immunsystem scheinbar verrückt geworden ist, indem es gesundes, eigenes Gewebe zerstörerisch attackiert, sondern dass es durchaus seiner Funktion folgt, Fremdes im Organismus zu entdecken und zu Eigenem zu verwandeln oder auszuscheiden. Dabei – und das ist ein wichtiges Beobachtungsresultat – sind es vor allem starke Ich-Persönlichkeiten, die solche Erkrankungen ausbilden. Viel häufiger bleiben solche nicht individualisierten Reste vom Ich unentdeckt und können viel später Ausgangsorte anderer Erkrankungen werden. Denn diese Reste sind aus Sicht der Immunität ein aus dem Blick geratenes Niemandsland, in dem sich alles mögliche Fremde breitmachen kann, ohne entdeckt zu werden. Ich kann auch sagen, sie sind für das Immunsystem und sein Ich ein blinder Fleck im Organismus. Besonders regelhaft trifft das wohl auf die Krebserkrankung zu und den Ort, von dem sie ihren Ausgang nimmt. Es ist längst bekannt und bewiesen, dass Krebs lange unentdeckt im Organismus existiert und schmarotzt, nach Untersuchungen der Krebsforschung mindestens sieben Jahre, viel häufiger über zwei Jahrzehnte, der Median liegt bei fünfzehn Jahren. Und es ist weiterhin ein Rätsel, warum eine als Einheit »Krebs« angesehene Krankheit so unfassbar unterschiedliche Ausprägungen hat, wenn sie als Brust-, Darm-, Lungen- oder Prostatakrebs in Erscheinung tritt. Die Anschauung solcher nicht von der Individualisierung ergriffener und der Aufmerksamkeit des Immunsystems entzogener Organ- bzw. Gewebereste kann hier für eine größere Aufklärung sorgen, vielleicht auch therapeutische Konsequenzen haben.

»blinde Flecken« im Organismus

Die Nierenorganisation

Systemischer Lupus erythematodes

Die Autoimmunkrankheit der Nierenorganisation heißt fachmedizinisch Systemischer Lupus erythematodes (SLE). Er nimmt aus schulmedizinischer Sicht seinen Ausgang vom Gefäß- und Bindegewebe und durchgreift somit den ganzen Organismus, denn überall in ihm finden wir Blutgefäße und Bindegewebe. Deshalb ist er »systemisch« und nicht organbezogen. Dass hier dennoch die Nieren besonders in den Blick genommen werden, hängt mit dem Organ- und Leibverständnis der Anthroposophischen Medizin zusammen. Das Organ hat zwar seinen anatomischen Platz (Topografie), doch seine Tätigkeit durchwirkt den ganzen Organismus. Deshalb spricht man auch besser von der Nieren*organisation*.

Das Bindegewebe hat eine hohe Ich-Affinität, es ist das gestaltgebende »Stützgewebe« und mit den Formkräften des Ich eng verbunden. Richtig betrachtet kann man es auch ein Lichtgewebe nennen. Diese ungewohnte Bezeichung entstammt der anschauend-vergleichenden Erkenntnismethode.[107] Sie entspricht Goethes Anschauung der Natur, besonders der Pflanze, als deren Forschungsergebnis er von einer anschauenden Urteilskraft sprach. Unterstützt wird diese Anschauung von der Tatsache, dass Bindegewebe im Vergleich mit anderen Geweben sehr kieselreich ist. Kiesel oder Quarz – zum Beispiel als Bergkristall, aber auch in den vielen farbenprächtigen Halb- und Edelsteinen als Silikate (Kieselsalze) – ist eine ganz intensiv mit dem Licht verbundene mineralische Substanz, kann sogar durchsichtig sein und bildet als Urgestein auch das »Stützgewebe« unseres Erdplaneten. Da besteht eine wirkliche Verwandtschaft zum Menschen (siehe auch Seite 159 ff.).

Nieren als Lichtorgan

Das Lichtorgan in uns aber sind die Nieren, aufgefasst als Gesamtorganisation. In ihnen sammelt sich der Lichtäther, und hier geschieht die originäre (mencheneigene) Lichtbildung. Beides strahlt von beiden Nierenorganen wie von Leuchtequellen radiär in den ganzen Organismus aus, alles erhellend, bis in jede Zelle hinein.

Beim Bindegewebe, das auch einen wichtigen Anteil an der Gefäßbildung hat, begleiten diese Lichtkräfte auch die von den Nebennieren ausgehenden Kräfte der Finsternis, die Schwere und Schwerkraft bilden. Dem Bindegewebe geben diese (Finsternis-)Kräfte die nötige Festigkeit.

Gestaltbildung durch das Ich

In der Gestaltbildung durch das Ich wird die Individualität anschaulich. Die Gestalt an sich ist unsichtbar, sie lässt sich malen, aber nicht fotografieren. Sie tritt in Erscheinung, ist dann jedoch »Schein«, keine Realität. Anatomie kann ebenso wenig die Gestalt erfassen wie Fotografie, denn die Gestalt ist ganz mit dem Leben von Leib und Seele verbunden, mit Mimik, Gestik, mit Gang oder Händedruck, mit der Farbigkeit der Haut, auch der Sprache und vielen Elementen mehr, durch deren Gesamtheit sie anschaubar wird.

Aus allem hier Angesprochenen wird ersichtlich, dass diese systematisch den ganzen Organismus erfassende Krankheit des Lupus erythematodes eine dramatische Auseinandersetzung der Immunität mit nicht verwandeltem Erbleibsgewebe bedeutet. Das zeigt sich auch in der Symptomatik des Krankheitsverlaufs mit einem hohen Sterblichkeitsanteil (Mortalität) von fast einem Drittel in den ersten zehn Jahren nach der Diagnosestellung.

Mesenchym

Das »reinste« lichttragende Bindegewebe ist das sogenannte Mesenchym, das wirklich den ganzen Organismus, alle seine Organe und Gewebe wie feinste Lichtfäden durchwebt. Es stammt embryonal aus allen drei Keimblättern, ehe diese sich differenzieren. Das ganze Leben hindurch behält es diese unbändige, schöpferische Bildungskraft und impulsiert die Regenerationsvorgänge. Durch seine Ich-Nähe hat es auch eine enge Beziehung zum Immunsystem, zur Immunität. Seine Hauptaufgabe und eigentliche Besonderheit ist jedoch die Gestaltungskraft. Hier sind hohe schöpferische Geistwesen im Menschen als Ich-Helfer tätig, die in der christlichen Esoterik Geister der Form oder Exusiai genannt werden. In der mosaischen Schöpfungsgeschichte tragen sie auch den Namen Elohim.

Erkrankung der Lichtgewebestruktur

Aus diesen Untergründen wird erahnbar, wie tiefgreifend eine Krankheit sein muss, die diese Lichtgewebestruktur betrifft. Sie bindet sich ganz an das weibliche Element in uns, den eigentlichen Geist, der uns mit der Zukunft verbindet, der Zukunft in uns hereinstrahlt.

Symptome

Junge Frauen erkranken am Lupus erythematodes neunmal häufiger als Männer. Die ursächlichen Wurzeln müssen wohl schon in der Embryonalzeit gesucht werden, vielleicht noch darüber hinaus ins Vorgeburtliche. Die Sinnfrage des neuen Erdenlebens wird mit ihr gestellt, die Frage nach dem eigenen geistigen Kern. Der ganze Mensch ist betroffen, nicht nur ein Organ, was sich auch in der Symptomatik zeigt. Bei der akuten Form sind es vor allem wiederkehrende Fieberschübe, und ich habe gezeigt, wie stark Fieber Ausdruck intensivierter Ich-Tätigkeit im Beherrschen des Leibes ist. Schmerzen der Gelenke, Atem- oder Herzbeschwerden, Gewebestauungen (Ödeme), erhöhter Blutdruck sind nur Beispiele der »großen Variabilität« der krankheitsbegleitenden Symptome, wie sie die Lehrbücher beschreiben. Als wegweisend wird eine schmetterlingsförmige intensive Rotfärbung der mittleren Gesichtspartien (Erythem) genannt, die der Krankheit auch ihren Namen gab (erythematodes), zusammen mit Lupus (lateinisch »Wolf«), weil vergleichbare Erytheme auch mit der Hauttuberkulose auftreten, deren häufigste Form Lupus vulgaris genannt wird. Die Hauttuberkulose allerdings zerstört die Haut, »zerfrisst« sie, Nase und Lippen können ganz verschwinden, eben wie von einem Wolf verschlungen. Das geschieht beim Lupus erythematodes nicht.

Name der Krankheit

Stimmt es nicht nachdenklich, dass die Medizin keinen deutschen Namen für diese Krankheit hat, dass selbst die lateinische Bezeichnung sie nicht wirklich beschreibt? Natürlich kennt sie als streng naturwissenschaftlich definierte Medizin diesen Lichtorganismus in uns nicht, hat keine wissenschaftliche Vorstellung der Gestaltbildung, letztlich auch nicht von einem individualitätsbildenden Ich – worauf sie aber durch die Wissenschaft der Immunität, des Immunsystems, seiner Einzigartigkeit, längst hätte aufmerksam werden können.

Ein solches Verständnis würde auch zu ganz neuen therapeutischen Konzepten führen und zeigen, dass eine Immunsuppression, ein Unterdrücken der Immunvorgänge keine heilende Wirkung haben kann, lediglich eine vorübergehend aufschiebende, erst einmal Halt sagende. Die wirkliche Therapie erfordert ein Verständnis des ganzen Menschen als Einheit von Leib, Seele und Geist, um den richtigen Einstieg zu finden.

tieferes Verständnis und therapeutisches Konzept

Grundelemente der Therapie

Die Behandlung von Autoimmunkrankheiten und ihre Heilung – denn sie sind heilbar, wie wir durch lange Zeiten erleben durften – erfordern Zeit und Geduld. Denn es will etwas nachgearbeitet werden, was physiologisch in drei Jahrsiebten verläuft.

Die Hauptarbeit hat der Erkrankte selbst. Sein Kranksein ist ja tief mit seiner Lebensgestaltung, seiner Biografie verwoben. Da muss gemeinsam angeschaut werden, woher er kommt und wohin er will. Da müssen die Grenzen von Geburt und Tod überschritten werden in ein vorgeburtliches und ein nachtodliches Dasein. Es muss die Schicht des tief unbewussten Willens erreicht werden, in welchem wir als Individualität wirksam sind. In welchem auch unser Engel mit uns geht, Begleiter und oft auch Führer unseres Lebenswegs, immer auch Helfer, ohne in unser Ringen um Freiheit diese verletzend einzugreifen. Aus dieser Schicht kommt alles Heilen, welches als Kraft in jedem von uns keimhaft veranlagt ist. Da treffen wir auf die göttliche Wesenheit, in der Liebe, Wahrheit und Freiheit zusammenwirken und die sich mit uns Menschen und auch der Erde so innig verbunden hat, dass wir gemeinsam heil werden: »Denn Gott hat den Sohn nicht in die Erdenwelt gesandt, um die Welt zu richten, sondern um durch ihn die Welt zu heilen« (Johannes 3,17). Dieser Heilungsprozess dauert an und wird Mensch und Erde noch über große Zeiträume begleiten. Er hat seinen Keim in der Auferstehung von Leib und Seele am Ostersonntagmorgen und bis zur Himmelfahrt. Als ganz persönliche Überzeugung sei ausgesprochen: Wirkliches Heilen ist nur in demutsvoller Verbindung mit dem Christus möglich.[108]

den tief unbewussten Willen erreichen

Aus einem solchen Verständnis ist der Mittelpunkt aller Therapie von Autoimmunkrankheiten das Gespräch. Seine Essenz und therapeutische Wirksamkeit folgt dem Wort: »Wo zwei oder drei in meinem Namen beisammen sind, da bin ich mitten unter ihnen« (Matthäus 18,20). Das nannten

Gespräch als Mittelpunkt

wir in unserer Tätigkeit im Krankenhaus die »Therapiegemeinschaft«, deren Urform wir im Miteinander von Therapeut, Pflegendem und Arzt sahen, in deren Mittelpunkt der Erkrankte (Patient) stand, dem wir dienend, verstehend helfen wollten, sein Heil, seine Heilung zu erreichen. Hier sehe ich auch den Ansatz einer künftigen Zusammenarbeit von Arzt und Priester (Pfarrer), denn durch Letzteren kommt ein Element dazu, das unmittelbarer wirken kann als alle Elemente medizinischer Therapie: »die heilende Arznei: das Sakrament«. Ein umfassendes Konzept jeder zur Heilung fähigen Therapie umfasst die fünf Stufen von Reinigung oder Katharsis, Bewegung oder Kreativität (Kunst), Behandlung oder Pflege, Begegnung oder Arznei und schließlich dem Gespräch als Kommunion.

fünf Stufen der Therapie

Es ist nicht beabsichtigt, hier umfassend und detailliert die Therapie von Autoimmunkrankheiten darzustellen, doch möchte ich Grundelemente nennen, die den Anstoß bilden mögen zu einer immer mehr rationalen Therapie, die nicht nur verhindert oder verdrängt, sondern die Immunität und ihr Immunsystem dabei unterstützt, das Ziel der späten Verwandlung von Ererbtem zu Eigenem wirklich zu erreichen. Dabei ist der Arzt für die Arznei zuständig, die hier daher auch etwas ausführlicher dargestellt wird.

Anteil des Erkrankten an der Heilung

Der Anteil des Erkrankten an der Heilung ist bei Autoimmunkrankheiten besonders groß und stellt hohe Anforderungen an seinen eigenen Heilungswillen. Dieser ist keineswegs selbstverständlich, sonst wäre die Christusfrage »Willst du gesund werden?« (Johannes 5,6) überflüssig. Bei der überwiegenden Zahl der Patientinnen und Patienten mit Autoimmunerkrankungen, die sich der Fürsorge unserer immer neu entstehenden Therapiegemeinschaft anvertrauten, hatte die Krankheit ja die Wurzel in der Verletzung, dem Missbrauch im allgemeinen Sinne (siehe Seite 197) durch Menschen, von denen das Kind, der junge Mensch abhängig war, die ihm in seiner Entwicklung »vorgesetzt« waren, als Eltern, Geschwister, Erzieher, Seelsorger und vieles mehr. Immer wieder schilderten die Erkrankten ganz konkrete Persönlichkeiten, die sie verletzt hatten, sodass eine schwärende Wunde andauerte, als deren Äußerung sich die Krankheit zeigte.

Verzeihen und Versöhnen

Um dort anzusetzen und wirklich zu heilen, braucht es zwei seelische Fähigkeiten, die in jedem Menschen veranlagt sind, die er jedoch erarbeiten muss, wenn sie zur Ich-Fähigkeit heranwachsen sollen: das *Verzeihen* und das *Versöhnen*. Wie intensiv suchten die therapeutischen Gespräche Wege des Verzeihens, welche inneren Barrikaden mussten erst mit viel Geduld abgebaut werden, ehe Verzeihen zur aktiven Kraft werden konnte. Im Hintergrund stand immer das Kreuzeswort »Vater, vergib ihnen, denn sie wissen nicht, was sie tun« (Lukas 23,34) und auch der Gesichtspunkt, dass es eine höhere Gerechtigkeit gibt, einen Ausgleich, den das Schicksal (Karma) gesetzmäßig schafft, entweder mit einem Blick in die Vergangenheit, zum Beispiel auf gemeinsame frühere Erdenleben, oder mit gleicher Intention in der Zukunft.

Ausgleich und Gerechtigkeit

Wurde so – oft erst nach Jahren – das Verzeihen möglich, folgte der nächste Schritt im Versöhnen. Es hat mich immer wieder neu berührt, dass in diesem Wort der »Sohn« angesprochen wird. Er oder sein treuer Helfer Michael halten die Weltenwaage, deren Name Gerechtigkeit ist. Sie wissen, was ausgeglichen werden muss, sie bilden Gleichgewicht, Harmonie.

Die eigene Aktivität des Erkrankten und die Gespräche stehen in ständigem Miteinander, sie bilden das Alpha und das Omega aller Therapie. Drei weitere Elemente flankieren sie und bilden mit ihnen ein Ganzes: die künstlerischen Therapien, die Pflegetherapien und das Medikament oder die Arznei.

Kunst und künstlerische Therapien

Die *Kunst* ist neben Wissenschaft und Religion eines der drei kulturschaffenden Lebensgebiete. Verliert der Mensch eines von ihnen, ist er selber unvollständig. Die Kunst ist stark mit dem Fühlen verbunden, in ihr offenbart sich geistige Wirklichkeit im Bild. Kunst bewegt uns, denn sie wahrzunehmen bedeutet sie innerlich nachzubilden. Das erfordert Kreativität, das weckt diese in uns. Dabei stoßen wir auch auf die Immunität, denn welche Kreativität erfordert es, alles Fremde nicht nur zu erkennen, sondern Nutzen von Schaden zu unterscheiden und dann das Nützliche zu Eigenem zu verwandeln oder das Schädliche unschädlich zu machen und auszuscheiden. Darin können wir die Anteilnahme von Denken, Fühlen und Wollen (Handeln) entdecken.

Alle Künste können zur Therapie verwandelt werden, sie erhalten dann eine Spezialisierung, was immer auch Vereinseitigung bedeutet. Sie bekommen eine Richtung zum Leib oder zur Seele, zu einem bestimmten Organ, auf ein bestimmtes Ziel und werden zum Instrument der Therapie. Sie sind wie der Pflug, der den Ackerboden bereitet, kostbare Saat aufzunehmen. Sie schaffen Bewegung, wo sich Verkrustungen bildeten. Sie lassen Schönheit erahnen und nähren die Seele mit Freude, Frohsinn, ja auch Fröhlichkeit. Sie sind Saat und Dünger zugleich.

Pflegetherapien

Die *Pflege* und ihre Therapien bilden für mich das Zentrum aller Therapie. Ihre Quelle ist die Mitmenschlichkeit, wie sie im Gleichnis vom barmherzigen Samariter urbildlich anklingt (Lukas 10, 25–37). In Zukunft wird vielleicht nur derjenige Mensch Arzt oder Therapeut werden dürfen, der die Grundlagen des Pflegens gelernt hat. Seine besonderen Befähigungen sehe ich in der Behandlung und der Berührung. Welche Wunder birgt die menschliche Hand! Was alles umschließt der Ausdruck »an etwas Hand anlegen«. Aus den Händen strömt ein Maximum an Mitmenschlichkeit, Wärme, Liebe als Zärtlichkeit. Wir falten sie zum Gebet, um ganz bei uns und zugleich bei Gott zu sein. Die Hand kann als ein universelles Werkzeug angesehen werden, was ist nicht alles durch sie und mit ihr entstanden. So ist auch in der Arbeitswelt das eigentliche Zentrum das *Hand*werk, das selbst in einer maschinell und automatisierend geprägten Produktionswelt unersetzlich bleiben wird. Die Hände dienen dem Künstler, bringen Bilder, Musik, Plastik hervor, gestalten Bewegungskünste, initiieren die Sprache, man denke nur an die Gestik romanischer Völker oder auch wirkliche Schauspielkunst. Was könnte nicht alles noch zur menschlichen Hand gesagt werden, um ihre Einzigartigkeit und schier grenzenlose Vielfältigkeit zu preisen.

die menschliche Hand

Für die Pflege kommt alles von ihr Gesagte in Betracht. Doch scheint mir das Wesentlichste ihre Fähigkeit zum Berühren. Berührung ist ein hohes, fast möchte ich sagen: heiliges Element. Sie ist zutiefst christlich und auch ganz menschlich, in ihr wirkt eine Christuskraft. Deshalb wurde die Medizin seit der Zeitenwende auch ganz von den Pflegenden getragen, sie lebte in den Klöstern bei Nonnen und Mönchen. Selbst beim Entstehen der Krankenhäuser, wie wir sie noch heute kennen, waren es die Pflegenden, die sie betrieben, tags und nachts, ohne Pause. Die Ärzte kamen von außen hinzu und gingen auch wieder. So entstanden allmählich Spitäler und Kliniken, die erst in der zweiten Hälfte des 20. Jahrhunderts zu Wirtschaftsunternehmen wurden, in denen die Pflegenden Angestellte sind, oft gar geringgeschätzten Grades, wie sich an den Gehältern ablesen lässt.

Berührung

Christus heilt mit seinen Händen, zum Beispiel den Aussätzigen oder auch den Blindgeborenen. Doch seine Kraft der Berührung ist so stark, dass das blutflüssige Weib nur den Saum seines Gewandes berühren musste, um geheilt zu sein. Auch der Christus selbst erlebte, dass von ihm Kraft zu einem anderen überfloss: »Wer hat mich angerührt?« (Lukas 8,40–48). Er steigert diese göttliche Kraft noch zu seiner ganz eigenen, von seiner Liebe durchwirkten, in dem Geschehen vom Gründonnerstag bis zum Ostersonntag und zur Himmelfahrt. Deshalb muss er in der ersten Begegnung mit einem Menschen, Maria Magdalena, am frühen Ostersonntagmorgen noch sagen: »Noli me tangere, rühre mich nicht an, denn ich bin noch nicht aufgestiegen zu

Heilungen des Christus

meinem Vater« (Johannes 20,17). Das Auferstehungswerk ist noch nicht vollbracht. Und doch durfte Thomas acht Tage später seine Hand ausstrecken und in Christi Seite (Wunde) legen, um seinen Zweifel an der realen Auferstehung zu heilen (Johannes 20,24–29). Zu einer solchen Kraft des Berührens werden wir uns erst fähig machen müssen, sie ist nicht einfach gegeben.

die heilende Kraft initiieren

Die bei äußeren Anwendungen wie Wickeln, Auflagen und Einreibungen verwendeten Substanzen der Salben, Öle und Wasseraufgüsse sind wichtige Mittler des Heilens, wirken aber nicht aus sich, wenn ihnen die pflegende Hand nichts mitgibt. Sie müssen zu ihrem heilenden Wirken erst initiiert werden. Am unmittelbarsten wirkt die Hand der Pflegenden in der »hohen Kunst« der Rhythmischen Massage, wie sie von den Ärztinnen Ita Wegman und Margarethe Hauschka entwickelt wurde.[109]

heilende Arznei

Das dritte Katharsis und Gespräch begleitende Element ist das Medikament oder die *Arznei*. Es ist ja auffällig, dass bei den Heilungen durch Christus und seine Jünger, wie sie in den Evangelien geschildert werden, keine Substanzen oder gar Arzneimittel erwähnt werden. Nur bei der Heilung des Blindgeborenen (Johannes 9,1–7) wird ein Brei aus Erde (Kiesel!) und Speichel bereitet und wie ein Kataplasma (Breiumschlag) den blinden Augen aufgelegt. Doch sind die Arzneimittel eine uralte therapeutische Anwendungsform und werden das auch noch lange bleiben. In unserer Zeit des materiellen Denkens haben sie sogar Platz 1 aller Therapien erobert, die Arzneimittel herstellende Pharmaindustrie ist weltweit einer der mächtigsten Wirtschaftsfaktoren geworden. Sind diese industriell gefertigten Medikamente überhaupt noch »heilende Arznei«? Sind sie Diener oder Herrscher des Kranken?

Begegnung

Eine wirkliche, menschengerechte Arznei wirkt immer in der *Begegnung*, und sie vermittelt zwischen Mensch und Welt. Sie kann Helfer sein, unterstützend oder auch hemmend, sie kann Vorbild für verlorengegangene gesunde Prozesse sein, sie kann eine Funktion vorübergehend übernehmen. Die Arznei kann ein Zuviel oder Zuwenig zum richtigen Maß regeln, oder sie schafft ein Vorbild oder Modell für die Gesundheit im Ganzen oder eines Organs, nach welchem das Ich die gestörte Funktion wieder richten kann, als würde es einen Bauplan lesen und ihm folgen.[110] Die Besonderheit der modernen Arzneimittel liegt darin, dass sie im Wesentlichen symptomorientiert wirken, ohne auf das Ganze zu achten, und dass sie (zumeist) zwingenden Charakter haben, nicht ein freilassendes Angebot sind. Das hat sie für eine Akut- und Notfallmedizin so wertvoll gemacht, das schafft aber zugleich ihre Problematik für lang anhaltende (chronische) und den ganzen Organismus ergreifende Krankheiten. Mit ihrer Anwendung wird die Selbstverständlichkeit von unerwünschten Wirkungen zur Gesetzmäßigkeit erklärt, die im (bewussten) Umkehrschluss heißt: »Ein Arzneimittel ohne Nebenwirkungen hat auch keine positiven Wirkungen.« Was natürlich auf die Naturheilmittel gemünzt ist mit ihrer so viel besseren Verträglichkeit. Treten auch bei diesen unerwünschte Wirkungen auf, werden diese jedoch sofort dramatisiert.

synthetische Medikamente und Naturarznei

Das aus der Natur genommene und vom Menschen (Pharmazeuten) zur Arznei gestaltete Medikament hat andere Eigenschaften als die modernen synthetischen. Sie sind ein Angebot, welches der Mensch in seinem unbewussten Willensbereich annehmen oder auch ablehnen kann. Sie bilden ja ein Fremdes und werden auch so von Ich und Immunsystem bewertet. Dadurch wohnt ihnen ein freilassender Charakter inne, der durchaus auch dazu führen kann, dass sie keine Wirkung erzielen. Weil das Ich nicht will (»Willst du gesund werden?«), oder weil sie zu der Frage, die die Krankheit stellt, nicht die richtige Antwort geben. Ihre Art kann auch zu stark für das Ich sein, dann sind sie ein Gift und keine Arznei mehr. Beispiele hierfür seien Arsen oder die Tollkirsche. Wie bereits erwähnt, hat schon Paracelsus gewusst, dass es eine Dosierungsfrage ist, ob ein Naturstoff Gift oder Arznei sei. Es ist grundsätzlich falsch, Naturarzneimittel als harmlos zu bezeichnen oder von sanfter Medizin zu sprechen. Wo ist denn die Sanftheit eines Bechers kräftigen Wermut-Tees?

sowohl als auch

Wie immer in der Wirklichkeit gibt es kein Entweder-Oder bei synthetischer oder Naturarznei, sondern nur ein Sowohl-als-Auch. Entscheidend ist, ob der Verordner den Heilbedarf so durchschaut, das heißt diagnostiziert, dass er die richtige Wahl trifft.

Drei Beispiele sollen folgen, die eine Basis für die Therapie von Autoimmunkrankheiten bilden und sich in unserer Therapie immer neu bewährt haben: Phosphor, Kiesel und die weißbeerige Mistel.

Phosphor

Licht- und Wärmeträger

Phosphor hat eine direkte Beziehung zum Willenspol des Ich und damit zu seiner aufbauenden Tätigkeit. Als Natursubstanz Phosphorus ist er Licht- und Wärmeträger. Er kann sich bei normaler Lufttemperatur bereits entzünden. Diese Wirkung kann er in den Organismus tragen, dort Entzündung bewir-

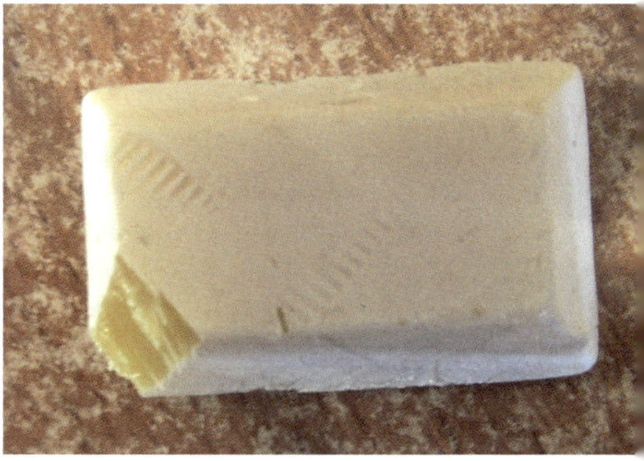

Weißer Phosphor mit gelber Schnittfläche unter Wasser.

ken oder – weil vielleicht zu schwach – verstärken. Er tut das im Zusammenhang mit dem Ich, das durchaus Phosphorwirkung in sich trägt, die von außen angeregt werden kann. Diese intensive Wärme- oder Feuerseite kann bis ins Fieber wirken, ihm Maß und Richtung gebend. Phosphor leitet das Fieber, löscht es nicht. Denn eine andere Eigenschaft von Phosphor ist, dass er immer nach Gleichgewichtung sucht, Ungleichgewichte ausgleichen möchte. Er kann eine zu starke Ich-Wirkung abschwächen, indem er das Ich aus dem Organ oder Gewebe hinausleitet, er kann aber auch das Gegenteil bewirken und ein zu entferntes Ich an ein Organ heranführen.

Phosphor ist ein starkes Arzneimittel mit großen Wirkungen in der Hand des Kundigen, aber auch ein gefährliches Gift. Will man erst behutsamer mit ihm agieren, kann man seine Salze anwenden, oder man nutzt die Phosphorwirkungen der Pflanzenblüten oder deren ätherische Öle. Auch seine natürlichen Verbindungen mit Metallen sind wertvoll für Arzneimittelwirkungen. Seine Indikationen sind vielfältig.

entzündungsleitende Kraft

Bei den Autoimmunkrankheiten nutzen wir seine entzündungsleitende Kraft. Seine Lichtkomponente ist ebenfalls wesentlich, auch wenn sein Licht grell ist, wie man es in den Brandnächten durch Phosphorbomben im Krieg erleben konnte. Früher kannte man den Zusammenhang von dem geistigen Lichtträger Luzifer und dem stofflichen Phosphorus. Beide tragen die Lichtfackel des Frei- oder Unabhängigseins, wecken das Freiheitsstreben des Ich, sich zum Beispiel vom Verhaftetsein an den Erbstrom zu befreien.

Kiesel (Quarz)

Über Kiesel oder Quarz als mengenmäßig eines der häufigsten Erdmineralien haben wir schon bei der Darstellung der seelischen Immunität einiges gesagt (siehe Seite 159 ff.). Bei den Autoimmunkrankheiten kommt vor allem seine Unterstützung des Ich bei der grenzbildenden Tätigkeit nach außen und innen zum Tragen. Der Erkrankte tendiert durch die verletzenden oder hindernden Erlebnisse zu einer Abschottung seiner selbst gegen die Welt außer ihm,

Tendenz zur Abschottung

aber auch gegen sich selbst. Er lebt in engen Grenzen, bildhaft vergleichbar einem Klosterleben, in welchem die meiste Zeit in der eigenen engen Zelle verbracht wird.

die zu engen Grenzen weiten

Hier kann Kiesel helfen, diese zu engen Grenzen zu weiten, eine Großzügigkeit zuzulassen. Eine Besonderheit sind dafür die Verbindungen mit Metallen, als Nontronit mit dem Eisen, Arandisit mit Zinn oder Barysilit mit Blei. Die Metalle als irdische Repräsentanten der Planeten geben dem Kiesel im Organismus die Richtung, wo seine Hilfe besonders benötigt wird. Bei den drei genannten Silikaten sind das Lunge, Leber und Milz und bei dieser übergreifend die Immunvorgänge.

Natürlich kann Kiesel auch in seiner »reinen« Form als Kieselsäure (Siliciumdioxid) verordnet werden, die Spezifizierung erfolgt dann durch die Wahl der Potenzierungsstufe oder die Aufnahme durch den Mund, Magen, Darm, von außen als Einreibung oder auch als Injektion. In jeder Anwendungsform begegnet der Kiesel dem Ich und bietet ihm seine Hilfe an, beauftragt von dem verordnenden Therapeuten, an vorderster Stelle Arzt oder Heilpraktiker, in den Pflegetherapien von den Pflegenden.

Weißbeerige Mistel (Viscum album)

Über die weißbeerige Mistel zu schreiben kann viele Bücher füllen, so einzigartig ist sie unter den Pflanzen und zugleich so eigenwillig in ihrem Verhältnis zur Natur, zum Beispiel ihren Jahreszeiten.[III] Hier soll in aller Kürze anschaubar werden, welche grundsätzliche Bedeutung sie für die Therapie von Autoimmunkrankheiten hat.

direkte Verbindung zum Menschen-Ich

Keine andere Pflanze hat eine so direkte Verbindung zum Menschen-Ich und kann mit ihm auf gleicher Ebene kommunizieren. Sie ist viel älter und viel weiser als das noch so junge, »kindliche« Ich, sie kann ihm Helfer und Lehrer sein. In ihrer Entwicklung ist sie gegenüber der Gesamtevolution zurückgehalten worden, sie betritt deshalb auch die mineralisch gewordene Erde nicht, siedelt sich in den Kronen der Bäume an und schaut von dort auf die Erde herab. Sie repräsentiert ein Wesen, welches die Natur in dem Erdzustand hatte, den man Paradies nennt. Den Sündenfall des Menschen, in den auch die Natur mit hineingerissen wurde, hat sie nicht mitgemacht, sondern ist in der Unschuld verblieben. Sie hat noch einen viel älteren Teil als Verbindung von Pflanze und Tier, hat das Seelische, die Astralität viel näher an sich

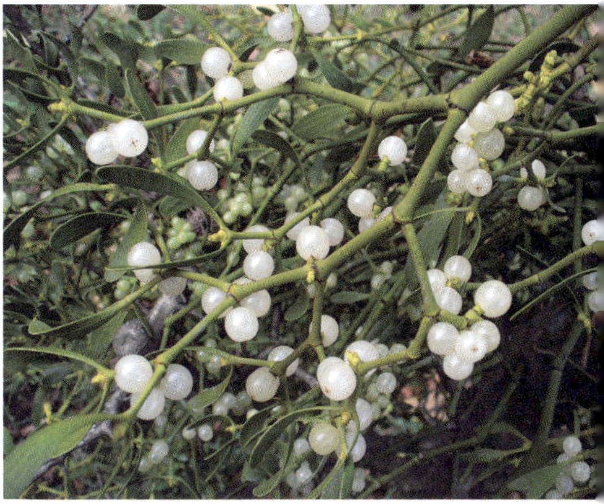

gebunden als die anderen erdbewohnenden Pflanzen. Einst gehörte sie zu dem mittleren von nur drei Naturreichen und war dort eine Tierpflanze.[112]

Auch heute noch spiegelt sich diese tiefe Verbundenheit, wenn sich die Mistel durch vermittelnde Tiere fortpflanzt, zum Beispiel die Misteldrossel, welche die Mistelbeere einmal ganz durch ihren Verdauungstrakt wandern lässt, um sie dann als Ausscheidung mit ihren Samen auf einem Baumzweig festzukleben, wobei die leimartige Substanz aus der Mistelbeere selber stammt. Sie bildet getrennt im Sommer und im Winter zwei starke Gifte (Lektine und Viscotoxine), die unter anderem eine zellauflösende Kraft haben, welche man zytotoxisch nennt. Auf diese Weise befreit sie das Ich, wo es sich zu sehr an den durch den Zellorganismus repräsentierten Erdenmenschen gebunden hat, und richtet dessen Blick auf den ewigen Geistesmenschen, beide harmonisch in ein Gleichgewicht führend. Damit erfüllt sie eine Christusmission.

Die weißbeerige Mistel hat eine besondere Verbindung zum Menschen.

Die Verwandlung des Erbleibs zu einem Individualleib wird von dem Geistesmenschen aus bewirkt, der mit Blick auf das Ich auch als dessen ewiger Anteil anschaubar wird, der das Leibesgefüge umwandelt, ohne sich direkt damit zu verbinden. Wenn bei den Autoimmunkrankheiten die Erbleibreste zu einem späteren biografischen Zeitpunkt doch noch in den Individualleib integriert werden sollen, dann muss der Geist gebliebene, leibfreie Ich-Anteil tätig werden. Das ist die Mission oder einfach die Ratio der Misteltherapie bei diesen tiefgreifenden Erkrankungen.

leibfreier Ich-Anteil

Dazu wird die Mistel nicht einfach als direkter Pflanzenauszug verwendet, sondern, wie von Rudolf Steiner für die Therapien der Krebskrankheit angeregt, einem komplexen pharmazeutischen, auch maschinellen Herstellungsprozess ausgesetzt. Sie wird mit Zukunftskräften impulsiert, die sich mit den ihr innewohnenden uralten Vergangenheitskräften vereinen und so Gegenwart, Geistesgegenwart schaffen.[113] Die Mistel wird auch weniger in ihrer beim Krebs eingesetzten substanziellen Form verordnet, sondern in einer stark potenzierten. Besonders geeignet erwiesen sich uns dafür die *Iscucine*® (Wala) und die Mistelpräparate der Abnoba als *Abnobaviscum*®. Die jeweilige Baumart

stark potenzierte Form

vermittelt eine Spezifizierung für das betroffene Organ oder systemische Gewebe, aber auch für die besondere Konstitution des konkreten Erkrankten.

Die Mistel wärmt und ist verständnisvoll, kann aber auch herausfordern. Da heißt es dann im Zwiegespräch mit dem Ich: »Ich bin die Mistel, und wer bist du?«

Zusammenschau

Man kann die Frage haben, ob eine so ausführliche Darstellung der Autoimmunkrankheiten in dieses Buch gehört, das von dem menschlichen Immunsystem als Werkzeug und Instrument des Immunität schaffenden Ich berichten will. Ebenso wie die Infektionskrankheiten oder die in Verbindung mit dem SARS-CoV-2-Virus weltweite, aktuelle Pandemie beleuchten auch die Autoimmunkrankheiten die außerordentliche Bedeutung des Immunsystems für die Gesundheit. Mit unserem Ich als Initiator aller immunologischen Vorgänge sind wir es selbst, die die eigene Gesundheit mit verantworten. »Das Selbst erkennt alles Nicht-Selbst« ist der Grundstein zum Verständnis der Immunität und des Immunsystems.

außerordentliche Bedeutung des Immunsystems

Das Ich muss in allen Schichten seines Bewusstseins immer gegenwärtig sein, geschult in der Wahrnehmung, die Ausgang aller Erkenntnis wird. Es muss kräftig und stark in seiner Willensregion sein, um in jedem Augenblick handlungsfähig zu sein. Und es muss im Fühlen ein sicheres Empfinden des Unterschieds von Gut und Böse, Nützlichem und Schädlichem entwickeln, wissend, dass das Gute Mitte bildet und von zwei Seiten umgeben ist von dem Bösen. Dieses hat seine Weltenmission darin, dass die Menschen die Freiheit entwickeln, obwohl es sie mit all seiner Macht unfrei halten will.

Das Ich als Mittelpunktswesen der Menschen, als der eigentliche andauernde Mensch, muss lernen, was es als Selbst ist und was es nicht ist. Dieses Unterscheidungsvermögen ist eine zentrale Bedingung für eine gesunde Immunfunktion. Wo immer Krankheiten auftreten, hat das Ich dieses Unterscheidungsvermögen eingebüßt, zumeist partiell und auch nur vorübergehend, doch so, dass ein Fremdes in seinem Leib oder seiner Seele Oberhand gewinnen konnte, an bestimmten Orten oder auch den ganzen Organismus ergreifend.

Unterscheidungsvermögen

Ein großartiges Meditations- und damit Schulungsbild hat Rudolf Steiner zusammen mit der Bildhauerin Edith Maryon als große Holzskulptur geschaffen. Man findet es im Goetheanum in Dornach. Es zeigt den Repräsentanten des Menschen, das Welten-Ich, hoheitsvoll nach vorne schreitend (siehe die Abbildung auf Seite 41). Diesen hatte der Römer Pontius Pilatus in einer blitzartigen Geistesschau in dem gesehen, den er richten sollte, gedemütigt von seinen Soldaten, von Schmerzen gezeichnet. So entfuhr ihm das »Ecce homo«, so sah er für einen Augenblick das Urbild des Menschen, der da war, ist und immer sein wird. Dessen Wesen trägt jeder Mensch in sich, es hat sich uns in Leib, Seele und Geist verbunden. Aus seiner Kraft lebt und schafft unser Ich, wird zum Selbsterleben eines Ich-Bin. Darin finden wir das Verständnis aller Immunität, aller immunologischen Prozesse.

»Ecce homo«

Dieser Repräsentant der Menschheit in der Skulptur wird zweifach umgeben von Kräften, die ihm widerstreben, die seine Verbindung mit den Menschen verhindern wollen, sie in ihre Machtgebiete entführen oder zwingen wollen. Die eine Kraft ist der ewige Versucher, Träger gleißenden, blendenden Lichts, aus uraltem Wissen Luzifer (Lichtträger) genannt. Er lebt ganz im Geist, verabscheut alles Irdisch-Materielle, will den Menschen einseitig an den Geist, an ein Jenseits binden. Er spricht zum Menschen: »O Mensch, erkenne dich, o Mensch, empfinde mich.«[114] Er pflanzt den Egoismus in die Menschenseele, weckt die Wunschnatur und vermittelt die Fülle der Zwänge, ist selber eine Zwangsnatur. Und er ist zugleich der Vermittler aller im Sinnlichen erscheinenden Schönheit, schafft schönen Schein.

Luzifer

Die andere Kraft arbeitet mit der Täuschung, sein Wesen ist die Finsternis und die mit ihr verbundene Schwere. Aus uraltem Wissen wird sie Ahriman genannt. Er beherrscht den Stoff, verdichtet ihn zur Materie, erlebt sich als der Herr der Erde, schafft ein Diesseits und will uns darin binden. Er spricht zum Menschen: »O Mensch, erkenne mich, o Mensch, empfinde dich.«[115] Er besitzt eine hohe, machtvolle Intelligenz, die sich mit der Lüge verbindet und die Wahrheit fürchtet. Er will Geist und Seele zu Automaten machen und fest mit dem Leib und seinen Gesetzmäßigkeiten verbinden. Er äfft die Schöpfung des menschlichen Leibes in der Welt der Technik, der Maschinen und Apparate nach und vermittelt ihnen Intelligenz, die eigentlich zum Menschen gehört.

Ahriman

Beide Weltenkräfte sind Anteil der Schöpfung, Kräfte, die aus sich Böses bewirken wollen und doch Gutes schaffen können, wenn der Mensch sie in seinen Dienst stellt. Beide wollen die Freiheit des Menschen um jeden Preis verhindern und sind gerade dadurch Helfer auf unserem Weg zur Freiheit, der erst begonnen wurde und noch lange andauern wird. Rudolf Steiner hat diese Kräfte in einem Meditationstext für junge Ärzte und Medizinstudenten auch *Leuchtekraft* und *Schweremacht* genannt.[116] Sie wirken zusammen und doch

»Leuchtekraft« und »Schweremacht«

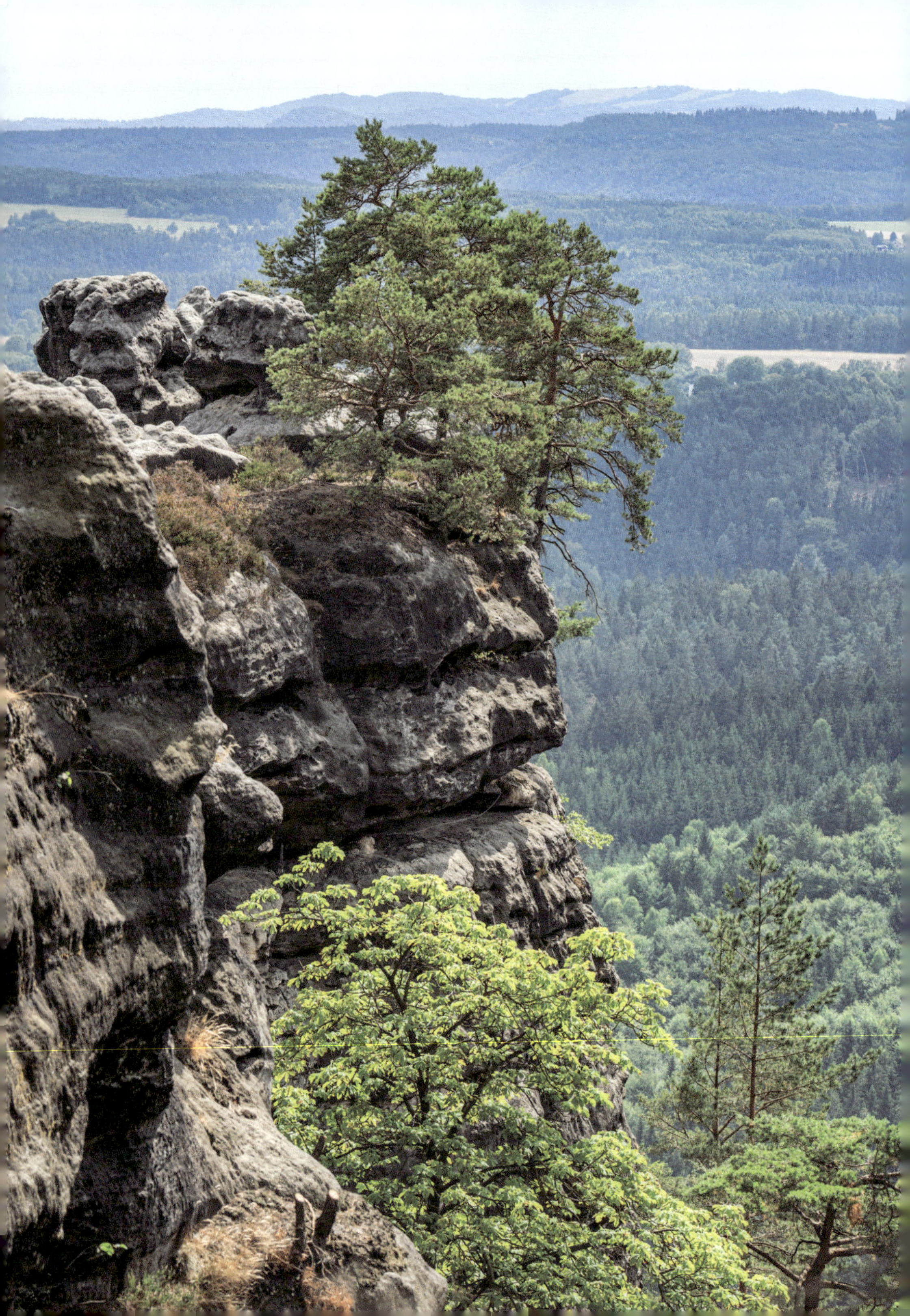

gegeneinander, jeder auf seinen Vorteil bedacht. Der Mensch *muss* ihr Wirken getrennt halten. Das fordert Geistesgegenwart des Ich.

Neben dem Menschheitsrepräsentanten wird das der Schöpfung dienende Zusammenwirken in zwei Gestalten anschaulich. Oberhalb und seitlich des gebietenden linken Arms »stürzt« Luzifer, der Mensch weist seine Versuchungen ab. Unter dem Menschheitsrepräsentanten hockt Ahriman, von pflanzlichen Elementen gefesselt, den Kopf erhoben, der Blick zweifelnd-verzweifelnd. Man kann dieses Wahrbild zu einem inneren machen und im Eintauchen eine Verbindung entdecken zu unserem Thema einer spirituell erfassten Immunologie. Dann stehen die Seelenkräfte der Sympathie und der Antipathie, entscheidende Anteile des Immunsystems, vor der inneren Anschauung ihrer durch Einseitigkeiten verzerrten Abbilder von Vereinnahmung statt Nähe und Ekel oder Hass statt gesunder Distanz. Da hören wir dann die in diese Zusammenhänge gestellten Aussagen »Ich habe dich zum Fressen gern« und »Ich kann dich nicht riechen« (siehe Seite 33 und 36). Wir verstehen die in der Aneignung von Fremdem durch Anverwandlung wirkenden, vom Ich in den Dienst gestellten Kräfte und ebenso die bis zur Aggression gesteigerten Abwehrkräfte. Wir stellen uns selbst in die Mitte beider und halten sie in einem labilen Gleichgewicht, bilden uns zur Waage mit ihren beiden Schalen, sind Waagebalken und Mitte bildendes Hypomochlion zugleich.

Zusammenhang mit spirituell erfasster Immunologie

Wenn einem dieses Bild des Menschheitsrepräsentanten und der Gegenkräfte ständiger Begleiter bleibt, wird man erleben, dass es Kräfte in einem fördert oder hervorruft, die die Gesundheit unterstützen. Es schärft das Bewusstsein vom Selbst, hält es wach und vermittelt das Wissen, mit welchen Kräften wir uns in unserem Immunsystem verbinden und was wir leisten müssen, dass sie sich in unseren Dienst stellen und nicht ihre eigennützigen Ziele verwirklichen können, verdeckt durch Illusion und Täuschung. Ich nannte die Skulptur ein Wahrbild, denn es bildet Wahrheit ab. Wahrheit ist Anteil des Christuswesens, und in seiner Wahrheit kann jeder Mensch frei werden.

Wahrbild als ständiger Begleiter

Dieser innere und äußere Erkenntnis- und Handlungsweg ist ständiges Erüben einer Immunität, die ganz das Selbst repräsentiert. Denn »alle Fakten moderner Immunologie zeigen, dass jeder Mensch sein ganz eigenes Immunsystem hat, von dem es keine Kopie gibt« (Hans Wigzell, siehe Seite 13). Womit sich der Kreis schließt und wir gemeinsam wieder am Ausgangspunkt dieses Buches sind.

Nachwort

Dieses Buch möchte viele Menschen dahin führen, ein tiefes Verständnis für die Großartigkeit ihres Immunsystems und die mit seiner Hilfe immer neu geschaffene Immunität von Leib und Seele zu gewinnen. Eine Immunität, die wir Gesundheit nennen und die ganz individuell ist, weil sie von unserem Ich geprägt wird. Alle Inhalte setzen ein umfassenderes Menschenverständnis voraus, als es die heute dominierende, naturwissenschaftlich begründete Medizin hat. Deren Wissenschaft von der Immunität und dem Immunsystem, die Immunologie, hat grundlegende Tatsachen der hochkomplexen Immunvorgänge erarbeitet. Diese Tatsachen werden nicht infrage gestellt, sie bilden ein Fundament der Ausführungen in diesem Buch. Die notwendige Ergänzung betrifft den eigentlichen Funktionsgeber, den Ordner aller Abläufe, den Koordinator. Hier ist kein genetisch programmierter Automatismus wirksam, sondern ein wahrnehmendes, urteilendes und handelndes Ich, welches sich in dem ursprünglichen Kerngedanken der Immunologie entdecken lässt: »Ein Selbst erkennt alles Nicht-Selbst.« Das ganze Immunsystem in seiner leiblichen und seelischen Ausgestaltung wird von Erkenntnisvorgängen durchwirkt, denen ein Handeln folgt, das den aus Erkenntnis gewonnenen Urteilen entspringt. Das erkennende und handelnde Ich oder Selbst erfährt sich in diesen Tätigkeiten selbst, bildet Präsenz und Selbstbewusstsein.

umfassenderes Menschenverständnis

In allem wird deutlich, wie zentral das Immunsystem für unsere leibliche und seelische Gesundheit ist, wie sehr diese von uns selber bestimmt wird und eher selten von außen. Deshalb bedarf es auch bewusster Pflege und Förderung. Diese wurde ebenso angesprochen wie die Gefahren seiner Schwächungen und Hemmungen.

Krankheit setzt *immer* eine Störung des Zusammenwirkens von Ich und Immunsystem voraus. Diese zu erfassen und ihre Wurzeln zu identifizieren gibt bereits den Anstoß für die geeignete Therapie, die rationell oder auch kausal genannt werden kann. Und noch einmal: Im Zentrum einer solchen Therapie steht immer der Betroffene selbst. Ihn können – oft sogar müssen – Helfer und Ratende begleiten, doch eine wirkliche, das heißt individuelle Gesundheit kann nicht von außen bewirkt werden.

im Zentrum steht der Betroffene selbst

Ein solches anschauendes Verständnis des Immunsystems kann die zu eng gefasste Wissenschaft der Medizin ebenso wie auch die tägliche diagnostische und therapeutische Praxis befruchten. Die Einzigartigkeit jedes Menschen, seine Individualität wird in solchem Verstehen unmittelbar präsent, jede Uniformität und alles Normdenken ad absurdum geführt. Die Immunologie ist die Wissenschaftsdisziplin der Medizin, welche alle dogmatischen Fesseln sprengen kann, wenn sie zur wirklichen Grundlage allen Erkennens (Diagnostik) und praktischen Handelns (Therapie) gemacht wird. Immunologie ist insofern eine Zukunftswissenschaft. Deshalb sollten so viele Menschen wie möglich von ihr wissen. Denn die aus diesem Denken notwendige Veränderung, ja in gewisser Weise Revolution der Medizin wird von den Menschen ausgehen, die üblicherweise Patienten genannt werden. Die als die gesehen und verstanden werden wollen, die sie in ihrer Einmaligkeit sind. Und die aktiv einbezogene Partner und Mitgestalter der Medizin sein wollen, nicht deren Erduldende oder gar Opfer. Ob wohl dieses Buch helfen wird, einen Schritt in einer solchen zukünftigen Entwicklung anzustoßen?

Immunologie als Zukunftswissenschaft

Anmerkungen

1 Hans Wigzell, *Vårt fantastiska immunförsvar,* Vortrag am 31.8.1994 in Järna (Schweden).

2 Rudolf Steiner, *Theosophie. Einführung in übersinnliche Welterkenntnis und Menschenbestimmung* (GA 9), Basel ^{33}2013, S. 76–80.

3 Ivan M. Roitt, Jonathan Brostoff, David K. Male, *Kurzes Lehrbuch der Immunologie,* Stuttgart 1987.

4 Ivan Illich, *Medical Nemesis. Die Enteignung der Gesundheit,* Reinbek bei Hamburg 1975, S. 84.

5 Ivan M. Roitt, Jonathan Brostoff, David K. Male, *Kurzes Lehrbuch der Immunologie,* Stuttgart 1987, S. 89–90.

6 Johann Wolfgang von Goethe, *Faust,* Erster Teil, Vers 1938–1939.

7 Siehe beispielsweise Rudolf Steiner, *Theosophie. Einführung in übersinnliche Welterkenntnis und Menschenbestimmung* (GA 9), Basel ^{33}2013; Volker Fintelmann, *Intuitive Medizin. Theorie und Praxis der Anthroposophischen Medizin,* Stuttgart ^{6}2016; Volker Fintelmann, Markus Treichler, *Seele und Leib in Gesundheit und Krankheit,* Frankfurt am Main 2019.

8 Rudolf Steiner, *Von Seelenrätseln* (GA 21), Dornach ^{5}1983.

9 Volker Fintelmann, *Intuitive Medizin. Theorie und Praxis der Anthroposophischen Medizin,* Stuttgart ^{6}2016, S. 37–40; Markus Treichler (Hrsg.), Volker Fintelmann, Johannes Reiner, *Die Seele war von Anfang an dabei. Der umfassende Grundgedanke der Anthroposophischen Medizin. Eine Bestandsaufnahme nach hundert Jahren,* Frankfurt am Main 2020, S. 15–44.

10 Volker Fintelmann, Markus Treichler, *Seele und Leib in Gesundheit und Krankheit,* Frankfurt am Main 2019.

11 Lawrence LeShan, *Psychotherapie gegen den Krebs. Über die Bedeutung emotionaler Faktoren bei der Entstehung und Heilung von Krebs,* Stuttgart ^{4}1989, S. 112–113.

12 Markus Treichler, Johannes Reiner, *Anthroposophie-basierte Psychotherapie. Grundlagen – Methoden – Indikationen – Praxis,* Berlin 2019.

13 Rudolf Steiner, *Meditative Betrachtungen und Anleitungen zur Vertiefung der Heilkunst* (GA 316), Dornach 1967, S. 133.

14 Rudolf Steiner, *Wahrheit und Wissenschaft. Vorspiel einer »Philosophie der Freiheit«* (GA 3), Basel ^{6}2012, S. 99.

15 Rudolf Steiner, *Von Seelenrätseln* (GA 21), Dornach 1950, S. 150–159.

16 Volker Fintelmann, Markus Treichler, *Seele und Leib in Gesundheit und Krankheit,* Frankfurt am Main 2019, S. 210–220.

17 Ebd., S. 297–210.

18 Ebd., S. 175–248.

19 Volker Fintelmann, Steffen Hartmann, *Mit Widar Zukunft schaffen,* Stuttgart 2019, S. 36–52.

20 Volker Fintelmann, *Intuitive Medizin. Theorie und Praxis der Anthroposophischen Medizin,* Stuttgart [6]2016, S. 41–42.
21 Rudolf Steiner, *Geschichtliche Symptomatologie* (GA 185), Dornach [3]1982, Vortrag vom 19. Oktober 1918, S. 40.
22 Rudolf Steiner, *Theosophie. Einführung in übersinnliche Welterkenntnis und Menschenbestimmung* (GA 9), Basel [33]2013, S. 34.
23 Volker Fintelmann, Markus Treichler, *Seele und Leib in Gesundheit und Krankheit,* Frankfurt am Main 2019, S. 128–137.
24 Rudolf Steiner, *Die Offenbarungen des Karma* (GA 120), Dornach [8]1992, Vortrag vom 18. Mai 1910, S. 55 ff. bzw. 65.
25 Rudolf Steiner, *Die Geheimwissenschaft im Umriss* (GA 13), Basel [10]2012, S. 275–281.
26 Volker Fintelmann, *Intuitive Medizin. Theorie und Praxis der Anthroposophischen Medizin,* Stuttgart [6]2016, S. 225–229.
27 Rudolf Steiner, *Geisteswissenschaft und Medizin* (GA 312), Basel [8]2020, S. 217.
28 Karl König, *Irdische und kosmische Ernährung,* Stuttgart 2011.
29 Gunther Hildebrandt, Maximilian Moser, Michael Lehofer, *Chronobiologie und Chronomedizin. Biologische Rhythmen, medizinische Konsequenzen,* Stuttgart 1998.
30 Rudolf Steiner, *Anthroposophie. Ein Fragment* (GA 45), Basel [6]2021; Albert Soesman, *Die zwölf Sinne. Tore der Seele,* Stuttgart [6]2007.
31 Rudolf Steiner, *Das Rätsel des Menschen. Die geistigen Hintergründe der menschlichen Geschichte* (GA 170), Dornach [2]1978, S. 105–166.
32 Johann Wolfgang von Goethe, aus »Westöstlicher Divan«, in: *Goethes Werke,* Band 2: *Gedichte und Epen II,* hrsg. von Erich Trunz, München [15]1994 (Hamburger Ausgabe), S. 10.
33 Christian Morgenstern, »Die Fußwaschung«, aus der Gedichtsammlung *Wir fanden einen Pfad,* in: ders., *Werke und Briefe,* Band II: *Lyrik 1906–1914,* hrsg. von Martin Kießig, Stuttgart 1992, S. 221.
34 Volker Fintelmann, *Die Leber. Organ der Initiativkraft,* Berlin 2020.
35 Rudolf Steiner, *Nervosität und Ichheit. Stressbewältigung von innen,* Einzelausgabe Dornach [3]2011.
36 Friedrich Schiller, *Der Verbrecher aus verlorener Ehre,* Ditzingen 2020.
37 Rudolf Steiner, *Meditative Betrachtungen und Anleitungen zur Vertiefung der Heilkunst* (GA 316), Dornach [5]2008, S. 127.
38 Volker Fintelmann, *Zufrieden alt werden. Von der Freiheit, alt werden zu dürfen,* Stuttgart 2021, S. 52 ff.
39 Rudolf Steiner, *Metamorphosen des Seelenlebens. Pfade der Seelenerlebnisse I* (GA 58), Basel [2]2017, Vortrag vom 28. Oktober 1909, S. 117 ff. bzw. 125.
40 Ebd., S. 137.
41 Johann Wolfgang von Goethe, »Die weltanschaulichen Gedichte«, in: *Goethes Werke,* Band I: *Gedichte und Epen I,* München [16]1996 (Hamburger Ausgabe), S. 367.

42 Rudolf Steiner, *Wie erlangt man Erkenntnisse der höheren Welten?* (GA 10), Basel [25]2018, S. 20.
43 Siehe z.B. Volker Fintelmann, Markus Treichler, *Seele und Leib in Gesundheit und Krankheit,* Frankfurt am Main 2019.
44 Johann Wolfgang von Goethe, *Faust,* Erster Teil, Vers 1335–1336.
45 Volker Fintelmann, *Intuitive Medizin. Theorie und Praxis der Anthroposophischen Medizin,* Stuttgart [6]2016, S. 225–229.
46 Manfred Spitzer, *Digitale Demenz. Wie wir uns und unsere Kinder um den Verstand bringen,* München 2012.
47 Rudolf Steiner, *Geisteswissenschaft und Medizin* (GA 312), Dornach 1961, S. 35–38.
48 Rudolf Steiner, *Anthroposophie. Ein Fragment* (GA 45), Basel [6]2021; Albert Soesmann, *Die zwölf Sinne. Tore der Seele,* Stuttgart [6]2007.
49 Rudolf Steiner, *Wie erlangt man Erkenntnisse der höheren Welten?* (GA 10), Basel [25]2018.
50 Eben Alexander, *Blick in die Ewigkeit. Die faszinierende Nahtoderfahrung eines Neurochirurgen,* München 2014.
51 Johannes Köbberling, »Der Wissenschaft verpflichtet«, in: *Medizinische Klinik,* 92 (1997), S. 181–189.
52 Darrell Huff, *Wie lügt man mit Statistik?,* Zürich 1956.
53 Rudolf Steiner, *Grundlinien einer Erkenntnistheorie der Goetheschen Weltanschauung mit besonderer Rücksicht auf Schiller* (GA 2), Dornach [8]2003.
54 Ebd.
55 Rudolf Steiner, *Anthroposophischer Seelenkalender,* Dornach 2006, 9. und 11. Wochenspruch.
56 Rudolf Steiner, *Heilpädagogischer Kurs* (GA 317), Dornach [3]1965, S. 56.
57 Rudolf Steiner, *Von Seelenrätseln* (GA 21), Dornach 1950, S. 150–159.
58 Rudolf Steiner, *Die Philosophie der Freiheit. Grundzüge einer modernen Weltanschauung* (GA 4), Dornach [16]1995.
59 Volker Fintelmann, Markus Treichler, *Seele und Leib in Gesundheit und Krankheit,* Frankfurt am Main 2019, S. 370–387.
60 Jürgen Moltmann, *Mensch. Christliche Anthropologie in den Konflikten der Gegenwart,* Stuttgart 1971, S. 65–67.
61 Rudolf Steiner, *Meditative Betrachtungen und Anleitungen zur Vertiefung der Heilkunst* (GA 316), Dornach [5]2008, S. 130–133.
62 Rudolf Steiner, *Geisteswissenschaft und Medizin* (GA 312), [8]2020, S. 217.
63 Rudolf Steiner, *Anthroposophischer Seelenkalender,* Dornach 2006, 7. Wochenspruch.
64 Karl König, *Irdische und kosmische Ernährung,* Stuttgart 2011.
65 Rudolf Steiner, *Die Geheimwissenschaft im Umriss* (GA 13), Basel [10]2012, S. 115–249.
66 Markus Treichler, *Das Therapieangebot in der Anthroposophischen Medizin. Menschengemäß aus Tradition und Innovation,* Frankfurt am Main 1998.

67 Peter Selg, *Rudolf Hauschka am Klinisch-Therapeutischen Institut in Arlesheim 1929–1941. Eine Dokumentation*, Arlesheim 2010, S. 24.
68 Gunther Hildebrandt, Maximilian Moser, Michael Lehofer, *Chronobiologie und Chronomedizin. Biologische Rhythmen, medizinische Konsequenzen*, Stuttgart 1998.
69 Christiane Hagemann, Michael Werner, Annette Bopp, *Vitaleurythmie. Stress bewältigen – Fähigkeiten entwickeln – Gesundheit stärken*, Stuttgart, [2]2021.
70 Rudolf Steiner, *Wahrspruchworte* (GA 40), Basel [10]2019, S. 302.
71 Volker Fintelmann, Markus Treichler, *Seele und Leib in Gesundheit und Krankheit*, Frankfurt am Main 2019, S. 158–167.
72 Christian Morgenstern, »Die unmögliche Tatsache«, in: ders., *Werke und Briefe*, Band III: *Humoristische Lyrik*, hrsg. von Maurice Cureau, Stuttgart 1990, S. 119 f.
73 Rudolf Steiner, *Das Zusammenwirken von Ärzten und Seelsorgern. Pastoral-Medizinischer Kurs* (GA 318), Basel [5]2019, S. 163.
74 Rudolf Steiner, *Die Geheimwissenschaft im Umriss* (GA 13), Basel [10]2012, S. 275–281.
75 Rudolf Steiner, *Nervosität und Ichheit. Stressbewältigung von innen*, Einzelausgabe Dornach [3]2011.
76 Rudolf Steiner, *Die Geheimwissenschaft im Umriss* (GA 13), Basel [10]2012, S. 275–281.
77 Rudolf Steiner, *Die Theosophie des Rosenkreuzers* (GA 99), Vortrag vom 31. Mai 1907, Dornach [7]1985, S. 78.
78 Rudolf Steiner, *Vier Mysteriendramen* (GA 14), Dornach [5]1998, »Der Seelen Erwachen«, Viertes Bild, S. 461.
79 Siehe Rudolf Steiner, *Die geistige Führung des Menschen und der Menschheit* (GA 15), Dornach [3]1991.
80 Rudolf Steiner, *Die Geheimwissenschaft im Umriss* (GA 13), Basel [10]2012, S. 275–281.
81 Volker Fintelmann, *Zufrieden alt werden. Von der Freiheit, alt werden zu dürfen*, Stuttgart 2021.
82 Rudolf Steiner, Ita Wegman, *Grundlegendes für eine Erweiterung der Heilkunst nach geisteswissenschaftlichen Erkenntnissen* (GA 27), Basel [8]2014, S. 76.
83 Ebd., S. 76–80.
84 Ebd., S. 76.
85 Volker Fintelmann, *Intuitive Medizin. Theorie und Praxis der Anthroposophischen Medizin*, Stuttgart [6]2016, S. 208–215; Michaela Glöckler, Wolfgang Goebel, Karin Michael, *Kindersprechstunde. Ein medizinisch-pädagogischer Ratgeber*, Stuttgart [21]2018.
86 Hansueli Albonico, *Häufigkeit fieberhafter Infektionskrankheiten im Kindesalter in der Vorgeschichte von Karzinompatienten*, Arlesheim 1995.
87 Helen Flöistrup u.a., »Allergien und Sensibilisierung bei Waldorfschülern«, in: *Der Merkurstab*, 4 (2006), S. 308–315.

88 Siehe z.B. Rudolf Steiner, *Die Geheimwissenschaft im Umriss* (GA 13), Basel ^{31}2013, S. 349–359.
89 Friedrich Schiller, »An die Freude«, in: ders., *Sämtliche Werke,* Erster Band, München ^{8}1987, S. 133; Hervorhebungen vom Verfasser.
90 Rudolf Steiner, *Die Kernpunkte der sozialen Frage* (GA 23), Dornach ^{6}1976, S. 89.
91 Manfred Spitzer, *Digitale Demenz. Wie wir uns und unsere Kinder um den Verstand bringen,* München 2012.
92 Volker Fintelmann, Markus Treichler, *Seele und Leib in Gesundheit und Krankheit,* Frankfurt am Main 2019, S. 158–167.
93 Rudolf Steiner, *Die Geheimwissenschaft im Umriss* (GA 13), Basel ^{10}2012, S. 115–249.
94 Thomas Hardtmuth, *Mikrobiom und Mensch. Die Bedeutung der Mikroorganismen und Viren in Medizin, Evolution und Ökologie. Wege zu einer systemischen Perspektive,* Berlin 2021.
95 Rudolf Steiner, *Zeitgeschichtliche Betrachtungen* (GA 173b), Vortrag vom 31. Dezember 1916, Basel ^{5}2014, S. 154.
96 Johann Wolfgang von Goethe, *Faust II,* Erster Akt.
97 Rudolf Steiner, *Grundelemente der Esoterik* (GA 93a), Basel ^{4}2014, S. 232–234.
98 Gemeint ist der Sonnendämon Sorat; siehe Volker Fintelmann, Steffen Hartmann, *Mit Widar Zukunft schaffen,* Stuttgart 2019, S. 79–112.
99 Rudolf Steiner, *Die soziale Grundforderung unserer Zeit* (GA 186), Vorträge vom 6. und 12. Dezember 1918, Dornach ^{3}1990, S. 88 ff. und 158 ff.
100 Rudolf Steiner, *Die Philosophie der Freiheit. Grundzüge einer modernen Weltanschauung* (GA 4), Dornach ^{11}1955, S. 196–210.
101 Rudolf Steiner, *Geisteswissenschaft und Medizin* (GA 312), Vortrag vom 2. April 1920, Basel ^{8}2020, S. 246.
102 Rudolf Steiner, *Rhythmen im Kosmos und im Menschenwesen* (GA 350), Vortrag vom 28. Juni 1923, Dornach ^{3}1991, S. 145.
103 Rudolf Steiner, *Das Zusammenwirken von Ärzten und Seelsorgern. Pastoral-Medizinischer Kurs* (GA 318), Vortrag vom 11. September 1924, Basel ^{5}2019 S. 49 ff.
104 Rudolf Steiner, *Physiologisch-Therapeutisches auf Grundlage der Geisteswissenschaft* (GA 314), Dornach ^{4}2011, S. 320–322.
105 Volker Fintelmann, *Intuitive Medizin. Theorie und Praxis der Anthroposophischen Medizin,* Stuttgart ^{6}2016, S. 195–207; ders., »Menschenkundliche Grundlagen zum Verständnis der Autoimmunkrankheiten«, in: *Der Merkurstab,* 5 (2004), S. 336–340.
106 Volker Fintelmann, Markus Treichler, *Seele und Leib in Gesundheit und Krankheit,* Frankfurt am Main 2019, S. 334–342.
107 Volker Fintelmann, »Wir brauchen eine Intuitive Medizin«, in: Markus Treichler (Hrsg.), *Die Seele war von Anfang an dabei. Der umfassende Grundgedanke der Anthroposophischen Medizin. Eine Bestandsaufnahme nach hundert Jahren,* Frankfurt am Main 2020, S. 15–44.

108 Volker Fintelmann, *Die Wiedergewinnung des Heilens. Wege zu einer christlichen Medizin,* Frankfurt am Main 2017.
109 Eva-Marie Batschko, Susanne Dengler, *Praxisbuch der Rhythmischen Massage,* Stuttgart 2011.
110 Volker Fintelmann, *Intuitive Medizin. Theorie und Praxis der Anthroposophischen Medizin,* Stuttgart ^{6}2016, S. 262–269.
111 Volker Fintelmann, Markus Treichler (Hrsg.), *Onkologie auf anthroposophischer Grundlage,* Band II: *Die Mistel als Krebsheilmittel,* Frankfurt am Main 2014.
112 Rudolf Steiner, *Die Theosophie des Rosenkreuzers* (GA 99), Vortrag vom 3. Juni 1907, Dornach ^{7}1985, S. 108.
113 Volker Fintelmann, Steffen Hartmann, *Mit Widar Zukunft schaffen,* Stuttgart 2019, S. 134–154.
114 Rudolf Steiner, *Vier Mysteriendramen* (GA 14), Dornach ^{5}1988, »Die Pforte der Einweihung«, Viertes Bild, S. 69.
115 Ebd.
116 Rudolf Steiner, *Meditative Betrachtungen und Anleitungen zur Vertiefung der Heilkunst* (GA 316), Dornach 1967, S. 121–138.
117 Rudolf Steiner, *Vom Einheitsstaat zum dreigliedrigen sozialen Organismus* (GA 334), Dornach 1983, Vortrag vom 6. Januar 1920, S. 53–56.
118 Volker Fintelmann, *Intuitive Medizin. Theorie und Praxis der Anthroposophischen Medizin,* Stuttgart ^{6}2016.
119 Volker Fintelmann, *Die Wiedergewinnung des Heilens. Wege zu einer christlichen Medizin,* Frankfurt am Main 2017.

Literatur

Albonico, Hansueli, *Häufigkeit fieberhafter Infektionskrankheiten im Kindesalter in der Vorgeschichte von Karzinompatienten,* Arlesheim 1995

Alexander, Eben, *Blick in die Ewigkeit. Die faszinierende Nahtoderfahrung eines Neurochirurgen,* München 2014

Batschko, Eva-Marie, Susanne Dengler, *Praxisbuch der Rhythmischen Massage,* Stuttgart 2011

Fintelmann, Volker, *Die Leber. Organ der Initiativkraft,* Berlin 2020

– *Die Wiedergewinnung des Heilens. Wege zu einer christlichen Medizin,* Frankfurt am Main 2017

– *Intuitive Medizin. Theorie und Praxis der Anthroposophischen Medizin,* Stuttgart [6]2016

– »Menschenkundliche Grundlagen zum Verständnis der Autoimmunkrankheiten«, in: *Der Merkurstab,* 5 (2004), S. 336–340

– *Zufrieden alt werden. Von der Freiheit, alt werden zu dürfen,* Stuttgart 2021

Fintelmann, Volker, Steffen Hartmann, *Mit Widar Zukunft schaffen,* Stuttgart 2019

Fintelmann, Volker, Markus Treichler (Hrsg.), *Onkologie auf anthroposophischer Grundlage,* Band II: *Die Mistel als Krebsheilmittel,* Frankfurt am Main 2014

Fintelmann, Volker, Markus Treichler, *Seele und Leib in Gesundheit und Krankheit,* Frankfurt am Main 2019

Flöistrup, Helen u.a., »Allergien und Sensibilisierung bei Waldorfschülern«, in: *Der Merkurstab,* 4 (2006), S. 308–315

Glöckler, Michaela, Wolfgang Goebel, Karin Michael, *Kindersprechstunde. Ein medizinisch-pädagogischer Ratgeber,* Stuttgart [21]2018

Hagemann, Christiane, Michael Werner, Annette Bopp, *Vitaleurythmie. Stress bewältigen – Fähigkeiten entwickeln – Gesundheit stärken,* Stuttgart, [2]2021

Hardtmuth, Thomas, *Mikrobiom und Mensch. Die Bedeutung der Mikroorganismen und Viren in Medizin, Evolution und Ökologie. Wege zu einer systemischen Perspektive,* Berlin 2021

Hildebrandt, Gunther, Maximilian Moser, Michael Lehofer, *Chronobiologie und Chronomedizin. Biologische Rhythmen, medizinische Konsequenzen,* Stuttgart 1998

Huff, Darrell, *Wie lügt man mit Statistik?,* Zürich 1956

Illich, Ivan, *Medical Nemesis. Die Enteignung der Gesundheit,* Reinbek bei Hamburg 1975

Köbberling, Johannes, »Der Wissenschaft verpflichtet«, in: *Medizinische Klinik,* 92 (1997)

König, Karl, *Irdische und kosmische Ernährung,* Stuttgart 2011

LeShan, Lawrence, *Psychotherapie gegen den Krebs. Über die Bedeutung emotionaler Faktoren bei der Entstehung und Heilung von Krebs,* Stuttgart [4]1989

Moltmann, Jürgen, *Mensch. Christliche Anthropologie in den Konflikten der Gegenwart,* Stuttgart 1971
Roitt, Ivan M., Jonathan Brostoff, David K. Male, *Kurzes Lehrbuch der Immunologie,* Stuttgart 1987
Selg, Peter, *Rudolf Hauschka am Klinisch-Therapeutischen Institut in Arlesheim 1929–1941. Eine Dokumentation,* Arlesheim 2010
Soesman, Albert, *Die zwölf Sinne. Tore der Seele,* Stuttgart ^{6}2007
Spitzer, Manfred, *Digitale Demenz. Wie wir uns und unsere Kinder um den Verstand bringen,* München 2012
Steiner, Rudolf, *Anthroposophie. Ein Fragment* (GA 45), Basel ^{6}2021
– *Anthroposophischer Seelenkalender,* Dornach 2006
– *Das Rätsel des Menschen. Die geistigen Hintergründe der menschlichen Geschichte* (GA 170), Dornach ^{2}1978
– *Das Zusammenwirken von Ärzten und Seelsorgern. Pastoral-Medizinischer Kurs* (GA 318), Basel ^{5}2019
– *Die Geheimwissenschaft im Umriss* (GA 13), Basel ^{10}2012
– *Die geistige Führung des Menschen und der Menschheit* (GA 15), Dornach ^{3}1991
– *Die Kernpunkte der sozialen Frage* (GA 23), Dornach ^{6}1976
– *Die Offenbarungen des Karma* (GA 120), Dornach ^{8}1992
– *Die Philosophie der Freiheit. Grundzüge einer modernen Weltanschauung* (GA 4), Dornach ^{16}1995
– *Die soziale Grundforderung unserer Zeit* (GA 186), Dornach ^{3}1990
– *Die Theosophie des Rosenkreuzers* (GA 99), Dornach ^{7}1985
– *Geisteswissenschaft und Medizin* (GA 312), Basel ^{8}2020
– *Geschichtliche Symptomatologie* (GA 185), Dornach ^{3}1982
– *Grundelemente der Esoterik* (GA 93a), Basel ^{4}2014
– *Grundlinien einer Erkenntnistheorie der Goetheschen Weltanschauung mit besonderer Rücksicht auf Schiller* (GA 2), Dornach ^{8}2003
– *Heilpädagogischer Kurs* (GA 317), Dornach ^{3}1965
– *Meditative Betrachtungen und Anleitungen zur Vertiefung der Heilkunst* (GA 316), Dornach 1967
– *Metamorphosen des Seelenlebens. Pfade der Seelenerlebnisse I* (GA 58) Basel ^{2}2017
– *Nervosität und Ichheit. Stressbewältigung von innen,* Einzelausgabe Dornach ^{3}2011
– *Physiologisch-Therapeutisches auf Grundlage der Geisteswissenschaft* (GA 314), Dornach ^{4}2011
– *Rhythmen im Kosmos und im Menschenwesen* (GA 350), Dornach ^{3}1991
– *Theosophie. Einführung in übersinnliche Welterkenntnis und Menschenbestimmung* (GA 9), Basel ^{33}2013
– *Vier Mysteriendramen* (GA 14), Dornach ^{5}1998
– *Vom Einheitsstaat zum dreigliedrigen sozialen Organismus* (GA 334), Dornach 1983
– *Von Seelenrätseln* (GA 21), Dornach ^{5}1983
– *Wahrspruchworte* (GA 40), Basel ^{10}2019
– *Wie erlangt man Erkenntnisse der höheren Welten?* (GA10), Basel ^{25}2018

– *Wie kann die Menschheit den Christus wiederfinden?* (GA 187), Dornach [4]1995
– *Zeitgeschichtliche Betrachtungen* (GA 173b), Basel [5]2014
Steiner, Rudolf, Ita Wegman, *Grundlegendes für eine Erweiterung der Heilkunst nach geisteswissenschaftlichen Erkenntnissen* (GA 27), Basel [8]2014
Treichler, Markus, *Das Therapieangebot in der Anthroposophischen Medizin. Menschengemäß aus Tradition und Innovation,* Frankfurt am Main 1998
Treichler, Markus (Hrsg.), Volker Fintelmann, Johannes Reiner, *Die Seele war von Anfang an dabei. Der umfassende Grundgedanke der Anthroposophischen Medizin. Eine Bestandsaufnahme nach hundert Jahren,* Frankfurt am Main 2020
Treichler, Markus, Johannes Reiner, *Anthroposophie-basierte Psychotherapie. Grundlagen – Methoden – Indikationen – Praxis,* Berlin 2019

Zum Autor

Dass ich Arzt werden wollte, stand schon fest, als ich drei Jahre alt wurde. Ich wünschte mir von meinen Eltern ein Arztköfferchen zu meinem Geburtstag, das ich auch bekam. Wahrscheinlich stand jedoch diese Berufswahl schon viel länger fest, habe ich sie aus dem Vorgeburtlichen in dieses neue Leben hineingetragen. Nach dem Studium (1955–1960) habe ich zwölf Jahre ganz als Teil der naturwissenschaftlich orientierten Medizin gearbeitet und meine Lehr- und Gesellenjahre absolviert. Ich habe mich als Facharzt für Innere Medizin und später Gastroenterologe spezialisiert und wissenschaftlich gearbeitet, mit einem besonderen Schwerpunkt auf Lebererkrankungen (Hepatologie). Mit meinem Lehrer Prof. Harald Lindner habe ich auch die damals aufkeimende, inzwischen alltägliche Endoskopie entwickelt, vor allem die Bauch- und Leberspiegelung (Laparoskopie).

Parallel studierte ich Rudolf Steiners Lebenswerk der Anthroposophie. Ich erlebte immer stärker die darin angesprochene geistige Führung jedes Menschen und auch die notwendige Achtsamkeit, ihre Winke und Weisungen zu beachten und aus meinem freien Entschluss zur Wirksamkeit zu bringen. Denn die geistige Welt und ihre Wesen respektieren die Freiheitsentwicklung des Menschen. Sie regen an, machen tief Unbewusstes eines vorgebildeten Lebensplans bewusst, doch sie zwingen nicht.

Durch Dr. Herbert Sieweke wurde ich auf einen Vortrag Rudolf Steiners aufmerksam, dessen Botschaft wie ein Blitz in mich einschlug und mir im hellsten Licht zeigte, welche Medizin ich entwickeln wollte: eine Intuitive Medizin. So nannte Rudolf Steiner am Dreikönigstag 1920 in Basel das Zusammenwirken von naturwissenschaftlicher und geisteswissenschaftlicher Medizin.[117] Und so habe ich auch das Buch genannt, das am konzentriertesten die aus der Praxis als Leitender Krankenhausarzt ab 1973 entwickelte Medizin erleben lässt.[118] Dieses Buch erschien 1986 in der großen Verlagsgruppe Thieme Stuttgart, heute Medizinische Verlage Stuttgart (MVS), zunächst bei einer der Töchter, dem Hippokrates Verlag. Für mich sprechend, dass der Initiator einer bis in unsere Zeit hineinreichenden Medizin des »klassischen Altertums« hier Namensgeber war. Die *Intuitive Medizin* ist nun über 30 Jahre existent, hat 2016 ihre sechste Auflage erlebt und wurde in sechs europäische Sprachen übersetzt.

Ein weiterer Anstoß meines Geführtwerdens war die Begegnung mit dem Immunologen Prof. Peter Berg, der an der Universität Tübingen lehrte und forschte. Es entstand eine intensive gemeinsame Forschung zur Immunologie der Lebererkrankungen, begonnen noch gemeinsam mit Prof. Lindner. Später kamen Fragen der immunologischen Wirkungen der weißbeerigen Mistel (siehe Seite 208 ff.) hinzu, die unsere Zusammenarbeit immer enger werden ließen und uns durch sich ergänzende Anschauungen freundschaftlich verbanden.

Peter Berg verdanke ich sehr viel, was mein in diesem Buch niedergelegtes Verständnis einer ganzheitlichen, spirituellen Immunologie betrifft. Hatte er in seinem Laboratorium eine Entdeckung gemacht, rief er mich mit der Begründung an: »Das muss Sie als Anthroposoph doch interessieren!« Er war ganz Naturwissenschaftler, doch die Immunologie ließ auch ihn erleben, dass in ihr ein höheres Ganzes sich in den Teilen aussprach, das sich allerdings mit der von ihm praktizierten Naturwissenschaft nicht untersuchen und beschreiben ließ. Peter Berg hat mich, obwohl vor vielen Jahren verstorben, beim Abfassen dieser Inhalte ständig begleitet. Ihm sei deshalb dieses Buch auch dankbar gewidmet.

Ein weiteres Element der von mir gelebten Medizin sei noch genannt: Wirkliche Medizin erfordert ihr Entstehen aus einer Gemeinschaft. Das ist der christliche Kern in ihr, der sich vor allem im Heilen verwirklicht.[119] Nie hätte ich diese Medizin alleine verwirklichen können, sie ist ein Gemeinschaftswerk ungezählter »Mit-Arbeiterinnen« und »Mit-Arbeiter«. Deshalb blieb ich auch lebenslang Krankenhausarzt, obwohl ich 1969 fast eine Arztpraxis in Hamburg übernommen hätte. Was nur deshalb nicht geschah, weil Prof. Lindner mich zu seinem Oberarzt ernannte, und das so alternativlos, dass ich dem niedergelassenen Arzt, der mir seine Praxis gerne übergeben wollte, absagte. Ich denke, dass auch hier mein Geführtsein erlebbar wurde.

Der Kern aller therapeutischen Gemeinschaft ist die bzw. der Erkrankte, der auch Patient genannt wird. Er steht im Mittelpunkt, um ihn geht es, von ihm wird alles Handeln bestimmt, und er ist aktiver Partner allen Geschehens. So jedenfalls haben wir als Gemeinschaft es gesehen und täglich praktiziert.

1997 habe ich als praktizierender Krankenhausarzt aufgehört und mit einer Gemeinschaft die Carl Gustav Carus Akademie Hamburg gegründet, die bis Sommer 2017 genau 20 Jahre für viele Menschen geistiger Mittelpunkt und Nahrungsquell für das Verwirklichen einer Intuitiven Medizin war. Ihren Gründungsimpuls verdankte sie einem langjährigen Patienten meiner ambulanten Tätigkeit, der auch die Finanzierung ermöglichte und sicherte. In einem Gespräch nach akuter, schwerer Erkrankung sagte er spontan: »Die von Ihnen praktizierte Medizin müssen Sie lehren.« Und ich erzählte ihm von meiner inneren Vision einer freien Akademie, deren von mir gewählter Namensgeber Carl Gustav Carus (1789–1869) am Übergang der alten hippokratischen Medizin zu der durch Rudolf Virchow und andere geprägten naturwissenschaftlichen Medizin unmissverständlich vertreten hatte, dass der Geist in aller Natur auch in der Medizin bewusst bleiben müsse, weil sie sonst die Wirklichkeit Mensch verlieren würde.

So ist dieser besondere und auch persönliche Blick auf die Immunologie, das Immunsystem und die immer neu zu erkämpfende und zu erhaltende Immunität Ergebnis eines langen ärztlichen Wirkens, das nun nicht mehr aktiv für den kranken Menschen tätig ist, sich nur noch in solchen schriftlichen Ausarbeitungen reflektiert, wie sie mit diesem Buch für ein umfassendes Verständnis einer spirituell geprägten Immunologie erfolgte.

Bildnachweis

Shutterstock.com: Titelbild (Svetlana Lukienko), Seite 10/11 (Benedek Alpar), Seite 16 (De Visu), Seite 20/21 (Azami Adiputera), Seite 26/27 (Veronika Andrianova), Seite 44/45 (letspicsit), Seite 114/115 (matteo_it), Seite 142 oben (Lamax), Seite 162/163 (Mikhail Pankov), Seite 190/191 (pistolseven), Seite 212 (Artenex).

Die folgenden Fotos sind der freien Enzyklopädie Wikipedia entnommen (http://www.wikipedia.de): Seite 142 unten (H. Zell; CC BY-SA 3.0); Seite 143 links (Dy-e; CC BY-SA 3.0); Seite 143 rechts (Mattias Åström; CC BY-SA 2.0); Seite 145 (Waifer X; CC BY-SA 2.0); Seite 159 (Parent Géry); Seite 160 (Stefan.lefnaer; CC BY-SA 4.0); Seite 207 (BXXXD; CC BY-SA 3.0); Seite 209 (H. Zell; CC BY-SA 3.0).